张玉明临床医案集萃

张玉明　著

张冬志　张蕃秀　整理

中医古籍出版社

Publishing House of Ancient Chinese Medical Books

图书在版编目（CIP）数据

张玉明临床医案集萃 / 张玉明著；张冬志，张蕃秀整理 . -- 北京：中医古籍出版社，2025. 5. -- ISBN 978-7-5152-2968-3

Ⅰ . R249.1

中国国家版本馆 CIP 数据核字第 20258GF621 号

张玉明临床医案集萃

张玉明　著

张冬志　张蕃秀　整理

策划编辑　张　磊

责任编辑　张　磊

文字编辑　庄文元

封面设计　小　宇

出版发行　中医古籍出版社

社　　址　北京市东城区东直门内南小街 16 号（100700）

电　　话　010-64089446（总编室）　010-64002949（发行部）

网　　址　www.zhongyiguji.com.cn

印　　刷　廊坊市鸿煊印刷有限公司

开　　本　710mm×1000mm　1/16

印　　张　15.25

字　　数　249 千字

版　　次　2025 年 5 月第 1 版　2025 年 5 月第 1 次印刷

书　　号　ISBN 978-7-5152-2968-3

定　　价　78.00 元

玉明同學雅正

勤求古訓

博采众方

老師吴正中 2005
5.6.

吴正中　甘肃中医药大学教授

前　言

很高兴看到父亲的《张玉明临床医案集萃》即将在中医古籍出版社正式出版，可喜可贺。

父亲自幼喜爱岐黄之术，深谙中医四部经典，熟读金元四大家医著及明清温病八大名著，背诵《医宗金鉴·心法要诀》，博览群书，博采众长，择善而从之。食古期乎能化，裁制贵乎因人。父亲临床善于辨病与辨证相结合，精于辨证论治，巧于理法方药。每遇病证，均有独到见解，施方用药，尽皆心得经验。治病胆大心细，屡起沉疴大疾，疗效卓著，受人称颂。医案按语往往寥寥数语，即能画龙点睛，反映出辨证关键和治疗思路，展现出名家之医技、大医之风范，很值得我们学习和传承。

父亲行医 45 年，积善行德，救人无数，在当地享有很高的名望。临床所记录的医案也较多，此次出版内容只是其中具有代表性的一部分，虽然内容有限，但必将为弘扬中医事业做出一份贡献，也会造福更多的患者。

张冬志　甘肃省人民医院主任医师、医学博士、硕士研究生导师
张蕃秀　甘肃省第二人民医院副主任医师

2023 年 3 月 30 日

序

张玉明先生，字玄真，是靖远县中医界的后起之秀，他曾与我隔巷而邻久矣！因工作之需由陋巷徙于闹市，为广大患者方便，治病救人，功德无量。靖远自明代以来名医辈出，而著书立说者寥寥无几，能在全省乃至全国有一定影响者，寥若晨星耳。

玉明先生家境素贫，早年丧父，依母扶教成人，其贫而向上，立志恒坚。他自幼喜爱中医，初入甘肃省中医学校，后又入北京中医学院（今北京中医药大学）学习，并先后至中国中医研究院（今中国中医科学院）、西安医科大学（今西安交通大学医学部）进修，医术不断提高。曾任靖远县中医院内科主任、副院长。在职期间“救死扶伤”“济世活人”，发扬中西医结合的优势，在理论与临床方面皆有建树。诊断细微，态度和蔼，遇疑难之病彻夜思考，查阅医籍，以患者之忧为自痛，以病者之愈为自怡。1989年，玉明治疗中风的经验被《甘肃日报》报道之后，全省来靖远求医者络绎不绝，一时间，玉明声名大振。数十年如一日，玉明所治愈患者何止千万。其医德医术四方蜚扬，各界颂誉。靖远书法家于三为玄真堂题词曰：“杏林玄真千里香，治解疾痼声四扬。医炼百草成甘露，术德兼优阴骘长。”靖远师范学校校长、书法家关振邦为玄真堂题词曰：“术体苦心，杏林望重，功侔医业，橘井名高。”原靖远县委书记、白银市委副书记巨明礼题词“春华秋实”。

张玉明先生是个学无止境的人，只要有时间，他总是书不离手，凡有心得，均一一记述，数十年所作笔记达数十本之多。曾在医学刊物上发表论文数十篇，其著作有《历代中风方药研究》（中医古籍出版社，2005年）、《伤寒论衍方》《良方拾集》《临床效验五十二方》等。

在改革开放的浪潮中，与时俱进，玉明毅然辞去了公职，在市场的大风浪中，靠医术创新，自设玄真堂门诊部，方便病患，急人之所急，精诚所至，药到病除，妙手回春，解决了群众看病难的问题。毛泽东同志所赞扬的“一个高尚的人”，玉明先生当之无愧。

吾再回读《张玉明临床医案集萃》，所述内科、儿科、妇科、皮肤科、耳鼻喉科、眼科分科明细，各科病例以现代医学病名为诊断，以中医汤名加减为其目，中西互济，辨证论治，处方审慎，用药精当。治常见病中可显现出神奇，疗疑难病中尽透露出特色。其临床疗效往往神奇者颇多，如针刺人中治癔症，语言怒激治瘫痪，脑络通治中风；再如治疗急危重症，胆大心细，常常救患者于危难之中，扶性命于一线之时，如胆总管瘤张某存案；治慢性病，辨证精细，无纤云片翳，立法明确，犹玉洁冰清，如肝硬化魏某邦案。其精研实学之硕果，视其简易而得于辨证，细微之中，实在是经得起临床验证的，必将垂之于后世也。

玉明勤奋进取，孜孜以求，将多年经验汇集成一册，而成斯著，诚有功于临床医学之发扬。吾侪晚年欣逢盛世，感杏林后继有人，故乐为之序。

甘肃省人民政府文史研究馆馆员　张尚瀛

自序

临床医生，首重诊断，诊断不明，治疗茫然。诊断要明，必有经纬，无经纬则无法定位。外感有六经表里之浅深、三焦卫气营血之上下；杂病有五脏六腑之区别、十二经脉之阴阳。故先要定位，再求定性。如何定性，唯有八纲，阴阳表里寒热虚实焉。性基于位，法根于性，方依据法，药遵循方，如此辨证有根据，施法有方略。医理贯彻其中，理法方药，乃辨证论治之基石。

病案是临床的真实记录，是中医的基本理论、基本方药结合临床病证的具体应用，又注入了临床医生的经验和灵感。因此，一首好的方剂，大都是从临床实践中得到的。

张仲景的方剂之所以被称为“医方之祖”，就是因为千百年来能经得起临床反复实践的检验。而历代的名方都是中医精华之所在，它们的神奇效果是有口皆碑的，因此要很好地继承和运用。本案以现代医学病名为纲，以中医方剂“某某汤加减”为目，即古人所谓“般倕不弃规矩，师旷不废六律”之义。但古人之方与今人之病有不尽相同者，故须灵活加减，因人因病而异，“取是方而圆用之”，妙在加减变通，妙在灵活应用。这就是古人说的“能与规矩，不能使人巧”。技巧固不能与人，其实就在规矩里。操纵于规矩之中，神明于规矩之外，无不随手而应，始信法有尽，而用法者之巧无尽也。

中医的病名大多取之于主证，当然也有一些不以主证为病名的，如《伤寒论》中的“太阳病”，《金匮要略》中的“狐惑”“痰饮”“历节病”等，这些病名都比较专业且不易被人们所接受，为了大众化，也为了患者容易接受，故取现代医学病名为框架，但不一定中医某病就等同于西医某病，这里只是提供一个参考。

由于多年忙于诊务，没有较多的临床记录，有些病案虽有记录，但过于简略；有些是个案，还有待反复验证。又限于当时基层医院的诊断设备落后，好多患者只能以临床诊断为主，因此在诊断上的不足在所难免，望同道谅解。

张玉明

2022年10月20日

目 录

内 科

耳鼻喉口腔

儿　科

妇　科

外（骨）科

皮肤科

其 他

二十二味中药新解

内　科

传染性疾病

流行性感冒

回溯近二十多年的流行病学史，2002 年至 2003 年的 SARS 暴发对我国造成了极大的危害。随后流感总是不定期地发生，如 2009 年美国的甲型 H1N1 流感病毒大流行，波及全世界，2009 年冬至 2010 年春季，我国也受到了很大的影响。随后每年都有不同毒株的流感病毒散在传播。在治疗流感方面，中医中药总是发挥着重要作用，因为每年的岁气不同，病毒有异，治法用药也有所不同。有偏寒者，有偏温者，有偏湿者，有偏燥者，有混杂而显者。如 2020 年至 2022 年新冠病毒的流行多偏寒湿，因此治疗要根据每年气候变化及病毒的变异制定不同的治疗方法。寒湿型多用辛温化湿解表法治疗为佳，而风热或夹湿者以辛凉解表、化湿清热效佳，总以临床辨证施治为要。

辛温解表案

张某，男，48 岁，干部，2002 年 11 月 28 日初诊。

外感风寒，喷嚏清涕，身恶寒，发热，体温 39℃，咳嗽，头痛，无汗，舌苔薄白，脉浮紧。此风寒外闭，肺气不宣，阳气不循清窍，故咳嗽、清涕、喷嚏不已；风寒束表，毛窍闭塞，阳气无从疏发，故发热。宜辛温解表，以麻黄汤加羌、防等治疗。

麻黄 6 克，桂枝、羌活、防风、荆芥、白芷、川芎、杏仁、姜半夏各 10 克，炙甘草 6 克。姜枣引。水煎服。

服上方 1 剂后喷嚏止，清涕无，汗出，体温 36.5℃，诸症消失，效如桴鼓。

按：麻黄汤为仲景治疗外感风寒的代表方，对表实无汗者效果绝佳，千百年来有口皆碑。但对西北高寒地区来说，麻黄汤的解表发汗之力犹嫌不足，余常喜在麻黄汤的基础上加羌、防、荆、芎等治疗，对风寒表实者，临床效果卓著。冬三月，风寒外感，即所谓“正伤寒”者，为北方寒风凌厉之气侵袭，非麻、桂、羌、防之类不足以透表散邪。用方必须在麻黄汤、桂枝汤基础上再加羌、防、荆、芎之类辛温燥烈者，方可外解寒厉之气。不论流感或普通感冒，方药对证，1 剂见效，不必再剂。

解表清热化湿案

刘某平，男，46 岁，工人，2002 年 3 月 6 日初诊。

流感 2 天，经西药治疗无效，头痛昏重，全身困重疼痛，发热，体温 38.5℃，恶寒，口干不欲饮，舌苔厚、略黄，脉濡缓。证属风寒夹湿，有化热之象，宜辛温解表、清热化湿。方用冲和灵宝饮加减。

石膏 30 克，羌活、防风、细辛、白芷、川芎、生地黄、徐长卿、柴胡、葛根各 10 克，黄芩 8 克，生姜、甘草各 6 克。水煎服。

上方服 1 剂后，体温 36.8℃，全身疼痛消失，3 剂后诸症痊愈。

按：冲和灵宝饮为九味羌活汤去苍术，加柴胡、葛根、生石膏而成。九味羌活汤为治感受四时不正之气之有效方剂，古人谓可代麻、桂二方，实践中此方对感冒夹湿兼有热者效佳，如无热可去黄芩。何知感冒夹湿？全身困重疼痛、头重痛、舌苔厚腻可见。若气分热甚，可用冲和灵宝饮，方中芩、膏可清气分热邪。此二方不仅冬季可用，且春夏秋皆可应用，故为治疗流感四时不正之气的有效方剂。

和解清热除湿案

师某苹，26 岁，护士，1988 年 1 月 10 日初诊。

流感流行，患者发热恶寒，全身困痛，卧床不起，不思饮食，先以柴胡桂枝汤解其外，困痛有所缓解，但仍卧床不起，寒热往来，咳嗽胸痞，恶心欲吐，口渴不引饮，身困无力。此少阳证，但舌苔厚腻略黄，舌体胖大，为湿热蒙上，少阳不展，宜和解少阳，清热化湿。方用藿朴夏苓汤合小柴胡汤加减。

藿香、厚朴、姜半夏、茯苓、泽泻、杏仁、薏苡仁、柴胡、滑石、黄芩各10克，豆蔻、生姜各6克，通草3克。水煎服。

二诊：上方服2剂后，效果卓著，诸证如汤沃雪，可下床行走，舌苔尽退，转为淡白，唯感心悸气短。此乃患者体弱，湿邪既去，宜养阴清补以恢复体能，予沙参麦冬汤加味补气托邪，以善其后。

三诊：党参、沙参、丹参、麦冬、玉竹、天花粉、柴胡、葛根、桑叶各10克，炙甘草6克。水煎服。3剂痊愈。

按：此寒邪之中杂有湿邪，且湿重寒轻。初以柴桂汤解其寒邪，虽身痛略有缓解，但湿邪不去，仍有胸痞恶心、口渴不引饮、身困重等症，且舌苔厚腻可以佐证。故以藿朴夏苓汤加柴、芩以化湿浊，通其膜原，效果立显。后期因体弱津伤，心气不足，以清轻养阴为治，善后之法焉。

柴芩桑菊饮案

陈某，女，36岁，机关干部，1996年2月6日初诊。

天气虽寒，但春温之气夹杂，流感流行，冒风受凉，在某医院以西药治疗1周，效果不佳，前来要求中医诊治。全身发热（38.5℃），肢节疼痛，咽喉干痛，咳嗽少痰，口干，舌苔薄白，舌尖略红，脉浮数。此风温上受，肺卫受伤，兼有化燥伤津之证，宜辛凉解表、宣肺润燥，方选柴芩桑菊饮加味。

柴胡、黄芩、桑叶、菊花、桔梗、金银花、连翘、百部、杏仁、芦根、重楼各10克，薄荷、甘草各6克。

二诊：上方服2剂后，身热消失，诸症明显好转，继服3剂，全身舒适，但咳嗽少痰，口干，舌边尖红略燥，此乃风热之邪虽去，但燥热未得清解，宜清热润肺，用清燥救肺汤加味。

石膏30克，党参、麦冬、杏仁、炙枇杷叶、桑叶、百部、阿胶（烊化）、生地黄各10克，黄芩、甘草各6克。水煎服。

2剂痊愈。

按：1996年冬春之际，流行性感冒患者较多，因天燥地热，形成燥热流感，多见发热、头痛、咳嗽、流涕、咽喉红肿疼痛，用银翘散或桑菊饮虽有效果，但不甚理想。余于二方中加柴胡、黄芩，效果卓著，若发热甚者加石膏，咳甚者加川贝母、牛蒡子，痰多者加半夏、僵蚕，阴虚者合增液汤。

柴葛饮案

田某琴，女，38岁，干部，1998年12月10日初诊。

今冬流感范围较广，虽以寒为主，但时时夹有燥热之势，阳虚之体则多风寒外感，阳盛之体则多有化燥之势。患者咳嗽多痰，咯之不利，头痛，咽痛，口干，舌红、少苔欠津，身热少有恶寒，此寒邪化燥，有伤阴之象，宜柴葛饮（自制方）。

柴胡、葛根、金银花、连翘、生地黄、玄参、麦冬、川贝母、白芍各10克，黄芩、薄荷、甘草各6克。水煎服。

1剂症减，3剂痊愈。

按：此流感由寒转燥，不同体质表现不同，既要观天象，又要察地理，并结合人体之不同，辨证论治，方为万全之策。

银翘桑菊方案

李某明，男，58岁，医生，2010年2月8日初诊。

感冒3天，全身困乏无力，头痛，全身骨节疼痛，咽痛发热，体温39℃，恶寒无汗。虽然证候像是风寒外感，但细察脉数，舌质略红干燥，当年天气燥热，流感流行，故所感之邪偏于风热，宜辛凉解表，宣肺止咳。

石膏30克，金银花20克，桑叶、菊花、黄芩、桔梗、牛蒡根、牛蒡子、连翘、杏仁各10克，薄荷、甘草各6克。水煎服。

二诊：晚10时服药1次，服后全身舒适，12时体温降至37℃，原方去石膏，加沙参、麦冬，继服3剂以防热复。

金银花20克，桑叶、菊花、桔梗、麦冬、沙参、牛蒡根、牛蒡子、连翘、杏仁各10克，黄芩、薄荷、甘草各6克。水煎服。

按：余治流感喜用仲景辛温解表法，特别是高热不退者，用大青龙加半夏方每每取效，但是年不同，用辛温解表均不见效，可以说，十个病人十个都是温热外感，服辛凉解表剂效如桴鼓，说明治外感者不可拘泥仲景之说。后世温病学说实为一大创造，与仲景学说并驾齐驱。另外，如《内经》所谓“必先岁气，无伐天和”，自然环境的变化对人体影响极大，特别是在外感治疗中更是重要。2009年10月流感（甲型流感）流行至今，只有最初两例用麻桂等方治疗无效后，随即改弦易张，全用辛凉之剂，迄今治外感数千例，皆以辛凉解表加减取效，未见一例不良反应。即使胃寒气虚之人，往年感冒非用麻桂等方不可者，今年用之也不适应，而用辛凉之剂反觉舒适。“形脏不一”“类化”之说虽有一定道理，但“类化”大不过气候病毒的变化，气之热可使体寒者变为焦炭，气之寒可使体热者变为冰霜，这就是自然气候的力量。因此，岁气大于人气，今冬体寒之人感染病毒化为温热者，气候使然，病毒使然也。

新冠病毒感染

经方在新冠病毒感染中的运用

中国在东汉张仲景时期，有过 1 次大的瘟疫，流行了近 10 年，张仲景家族 200 多人，死亡者占 2/3，死于瘟疫者占 7/10。这个死亡率是极其恐怖的。张仲景的巨著《伤寒杂病论》就是在那场瘟疫流行的背景下，结合疫情发病的特点潜心研究撰写的。有人说，今后几十年、几百年乃至上千年，人类可能要和新冠病毒共存。反推可以说，人类几百年乃至几千年前，新冠病毒可能就与人类共存了。在人类发展的历史长河中，病毒一直伴随着人类而存在。

张仲景生活的时代，流行的瘟疫是不是新冠病毒感染引起的，目前无法考证，但从张仲景《伤寒论》中所描述的证候特点来看，与今天的新冠病毒感染确实有相似之处。用他的方剂治疗新冠病毒感染效果也非常明显，甚至有些神奇，往往一两服药就可热退身凉，转危为安。

《伤寒论》开篇第一方是桂枝汤，《温病条辨》开篇第一方也是桂枝汤，笔者在撰写的《历代中风方药研究》一书中也将桂枝汤列入开篇治疗中风第一方。不是笔者偏爱桂枝汤，而是桂枝汤的配伍的确很有特点，并且在外感及内伤杂证中都发挥了重要的作用。历代医家称桂枝汤为“群方之冠”，一是因为桂枝汤的运用极其广泛；二是因为桂枝汤的加减变化极其灵活，《伤寒论》原书中由桂枝汤衍生出的方剂就有三十多首。

桂枝汤不仅能治疗伤寒，也能治疗温病；不仅防治外感，也能防治内伤杂证；不仅能发汗，而且能止汗。能表能里，能寒能温，能补能通，能发能收，桂枝汤的这种双向调节作用，极大地扩展了其在临床上的应用。桂枝汤通过调节内脏功能，增强营卫防御能力，激活机体免疫系统（这一点非常重要，桂枝汤不是杀灭病毒的，而是调动和激活免疫系统），使病毒不侵或少侵。

新冠病毒感染不仅影响肺，还影响胃、肠、心脏、肝脏以及大脑等重要器官。而桂枝汤正好能够调治心、肝、胃、肠，根据张仲景的加减法稍作变动，还可以治肺治肾。但传统的方解只是认为桂枝汤是调和营卫、解肌发汗的方剂。这样就限制了桂枝汤的临床运用，特别是在外感疾病中的广泛应用。

试分析如下：桂枝辛温发散，通行卫气行于肌腠，芍药酸平，通顺血脉行于内外；桂枝得芍药，散邪而不伤正，芍药得桂枝，柔阴而不敛邪；两者调和营卫之气，宣通脉络于周体，活血化瘀，抗凝防栓，上达头面，下达足趾，内可运行于脏腑之间，外可宣通皮肤毛窍。炙甘草、姜、枣辛甘温热，振奋脾阳，培补胃气，免受疫毒侵袭胃肠；又营卫出自中焦，从脾胃激发营卫之气（方中含有甘草干姜汤）。生姜助桂枝，辛温发散为阳，引卫气从中焦源源不断行于肌腠；大枣助芍药，酸甘收敛为阴，引荣气从中焦源源不断供给腠理；芍药配生姜，“温经散湿通塞”（皇甫嵩语），桂枝配大枣，疏邪散风护卫。桂枝与甘草，名桂枝甘草汤，扶阳助心防心衰，其意在开；芍药与甘草，名芍药甘草汤，养阴敛液护肝阴，其意在合；一开一合之用，殊途同归之妙。全方共奏通行营卫、活血抗栓、开阖腠理、滋养阴液、振奋脾阳、扶正培本、解肌御邪之功。

桂枝汤加胶饴名小建中汤，不为解表，专为建中，说明桂枝汤有双向调节性，外证用之，解肌而通营卫；内证用之，补中而健阴阳。营卫生成于水谷，而水谷转输于脾胃，故中气立，则营卫健行而不失其和。尤在泾云：“中者，四运之轴而阴阳之机也。故中气立则阴阳相循，如环无端。”

要讲清楚桂枝汤，首先要说说营卫二气。人体生命活动能正常运行，全靠气来维护，因此说“气聚则形存，气散则形亡”。而气又分为宗气、元气和营、卫之气。其中卫气的主要功能是防御作用和温煦作用，属阳，又称卫阳，即维持体温正常和防御外邪入侵。而能够正常地卫外和温煦，还要靠营气不断从内向外供给养分。营属阴，又称营阴。《内经》所谓“阴者，藏精而起亟也；阳者，卫外而为固也”，说的就是这种关系。营卫又出自中焦脾胃，故调和营卫就要振奋脾阳，滋养阴液，方能不断地支援卫表御邪，这就是“脾为之使”。肝主藏血，体阴用阳，疏泄诸脏，为营之后盾。心主血脉，心主脑神，

“心部于表”，为卫之后盾；营行脉中，卫行脉外，都与“脉”有关，那是不是营就是血呢？肯定不是的，因为血就是血，营就是营，二者是不同的，那究竟“营”指的是什么呢？笔者认为“营”是指血管内壁的部分功能，“卫”是指血管外壁的部分功能，因此血管壁的光滑度以及弹性是与营卫相关的，包括微循环的血管床。这样就能解释“营行脉中，卫行脉外”了。而桂枝汤的抗凝防栓作用也是基于其对血脉内外所具有的特殊功能，笔者说桂枝汤是通行营卫的就是这个道理。

这里还有一点要说明，现在用芍药有赤白之分，在汉代芍药是没有赤白之分的，梁朝陶弘景的《本草经集注》中开始有赤白之分。这就提出一个问题：仲景用的芍药是赤芍还是白芍呢？据毛玉生（《中医杂志》曾发表过毛氏考证的论文）考证，认为是赤芍。现在我们用的赤芍是野生芍药根茎晒干切片而成，而白芍是栽培芍药经水煮去皮蒸干而成。因此可以想到，仲景用的芍药应该是野生赤芍。至于应该用赤芍还是白芍，还应根据临床选择进行。

新冠病毒感染之初属太阳表证，出现恶寒发热，头痛身痛，咳嗽，鼻塞不闻香臭者，根据有汗无汗，表虚表实首先选用桂枝汤或麻黄汤；若兼有内热轻证者，可用越婢加半夏汤，咽喉疼痛者用麦门冬汤。发展到肺，除恶寒发热外，出现咳喘等肺炎的情况，肺泡内有渗出液，这是水饮射肺，仲景称之为肺胀（肺胀不限于肺气肿），认为“心下有水”（肺内有水），轻者无汗用桂枝汤加麻、杏（桂麻各半汤），有汗用桂枝加厚朴杏子汤，重者小青龙汤加茯苓，湿热重者厚朴麻黄汤，发热甚者大青龙汤加半夏、茯苓，或小青龙加石膏汤。有影响胃肠致腹痛腹泻者，属表虚有汗者，桂枝汤加重芍药用量，即桂枝加芍药汤、桂枝加葛根汤；若表实无汗、腹泻者用葛根汤，腹泻又恶心呕吐者用葛根加半夏汤，若发热、喘而汗出又腹泻属热利者用葛根芩连汤。影响到心，特别是老年体弱、有基础疾病者，往往因肺而累及于心，疫毒内陷出现心肌炎或心衰等危重情况，水饮上凌心肺，出现心悸、气短、胸闷、乏力、不能平卧等，可用桂枝新加汤、桂枝加黄芪汤、桂枝加附子汤、桂枝去芍药加麻辛附子汤，重者用真武汤助阳化饮；若出现脉结代、心动悸者，用炙甘草汤。影响到心、脑者可用桂枝加葛根汤、葛根汤，或柴胡加龙骨牡蛎汤。影响到肝，特别是高热阶段更易伤及肝脏，使肝功能异常或肝区出现疼痛、恶心等，用芍药甘草汤、桂枝加芍药汤酸甘护肝。部分体弱年老多病的患者，感染新冠病毒后体温不升或反降，极度畏寒，这是病毒载量过高，心、肝同时受到了影响，不发热是因为免疫系统功能低下，桂枝汤调理心、肝功能，激活免疫系统，可从根本上解决这一问题。如果进一步发展，出现病危情况，手足冰冷，畏寒神迷，由心阳累及肾阳，病已转归足少阴肾（《内经》云："卫气出于下焦"），必须在桂枝汤的基础上加附子（桂枝加附子汤），或四逆汤、附子汤力挽狂澜，从根本上激发卫气的功能。故治疗疫毒感染要时刻保护心、肝二脏免受病毒的攻击，体弱病重者还要保护足少阴肾。桂枝汤就具备了这个功效，通过对脾、心、肝、肾诸脏的调理，可以扶助正气，增强人体抵抗力，提高机体免疫力，有效地防御和抗击病毒。因此，桂枝汤不完全是解肌发表的方剂，而是主要调节和调动内脏功能、激发营卫之气。

北方地区，严寒冬季，新冠病毒感染的临床表现总体以寒气夹杂湿毒者为多，根据个人体质不同，有化热者，有化寒者。笔者在临床将新冠病毒感染分为五期进行治疗，即感染前期、感染初期、感染中期、感染后期和转阴后康复期。

感染前期或有密接史者，用桂枝汤加徐长卿、藿香，名长藿桂枝汤（自制方），可以调动机体免疫系统，预防病毒感染；感染初期者用长藿桂枝汤可以阻断病毒的传播，减轻病毒对各脏器的危害；感染后期用长藿桂枝汤可较快地恢复受损的脏器功能；转阴后康复期用长藿桂枝汤可以防止病毒复阳，修复各脏器的损害，防止后遗症的发生。

感染中期高热者，可选用长羌麻黄汤（麻黄汤加徐长卿、羌活）、长夏大青龙汤（大青龙汤加徐长卿、半夏）、柴芩银翘散、膜原解毒汤等方辨证治疗。

徐长卿味辛性温，具有辛温解表、驱散外邪、祛湿化痰、解热镇痛、调整胃肠功能，另外还有补气强壮作用。《神农本草经》谓治"疫疾，邪恶气"。《抱朴子》曰："上古避瘟疫有徐长卿散，良效，今人不知用此。"藿香辛温，解表祛湿，理气和胃，芳香辟秽，"补卫气，益胃气，进饮食""疗霍乱、心痛"。徐长卿与藿香均为治疗外感寒湿之要药，故加入桂枝汤中可以通营卫，化湿辟瘟驱邪，增强机体免疫力。在瘟疫流行季节，每天或隔天煎服 1 剂，可以有效预防外感寒瘟湿瘟疫毒；在感染疫毒早期，又能有效地治疗并防止后遗症的发生。若兼有内热者，加黄芩，名长藿阳旦汤；若有咳喘肺气不降者，加厚朴、杏仁，名长藿桂枝加厚朴杏子汤；若咳喘严重，肺气不宣者，加麻黄、杏仁，名长藿桂麻各半汤；若肾阳亏虚，全身畏寒、手足冰冷、体温不升者，加附子，名长藿桂枝加附子汤；若发热头痛，全身骨节剧痛，咽痛，恶心，不思饮食者，为太少合病，用长藿桂枝汤合小柴胡汤，名长藿柴胡桂枝汤。

长卿桂枝加附子汤案

张某英，女，71岁，退休干部，2022年12月10日初诊。

晨起咽痛，头痛，身痛，骨节疼痛，全身恶寒，背部尤甚，手足发凉，不思饮食，困乏无力，卧床不起，表情淡漠，不发热，无汗，体温35℃，舌苔薄白，脉微细无力。患者素有冠心病、高血压、病态窦房结综合征（经手术安装起搏器）。昨日女儿、女婿来家中，今日均开始发热，近期兰州感染新冠病毒者近50%。此患者不发热是因为免疫力低下，正气不足，营卫虚弱，不能与邪抗争，宜调补营卫、温阳解肌。方用长卿桂枝加附子汤。

生附子10克（先煎1小时），桂枝、白芍各15克，徐长卿、炙甘草、生姜各10克，大枣3枚。水煎服。嘱服药后一刻时食一小碗热粥，以助药力。

二诊：上方服第1剂首次后，全身畏寒消失，身体有暖感，遍体微微有汗出，体温36.5℃，头痛、身痛、骨节疼痛明显减轻。2剂服完，诸证消失，精神转佳，能起床饮食，活动正常，继以长藿桂枝汤加参、芪服用。

桂枝、白芍各15克，徐长卿、藿香、党参、黄芪、炙甘草、生姜各10克，大枣3枚。水煎服。

三诊：上方服3剂后，患者感觉非常舒适，体温36.5℃，血压130/75mmHg，因在疫情期间，建议患者上方隔日服1剂，以防后遗症。

按：此患者有基础性疾病，因心脏功能较差，血压不稳定，体质较弱，又因病毒载量过高，入侵人体之后机体应答迟钝，面对“外敌”来袭，会毫无反应或反应迟钝，只能任由病毒肆虐，表面上无症状或症状轻，不发热，或低热，但可能有危机潜伏。这种情况往往是病毒直入少阴，“少阴之为病，脉微细，但欲寐也”，要特别当心。

长夏大青龙汤案

李某龙，男，9岁，学生，2022年12月22日初诊。

父母均已发热3天，孩子今日开始恶寒发热，体温38.8℃，无汗，口干渴，时时咳嗽，面赤烦躁，头痛咽痛，全身肢节疼痛，恶心不思食，脉浮紧，舌苔白微腻。此外受寒湿之邪，毛窍闭塞，热郁于里不得宣泄，宜解表散寒、祛湿清热，宜长夏大青龙汤。

石膏30克，麻黄8克，徐长卿、法半夏、桂枝、杏仁、炙甘草、生姜各6克，大枣3枚。水煎服。

二诊：患病第2天。上方服1剂第1次后半小时，患儿全身汗出，体温36.8℃，安静不躁，索要食物。热虽已清，但因仅服1剂，余热未尽，宜解表清热轻剂，方以桂二越一汤加味，以调和营卫，解表清里。

石膏20克，麻黄、桂枝、白芍、姜半夏、茯苓、炙甘草、生姜各6克，大枣3枚。水煎服。

三诊：患病第3天。上方服1剂后，患儿除轻微咳嗽之外无其他不适，饮食正常，玩耍嬉闹。为防再度发热，宜辛凉清润善后。

桑叶、菊花、桔梗、黄芩、连翘、杏仁、薄荷、麦冬、天冬、芦根各6克，甘草3克。水煎服。3剂。

按：长夏大青龙汤是笔者的经验方，本方为大青龙汤加徐长卿、半夏而成。大青龙汤为仲景治疗表寒外束兼有气分热邪的名方，其汤证的特点是外受风寒之初期出现高热无汗，恶寒头痛，全身骨节疼痛，或有恶心咳喘。若是小儿常有面赤烦躁，扪之全身皮肤灼热，干燥无汗。其方为麻黄汤加姜、枣、生石膏而成。因为病毒寒邪束闭毛窍腠理，卫气受阻，不能宣发，治疗必须重点宣通卫气。麻黄汤中麻黄宣肺通卫，桂枝助心通卫，二者相合，桂枝助麻黄辛温行走毛窍腠理，宣发卫气，发汗驱邪；麻黄、杏仁宣肺止咳平喘；桂枝、甘草温通心阳，护心助卫。麻黄汤无汗，桂枝汤有汗；麻黄汤证重，桂枝汤证轻；麻黄汤证多了肺经咳喘，桂枝汤证没有咳喘，这是二者的区别。大青龙用生石膏以清气分热邪，是在麻黄汤证的基础上发热更重，应该是高热，而麻黄汤应该是低热。加姜、枣协甘草振奋脾阳，又可协麻、桂解表发汗。大青龙汤具有宣肺、助心、暖脾、解热镇痛作用，是风寒束表、内有热邪之方。然临床多有风寒化热夹湿者，故方中加徐长卿、半夏，内化湿浊之邪，徐长卿又可协麻、桂加强解表止痛作用；半夏与生姜相合为小半夏汤，调理胃肠而止呕，与麻、杏相合加强宣肺止咳而化痰之功，又可防生石膏甘寒伤胃之弊端，故本方对风寒夹热夹湿者效果卓著。以此方服第 1 次后半小时汗出热退身凉，患者安静舒适，小儿减量用之。

桂枝加厚朴杏子汤加味案

李某，男，52 岁，企业工人，2022 年 12 月 15 日初诊。

高热 3 天不退，体温 39.5℃，去医院查核酸阳性，CT 示右上肺有毛玻璃样改变，诊断为新冠肺炎，但医院患者爆满，无法住院，回家服口服药治疗。所用药物为蒲地蓝口服液、连花清瘟胶囊等。患者喘咳，吐白色泡沫样痰，胸闷气短，面色青暗，全身无汗，恶心不欲食，口干不欲饮，舌质淡、苔灰白，脉浮而滑，证属寒湿之邪内侵，苦寒解毒致湿邪不解，营卫不通，寒气闭肺所致，宜宣通营卫，辛温解肌，降气化湿，用桂枝加厚朴杏子汤加味。

桂枝、白芍、厚朴、杏仁、百部、僵蚕、姜半夏、炙甘草、生姜各 10 克，大枣 3 枚。水煎服。嘱服药后吃一小碗小米粥以助药力发汗。要求患者在床上采取俯卧位，以提高血氧饱和度。

二诊：上方服 1 剂后，全身微微出汗，体温 37.5℃，喘息平，偶尔咳嗽两声，面色红润，有食欲，营卫得通，继以厚朴麻黄汤加减宣肺化湿。

石膏、厚朴各 15 克，姜半夏、杏仁、干姜、茯苓、徐长卿各 10 克，炙麻黄、细辛、五味子、炙甘草各 6 克。水煎服。

三诊：上方服 2 剂后诸证消失，体温 36.5℃，通体有汗，饮食正常，精神转佳，为防复发，再以桂枝新加汤加黄芪调其营卫，固其腠理，增强免疫力以善其后。

黄芪 30 克，白芍 15 克，麦冬、党参、桂枝、炙甘草、生姜各 10 克，大枣 3 枚。水煎服。

按：本例患者属寒湿侵袭，营卫不通，致肺气不宣，故先以桂枝汤加厚朴杏子汤宣通营卫，营卫通则汗出热退喘平，再以厚朴麻黄汤宣肺化湿清其余热，诸证平息，转危为安。最后以调营卫、固肌表、补气润肺之法善其后而取全功。

膜原解毒汤案

白某梅，女，46岁，某中学教师，2022年11月14日初诊。

患者感染新冠病毒，核酸检测阳性，其学校师生感染人数较多，因方舱爆满，被隔离在学校，通过视频诊治，让其家属煎药送去。患者全身发热，体温39℃，咽痛如裂，口干舌燥，咳嗽鼻塞，不思饮食，嗅觉味觉丧失，全身酸痛，疲乏无力，舌苔白厚腻。此为湿热之毒外袭，肺系膜原所受，治宜清热化湿，宣透膜原，方用膜原解毒汤（自制方）。

石膏60克，半枝莲30克，柴胡、黄芩、金银花、虎杖、羌活、藿香、徐长卿、姜半夏、党参、百部、杏仁、拳参各10克，炙麻黄、甘草、生姜各6克，草果4克。水煎服。

二诊：上方服2剂后身热退，体温36.5℃，咽痛、咳嗽较前减轻，核酸检测阴性，舌苔变薄，但仍有口咽干燥、咳嗽、乏力。此热毒渐退，湿毒渐化，余热未尽，所谓炉烟虽熄，灰中有火，宜小柴胡合桑菊饮加减。

柴胡、黄芩、姜半夏、党参、桑叶、菊花、桔梗、连翘、杏仁、百部、麦冬、天冬各10克，薄荷、甘草各6克。水煎服。

三诊：上方服3剂后，诸症消失，味觉、嗅觉恢复正常，再测核酸阴性，原方继服3剂以防复阳。

按：新型冠状病毒最初在武汉暴发时多是寒湿之毒，随着病毒的变异，以奥密克戎病毒流行为主，大多转化为湿热之毒侵袭肺系膜原，但如果在北方冬季发作，还是杂有寒邪存在。其临床所表现出的症状，如发热、咽喉干裂、全身酸痛、嗅觉或味觉丧失、咳嗽等上呼吸道感染症状，如侵犯到消化系统就会出现呕吐、腹泻症状。中医认为这些证候多偏热偏湿，故治疗首先清热解毒，宣透膜原，芳化湿浊，化痰利咽。方中半枝莲、虎杖、拳参、金银花清热解毒，石膏、黄芩清气分热，与清热解毒药协同，增强其清热作用；麻黄、羌活、徐长卿、藿香、柴胡宣肺解表祛寒，兼能化湿；百部、杏仁、半夏与麻黄宣肺化痰止咳；草果芳化湿浊，与半夏、生姜相伍又可调理胃肠，防止石膏、黄芩苦寒伤胃；甘草调和诸药。清热解毒药偏寒，有羌、麻、徐、藿偏温宣化湿浊者相合，防其伤胃，又清轻走于上焦肺系膜原，增强其宣透膜原、清肺解毒功效。方中半枝莲、拳参、虎杖又有活血化瘀作用，以防高热或沉默性低氧血症致血栓形成。全方共奏清解肺经热毒、宣透膜原湿浊、清咽止咳等作用。重症者有高热，加石膏60克，中等热者可用30克，低热或不热者，或腹泻者，可减去不用。此方选雷丰宣透膜原法、小柴胡汤、麻杏甘石汤三方加减而成，主旨为宣透膜原、芳化湿浊、清热解毒，因此可用于新冠肺炎各型的治疗。

柴胡桂枝汤加味案

王某新，男，76岁，退休干部，2022年12月28日初诊。

患者12月5日感染新冠病毒，发热3天，经治疗1周后逐渐恢复，但身体总是不如以前，纳呆，全身困痛，头闷眩晕，精神欠佳，稍活动则气短乏力，脉沉弱，舌苔白滑，体温36.6℃，血压145/95mmHg。此大病初愈，年老体弱，心气不足，湿毒未尽，少阳枢机未开，太阳营卫不通，宜调和少阳、疏通营卫、补气化湿，方以柴胡桂枝汤加味。

葛根15克，柴胡、桂枝、党参、黄芩、法半夏、赤芍、徐长卿、藿香各10克，炙甘草、生姜各6克，大枣3枚。水煎服。

二诊：上方服3剂后，患者饮食有增，头昏眩晕明显好转，病属康复期，原方加黄芪继服。

三诊：上方服3剂后，患者诸症消失，饮食正常，精神转佳，活动正常，嘱原方再服5剂，恢复体力，以防后遗症的发生。

按：此乃小柴胡汤、桂枝加葛根汤合方，以和解少阳，疏肝解郁，疏通营卫，活血防栓。加徐长卿、藿香以化湿辟秽，配合柴、芩清解体内残留湿热之毒，配合桂、芍疏通营卫之气；参、芪补心气，姜、枣、草健脾气，柴、芍、甘草以护肝。全方开合有度，补泻有法，对新冠病毒感染恢复期效果理想。

新冠肺炎恢复期一定要服一些中药进行干预性治疗，这样可以较快促进人体免疫系统功能恢复，修复被病毒破坏的组织器官，并且降低二次感染风险。特别是年老体衰的卧床患者，往往会出现心肌炎、沉默性低氧血症及血栓，容易导致猝死。因此，恢复期治疗和不治疗是有很大区别的。恢复期若有咳嗽口干者，可予小柴胡汤合桑菊饮加百部、麦冬、天冬；若咽痛干裂者，可予麦门冬汤合银翘散加减；若气短乏力、全身困痛者，以柴胡桂枝汤加参、芪、葛根等治疗；若胸闷心慌、气短乏力，属心阴不足者，可用小柴胡汤合清营汤（名柴胡清营汤）加减。

支原体肺炎

张某浩，男，13岁，学生，2023年11月17日初诊。

患者在学校上课时感到发热、头痛，中午前来就诊。体温39.8℃，无汗，干咳，咽喉疼痛，头痛身痛，口干，舌质红、苔薄黄，脉数。近期兰州地区支原体肺炎感染的孩子很多，以发热、干咳为主。入冬以来，气候干燥，久晴无雪，燥热流行。此患者考虑为风燥热毒外袭，上焦受邪，肺卫不宣，宜宣肺开卫，清热解毒。

石膏30克，金银花、连翘、桑叶、菊花、桔梗、牛蒡子、荆芥、苦杏仁、黄芩、柴胡、僵蚕、芦根各10克，甘草6克。水煎服。

二诊：上方服后，仍有发热，体温39.5℃，自服布洛芬，体温下降4个小时后又升高，咳嗽声重，纳差，嗜睡，精神差，无汗，口干不欲饮，舌红、苔薄黄，舌面干燥。此风热疫毒无疑，病重药轻，且有燥邪伤阴之象，原方调整继服。

石膏90克，金银花、连翘、桑叶、菊花、桔梗、牛蒡子、荆芥、苦杏仁、黄芩、柴胡、僵蚕、蚤休（云南重楼）、玄参、麦冬、蚕沙、板蓝根、芦根、百部各10克，甘草6克。1剂，水煎服。

三诊：上方服后，体温逐渐下降至37.5℃，全身微微有汗，精神较前转佳，可少量饮食，仍有咳嗽、咽喉疼痛，原方去荆芥再服1剂。

四诊：体温36.5℃，患者精神佳，饮食正常，仍有零星咳嗽，可以正常上学。但上学时鼻出血2次。此疫毒病程较长，缠绵难愈，肺中余有燥热，灰中之火未尽，上泄肺窍，即吴鞠通所谓“太阴温病，气血两燔”“血从上溢者”。治宜气血两清，养阴润燥，方以桑菊饮加味。

石膏30克，桑叶、菊花、桔梗、苦杏仁、重楼、百部、黄芩、生地黄、玄参、麦冬、草河车、蚕沙、芦根各10克，栀子、甘草各6克。

服上方1剂后咳停衄止，继服2剂以巩固疗效，防其燥热复炽。

五诊：患者共服6剂中药，诸证皆失，身体恢复正常。而同桌左右的两位同学因支原体肺炎住院治疗，一周未能上学。

按：近期全国支原体肺炎流行，中小学及幼儿园半数孩子被感染，西医治疗多用大环内酯类抗生素，起效慢，疗程长，大多需要2～3周。高热时即使使用了布洛芬，体温也是降了又升，反复多天。而中医疗效理想，可以缩短病程，在用中药 1 ～ 2 天内高热渐退，体温不再升高。早期治疗还能有效阻断肺炎的发生，一般 1 ～ 3 天即可痊愈。如果形成肺炎，用药时间相对长些。中医治疗首先要考虑天象的变化，是年冬天燥气热，风、热、燥、火聚合而成杂疫，流行肆虐，感染者众，以儿童为多。治当宣肺解表，清热解毒。本例患者用银翘散、桑菊饮两方相合，加僵蚕、重楼、蚕沙、板蓝根、百部加强清热解毒、止咳清咽之功；柴胡、黄芩透解少阳，并协大剂量生石膏清解气分之高热；麦冬、玄参养阴增液，润燥保津，防燥热伤肺。全方宣肺解卫，清热透邪，润肺止咳，治疗支原体感染及肺炎效果理想。

流行性腮腺炎

针刺案

樊某，男，12 岁，学生，2001 年 10 月 1 日初诊。

左腮下肿胀疼痛 2 天，略感发热，头痛，触左颌下肿块如核桃大，坚硬压痛，诊为虾蟆瘟。疫毒所染，是年秋尚属首例，以针刺为主，辅以清解少阳之毒。

针刺肿核，从两侧 30° 进针，直接刺入肿核内，进针约 5 分深，再刺患侧合谷穴，留针 20 ～ 30 分钟，再以清热解毒中药配合治疗。

柴胡、姜半夏、羌活、独活、连翘、天花粉、牛蒡子、川芎、防风、桔梗各 10 克，黄芩、僵蚕、甘草各 6 克，蝉蜕 5 克。水煎服。

第 2 天肿核明显缩小，约蚕豆大，再针，第 3 天仅有豌豆大，后服中药痊愈。

按：急性腮腺炎、急性颌下腺炎治疗实在是比较麻烦的问题，近年冬春季均有发生，1999 年春节前后此病流行甚广，普济消毒饮或连翘败毒散等方用于临床，效果均不理想。有的肿大疼痛 10 多天不能痊愈，伴有高热者常有之，西医用抗炎、抗病毒药物静脉滴注无效，外敷仙人掌加冰片亦不见效，余经反复思考，配合针刺方法取得了较佳效果。方法是用银针直接刺入肿大的腺体，可以在腺体上刺入两针，同侧合谷再刺一针，第 2 天肿大的腺体就明显变小变软，这个效果是没有想到的。在腺体肿大时，针刺腺体不觉疼痛，而腺体变小时针刺就有痛感，再配合中药治疗，效果满意。

麻疹

麻疹合并肺炎、心衰（麻毒内陷）案

王某仓，女，3岁，1987年7月17日初诊。

患儿高热5天，于16日发现皮肤有小疹点，色红，伴咳嗽气粗，16日晚8时许患儿突然体温下降，手足冰冷，今晨至医院，门诊以麻疹合并肺炎、心衰收入院。查T（体温）36.5℃，R（呼吸）80次/分，P（脉搏）182次/分，HR（心率）182次/分，心音低钝，律齐，呼吸急促，两肺底满布湿啰音，肝在肋下2cm，质软，脾未触及，腹软，肝颈回流征（+）。患儿呈嗜睡状态，极度烦躁不安，皮肤、面部疹色暗红，融合成片，口唇发绀，颌下淋巴结轻度肿大。

皮肤麻疹色暗，触合成片，神昏躁动，手足冰冷，呼吸气粗，气喘胸高，鼻孔开张，鼻翼煽动，口唇青紫，脉沉伏细疾，似有若无，舌上无苔、质暗，此麻毒内陷，正气欲脱，病情危重，稍缓则殆，用参附汤加葛根急救回阳，托疹外出。

红参、制附片、葛根各6克。水煎服。

二诊（7月18日）：上方服后2小时，体温回升，37.5℃，P 120次/分，右肺可闻及湿啰音，左肺有干性哮鸣音，呼吸平稳，手足转温，胸背四肢疹点再显，咳嗽连连。此乃阳回疹出，继以宣肺清热、透疹外出为治，方用五虎汤加味。

石膏15克，麻黄、杏仁、紫草、牛蒡子各6克，茶叶、甘草各3克。水煎服。

三诊（7月20日）：神清，P 120次/分，心音有力，左肺可闻及痰鸣音，右肺可闻及少量湿啰音，全身疹点渐退，口干思水，舌红苔薄。此乃病后伤阴，宜滋肺润燥，用沙参麦冬饮加味。

沙参、麦冬、白扁豆、桑叶、天花粉、川贝母、玉竹、山药、牛蒡根、炙甘草各6克。水煎服。

四诊（7月24日）：诸证渐平，舌润、苔薄白，脉象和缓，饮食正常，痊

愈出院。

按：麻毒内陷，神迷鼻煽，身凉气粗，急危重证，首宜回阳救急，托疹外出，参附回阳，葛根托疹，实为佳方。阳回之后，咳嗽气喘，肺气不宣，治宜宣肺清热，透疹外出，五虎为对证之方。后期肺阴有伤，养阴润肺，以沙参麦冬饮加川贝母、牛蒡根润肺化痰以善其后，阴阳兼顾，标本兼治，万全之策。

甲肝、乙肝

急性黄疸型肝炎治疗三法

急性黄疸型肝炎，根据发病急、热象重的特点，多属于中医黄疸病的阳黄范畴。其病因为湿热，兼见气滞血瘀；病位在脾胃，旁及肝胆。临床治疗分为三期，早期用通腑利湿法，中期用疏通肝胆法，后期用活血化瘀法。现分述如下。

一、通腑利湿　《诸病源候论》中有“热毒气在脾胃，与谷气相搏，热蒸在内，不得宣散，先心腹胀满气急，然后身目悉黄，名曰内黄”的描述，与急性黄疸型肝炎有相似之处。因此在治疗过程中，喻嘉言认为《内经》的“去菀陈莝……开鬼门，洁净府”是治疗黄疸的一个重要原则。《普渡慈航》中也指出“治疗之法，大要疏导湿热于大小便之中”。笔者根据这些观点制定了以通腑利湿为主治疗黄疸型肝炎的法则，取得了较好的效果。

通腑利湿，就是通利大小便，达到清解热毒，从大小便排黄的目的。根据湿重还是热重的不同，可偏重通腑为主还是利湿为主。临床两者均可见巩膜黄染，皮肤黄如橘子色，小便黄如柏汁。热重者身热口渴，舌黄、苔微腻，脉滑数。治疗以通腑为主，兼以清热解毒。可选用茵陈蒿汤、大黄硝石汤、栀子金花汤等方。笔者常用茵陈蒿汤加黄柏、苦参、牡丹皮、三七、板蓝根、白茅根等治疗。

此期治疗，以通腑泻黄为主，大多数患者服上方后，大便稀溏，每日2～3次，有时可有轻微腹痛，这是大黄的泻下通腑作用所致，属正常现象，减量或停用后自行缓解；一般连服3～5日，大部分患者ALT（丙氨酸氨基转移酶）可由500U以上下降到200U左右，II（黄疸指数）亦有大幅度下降。经过通腑解毒后，病势顿挫，黄疸骤退，即可转入中期治疗。

若湿重者，可见恶心呕吐，胸脘痞闷，困倦身疲，舌苔黄腻，脉濡缓，治疗以芳化利湿为主，兼以清热解毒。方用茵陈五苓散、甘露消毒丹、解肝煎、三仁汤等加茵陈、白茅根等。

二、疏通肝胆 病在初期，以治脾胃为主，主要是通利二法，或从大便或从小便，去邪务尽。邪去十之八九，即转入中期，宜疏通肝胆。这是因为黄疸主因是脾胃湿热，但中焦湿热壅滞，常可造成土壅木郁，土壅在先，木郁在后，故通腑以泻壅，再疏肝以解郁，则临床可获得事半功倍之效。《金匮要略》谓“诸黄腹痛而呕者，宜柴胡汤”，说明治疗黄疸在一定阶段必须疏通肝胆。临床通过通腑利湿之后，黄疸已大部退尽，身热渐减，恶心渐止，舌苔转薄，相继出现胁胀腹痛，脉显弦象。若邪未尽者用大柴胡汤，邪尽正伤者用小柴胡汤；丹栀逍遥散及四逆散等方亦可选用，酌加佛手、郁金、川楝子等药。一般上方治疗 5 天后，黄疸即可退尽，诸证消失，饮食增进，精神转佳，可转入后期治疗。

三、活血化瘀 湿热壅盛，不但肌肤受浸，而且百脉受蒸。故黄疸之黄，黄在百脉，百脉受邪则瘀证随之产生；且湿热壅盛，中焦受阻，肝木不能条达（土壅木郁），气滞则血瘀。故治疸用药，后期必活血。但黄疸血瘀，程度较轻，是由湿热熏灼、气滞壅阻所形成的，且患病时日不长，不同于其他久病劳伤之瘀血、死血，因此选方用药，仅用轻清宣散、清营活血之品，即能奏效。笔者自制清宣活血汤（泽兰、牡丹皮、丹参、郁金、三七、赤芍、茵陈、大蓟、小蓟、白茅根、薄荷），古方可选用血府逐瘀汤等。大约 5 天，多数患者可痊愈，总疗程 15 天左右。

总之，急性黄疸型肝炎的治疗，初期病位在脾胃，以通腑解毒、芳化利湿为主，用药多以黄色苦寒之品，正所谓黄病须黄药，黄药能退黄。中期病位在肝脾，以疏泻肝胆，兼以健脾，缓去余邪，养正为兼。前两期属气分证，后期则属血分证，病位主要在肝，宜清淡养阴、透营活血，以善其后。

急性黄疸型肝炎案

颜某，女，42 岁，工人，1985 年 9 月 23 日初诊。

巩膜皮肤发黄 5 天，伴恶心、腹胀、厌食油腻而入院。查体：T 37.2℃，P 80 次 / 分，BP 120/80mmHg，皮肤巩膜深度黄染，心肺（–），腹软，肝在肋缘下 1.5cm，肝区叩击痛，脾未及。实验室检查：WBC 7.8×10^9/L，N 78%，L 24%，尿呈姜黄色，蛋白（+），红细胞 1 ～ 2 个，脓细胞 3 ～ 5 个。尿三胆（+），肝功能：II 30U，TTT 30U，TFT（++），ZnTT 12U，ALT 500U 以上。诊断：急性黄疸型肝炎。

白睛皮肤黄如橘色，口干不欲饮，身热腹胀，恶心呕吐，小便浑浊而黄，大便较硬，两日一行，舌红、苔薄黄而腻，左脉弦而沉，右脉滑而沉，证属湿热壅盛，热重于湿，中焦壅闭，肝木郁滞，湿热之毒浸于肌肤而为黄。先疏其土，后调其木，治宜清热利湿、通腑排黄，用清热通腑退黄方。

茵陈、白茅根、板蓝根各 30 克，栀子、大黄、苦参、黄柏、牡丹皮、赤芍、三七各 10 克。水煎服。

二诊：上方服 3 剂后，白睛、皮肤黄染减轻，身热及恶心呕吐消失，饮食增进，大便通利，2 ～ 3 次 / 日，胸脘痞闷，脉沉缓。此乃湿热两分，热邪已退，湿邪仍留，热去速而湿去缓也。用药宜减其寒凉，增其利尿化湿之品，方宜茵陈五苓散加减。

白茅根、板蓝根各 30 克，茵陈、茯苓、白术、猪苓、泽泻、栀子、薏苡仁、石菖蒲各 10 克。水煎服。

三诊：经治疗 6 天，肝功化验：II 10U，TTT 7U，TFT（+），ZnTT 14U，ALT 217U，皮肤巩膜黄染尽退，诸证基本消失，唯右胁肋部有闷胀感，脉沉弦。此湿热骤退，土壅之象得通，木郁之象已显露，宜疏肝解郁、兼清湿热，方以大柴胡汤加味。

白茅根 30 克，柴胡、黄芩、半夏、枳实、白芍、茵陈、佛手、牡丹皮各 10 克，大黄 6 克。水煎服。

四诊：服上方 3 剂后胁肋闷胀好转，饮食增加，精神大振，舌质正常，苔退，湿热均已清解。病属恢复期，用药宜清淡，防其复燃，渐进清补，兼以活血，方宜清宣活血汤（笔者自拟方）。

白茅根、大蓟、小蓟各 30 克，泽兰、丹参、牡丹皮、赤芍、三七、郁金、茵陈、薏苡仁各 10 克，薄荷 3 克。水煎服。

五诊：经 13 天治疗，肝功化验 II 5U，TTT 6U，TFT（+），ZnTT 10U，ALT 50U。诸症消失，患者无不适之感，精神饮食恢复正常，出院时处以丹栀逍遥散 5 剂以善其后。

大承气汤加莱菔子案

史某才，男，74岁，农民，1985年6月25日初诊。

全身发黄如橘色4天，白睛黄染，小便黄如浓茶，右胁疼痛，脘腹闷胀疼痛、拒按，大便6日未行，恶心呕吐，气短懒言，沉默不语，3天不欲饮食，口干舌燥，舌红、苔厚焦黑起芒刺，脉沉伏有力。证属阳明实热，中焦不通，湿蒸热郁，发为黄疸，宜先通泻中焦，疏通阳明。

莱菔子（捣）30克，厚朴、枳实、大黄、芒硝（纳入）各15克。水煎服。

二诊（6月26日）：昨日上午9时服第1煎后，至下午5时仍无大便，随即服第2煎，患者于晚12时大便1次，焦黑干硬如石，若枣大者五六枚，随后又大便2次，稀溏秽臭难闻，腹痛停止，能少量进食，并与人谈笑，舌苔渐退，已有转机，但胁痛肤黄仍如故。此湿热壅滞，肝胆不疏，宜疏通肝胆、清热退黄，方用茵陈大柴胡汤。

茵陈30克，柴胡、黄芩、法半夏、枳实、白芍各10克，大黄、生姜各8克，甘草6克。水煎服。

三诊（6月29日）：上方服3剂后，诸症消失，饮食正常，可下床行走，皮肤、白睛黄色变淡，舌苔变薄黄，脉沉滑。患者年事已高，不任久攻，宜用清宣活血汤（自制方）清退湿热余邪。

茵陈、白茅根各30克，茯苓、泽兰、牡丹皮、赤芍、栀子、丹参、薏苡仁、郁金各10克，薄荷6克。水煎服。

四诊（7月4日）：上方服5剂后黄疸基本消退，饮食正常，精神佳，继以原方再服5剂后诸症痊愈。

按：此患者入院时病情危重，诊断为重症肝炎、急性胆囊炎、肝癌？已下病危通知。患者服中药后，子女因怕其死于医院，于入院当日晚10时拉回家中，晚12时大便已通，病情有了转机，第2日子女要求在家中用中药治疗。患者为阳明腑实证，湿热中阻，壅结不通，上下气机不畅，故出现了“大实有羸状”，见气短懒言，数天饮食不进，精神沉默欲寐，脉沉伏等症。但舌红、苔厚焦黑有芒刺，脉虽沉伏而有力，腹部硬满不可触近等，属实证，虽年事已高，仍可攻邪，邪去正可安，故先以大承气汤攻邪，尤恐邪盛攻之不力，再加莱菔子以助大承气汤通利肠道，阳明得通，中焦运转，继以大柴胡汤疏泄肝胆，湿热去其七八，再以清宣活血汤清其余热，终使患者重生。

乙型肝炎

乙型肝炎（简称乙肝）临床非常多见，据有关方面统计，乙型肝炎患者已占全国人口的12%，且临床治疗尚无特效办法。中医在乙肝的治疗方面较有优势。笔者于20世纪90年代初用自制方调肝解毒汤治疗82例慢性乙肝患者，取得了较好疗效，临床经验总结发表于《新中医》杂志1996年第6期。

调肝解毒汤案

周某，女，48岁，家庭妇女，1993年5月6日初诊。

患者于1992年3月经某省级医院确诊为乙型肝炎，治疗1年，疗效甚微，故前来要求中药治疗。右胁疼痛，乏力，失眠，恶心腹胀，精神抑郁，舌红、苔黄微腻，脉弦细。肝功能检查：ALT 2500.5nmol/（s·L），TTT 12U，TB 19μmol/L，HBsAg（+），HBeAg（+），抗-HBc（+）。诊为慢性乙型肝炎。证属湿毒浸淫，肝体受伤，气郁血瘀，伤及脾肾，宜补养肝体、活血解毒，方以调肝解毒汤（自制方）治疗。

黄芪、鳖甲、白花蛇舌草、蒲公英各30克，丹参、太子参、赤芍各15克，佛手、贯众、柴胡、枸杞子、虎杖、制何首乌、甘草各10克。水煎服。

二诊：上方连服1个月后，胁痛、乏力明显减轻，2个月后诸症消失，肝功能检查正常，HBsAg（-），HBeAg（-），抗-HBc（-）。继服药1个月以巩固疗效。半年后随访，乙肝两对半复查阴性。

按：湿热之毒入侵肝脏，因其有嗜肝性，故长期留于肝内，致使机体阴阳失调，气血受挫，不仅肝气滞、肝血瘀，且有肝阳伤、肝阴亏；不仅肝脏受挫，且累及脾、肾。故用柴胡、佛手行肝气之滞，丹参、赤芍、虎杖祛肝血之瘀，黄芪补肝阳，鳖甲补肝阴，太子参、甘草培土扶木，枸杞子、赤芍、制何首乌滋阴养肝；然邪毒一日不去，则正气一日不宁，故以白花蛇舌草、虎杖、贯众、蒲公英清除湿毒，邪毒去则正气安。是方不言益肝而云调肝者，乃肝体可益而肝用须调，肾可益而肝脏须调，故调者，调其肝脾肾，调其阴阳气血也。

黄芪鳖甲散加减案

李某静，女，54 岁，干部，1987 年 4 月 20 日初诊。

患乙肝 10 年余，阴虚于下，火发于内，骨蒸劳热，心烦失眠，肝阴有亏则胁痛，日久正虚则气短，其脉细数，舌红绛而少苔，宜养阴益气清热，仿黄芪鳖甲散加减治之。

鳖甲、黄芪各 30 克，白芍 15 克，酸枣仁、秦艽、银柴胡、胡黄连、川楝子、地骨皮、牡丹皮、麦冬、知母各 10 克，五味子、甘草各 6 克，青蒿 3 克。水煎服。

上方服 3 剂后，诸症明显好转，继服 5 剂，诸症消失，再以清肝解毒胶囊善后。

按：此患者慢性乙肝日久，肝体受损，气阴俱虚，故治疗重在补肝之体、养肝之阴，兼清虚热，不失为治肝之大法焉。

清肝解毒散案

陈某存，男，38 岁，小学教师，2000 年 12 月 2 日初诊。

患者近半月乏力，恶心，食纳不佳，近 3 天皮肤巩膜轻度黄染，右侧肝区突然疼痛剧烈，急住某医院检查肝功 ALT 300U 以上，STB 60μmol/L，CB 30μmol/L，UB 28μmol/L，TTT 8U，乙肝“两对半”：HBsAg（+），抗 –HBs（–），HBeAg（+），抗 –HBe（–），抗 –HBc（+），诊断为急性乙肝。经西医治疗 2 天效果不明显，肝区仍疼痛剧烈，因其家庭困难，学校号召学生们爱心捐助，笔者女儿在其校上学，遂捐赠了一包自制的治乙肝的“清肝解毒胶囊”，患者服用 2 天后肝区疼痛消失，高兴异常，遂出院找到笔者要求中药治疗。脉弦数，舌质红、苔黄腻，此湿热成毒，浸及血脉，宜清热解毒、化湿退黄。

白花蛇舌草 30 克，苦参、藿香、佩兰、泽兰、赤芍、牡丹皮、茵陈、黄柏、栀子、大黄、姜半夏、柴胡各 10 克。水煎服。另服清肝解毒胶囊，每次 8 粒，每日 3 次。

二诊：上方服 6 剂后，黄疸较前消退，胁痛、恶心消失，饮食增加，大便每日 2 次，腻苔较前转薄，湿热渐退，调整原方继服。

白花蛇舌草、蒲公英各 30 克，苦参、虎杖、蚕沙、藿香、佩兰、泽兰、赤芍、牡丹皮、姜半夏、茵陈、栀子、黄柏各 10 克，大黄 6 克。水煎服。

三诊：上方服 6 剂后小便清长，舌苔转为薄白苔，但仍有困乏无力感，二诊方去苦参，加三七 10 克，继服 6 剂。

四诊：12 月 20 日化验肝功，STB 正常，CB 正常，UB 正常，TTT 3U，ALT 7U，查乙肝“两对半”：HBsAg（+），抗 -HBs（-），HBeAg（-），抗 -HBe（-），抗 -HBc（+）；饮食正常，精神转佳。湿热之邪基本退尽，治宜养正活血，兼清余邪，以防复燃。

白花蛇舌草、鳖甲、黄芪各 30 克，太子参、虎杖、蚕沙、佩兰、泽兰、赤芍、牡丹皮、枳壳、姜半夏各 10 克，黄柏、甘草各 6 克。水煎服。

五诊：上方服 6 剂后停服中药汤剂，嘱患者坚持服用清肝解毒胶囊，每次 8 粒，每日 3 次。

六诊：清肝解毒胶囊坚持服用 2 个月，至 2001 年 2 月 26 日，查乙肝“两对半”：HBsAg（-），抗 -HBs（+），HBeAg（-），抗 -HBe（-），抗 -HBc（-）。嘱患者再服用清肝解毒胶囊 1 个月以巩固疗效。

按：乙肝的病因是湿热毒邪侵袭人体，这种侵袭是在机体正虚的情况下形成的。因此，正气虚是湿毒侵入的先决条件，“正气存内，邪不可干”“邪之所凑，其气必虚”。故外因是湿热邪毒，内因是正气虚弱。当湿热邪毒入侵，与体内湿热相合，或壅滞于肝脏，或阻留于脾胃，导致运化失司，疏泄不畅。湿为阴邪，易伤阳气；热为阳邪，易伤阴血。日久则土壅木郁、肝郁气滞。湿热壅滞脉络可使血行不畅，肝郁气滞亦使肝血不畅，故瘀血在乙肝病程中是一个重要的病理环节。肝病可及肾，在临床还可伴有肝肾阴虚或肝肾阳虚的证候。由于乙肝的病因病机比较复杂，大多数患者临床表现也不是单一的，而毒侵、正虚、气郁、血瘀四者相互错杂，相互影响，共同决定乙肝的发生、发展和转归。因此临床用药就要多一证则添一药，少一证则减一药，诸证杂合，诸法联用，方能取得最佳效果。清肝解毒胶囊是笔者专为乙肝患者配制的中药，临床效果显著，疗程短，服用方便。

对于乙肝的治疗，中药优于西药，快的 2 个月“两对半”有转阴者，慢的需要半年或一年，甚至更长的时间。因为治疗时间相对较长，汤剂长时间服用不方便，而配成散剂或胶囊则服用方便，疗效也好。树立信心，坚持治疗是最重要的。有道是：“莫嫌天涯海角远，但肯扬鞭有到时。”

伤寒

增液白虎汤案

潘某华，男，22岁，工人，1988年7月6日初诊。

高热40℃，已4天，用氯霉素等静滴，高热不退，恶心呕吐，肌肤扪之热甚无汗，腹部压之微痛，今晨大便1次黄水样便夹有粪块，目赤心烦，全身困痛，舌红、苔薄黄而燥，口干渴，脉数（108次/分），肥达反应阳性。此阳明火热，宜清阳明气分热邪，方以芩连白虎汤加味。

石膏、白芍、白茅根各30克，金银花15克，知母、黄连、黄芩、甘草各10克。水煎服。

二诊（7月8日）：上方服2剂后仍高热不退，全身少汗，口干，舌红瘦、有红点、苔薄黄而燥，口渴饮水，肌肤扪之灼手，脉洪数，证属白虎，但无汗，据《温病条辨》云："汗不出者，不可与之。"但如此高热，非白虎不能清之，汗不出者是无津也，热不退者是无水也，合增液汤以滋水清热。

石膏120克，知母、生地黄、玄参各30克，沙参、麦冬、山药、甘草各10克。水煎服。

三诊（7月10日）：上方服1剂后体温渐降，3剂后体温呈阶梯样下降，至今晨38℃，全身微微出汗，皮肤湿润，口腔干燥，舌红少苔，已见其效，原方加黄连、苦参各10克，再清其热。

四诊（7月12日）：昨日37℃，今晨36.5℃，感觉良好，精神转佳，腹不胀，大便黏糊状，无血，舌质红、苔薄黄，原方继服。

五诊（7月15日）：体温正常，有饥饿感，舌质转为红润，口渴减轻，脉细数。病至后期，热病伤阴，治以养胃阴，用叶氏养胃汤合清营汤治疗。

沙参、麦冬、生地黄、黄连、连翘、丹参、玄参、玉竹、水牛角、天花粉各10克，甘草6克。水煎服。

六诊（7月18日）：患者饮食大增，精神转佳，要求出院，带上方3剂继服，以防余热复燃。

按：肠伤寒与中医湿温相似，但并不是相等的。湿温有三禁，吴氏云："汗之则神昏耳聋，甚则目瞑不欲言；下之则洞泄；润之则病深不解。"湿胜者确实如此，但此例患者自始至终未见一丝湿象，故未用化湿之药。况高热耗津伤液，致使无汗可出，此处无汗不是有表证，而是无津之证，火热者非清不可，无津者非润不可，故白虎用之，增液用之。但势重热极，犹炎炎狂飙，非杯水所能济，故加大剂量，再加黄连、苦参以苦寒直折，津液充足则身汗出，热势退，患者面露喜色，医者心情愉悦。方知病势之急，犹如战争，重兵攻城，还要出奇制胜，胆大有识，方可取胜。

结核性胸膜炎

椒目瓜蒌汤加味案

傅某达，男，40 岁，工人，1984 年 3 月 21 日初诊。

咳嗽咳痰半年，近 1 个月因感冒加重，咳嗽气喘，胸痛，曾去兰州邮电医院住院治疗，诊为“肺炎”，经西药治疗效果不佳，前来我院要求中药治疗。查 T 37.3℃，P 94 次 / 分，BP 86/60mmHg，发育正常，营养欠佳，右肺呼吸音粗糙、增强，左肺呼吸音减弱，中下肺野呼吸音消失，叩诊呈实音，无干湿啰音，心界向右移位，心率 94 次 / 分，律齐，未闻及病理性杂音，腹软，肝脾不大，皮肤巩膜无黄染，无皮疹及出血点，生理反射存在，病理反射未引出。胸片示：左侧第三肋间隙以下普遍密度增高，膈肌被淹没，纵隔轻度向右移位。诊断为渗出性胸膜炎。

中医辨证：咳嗽气短，胸闷胁痛，不能平卧，卧则咳甚，面色萎黄，脉滑，舌苔薄黄，证属悬饮，水饮阻隔，肺失肃降，宜宣肺逐饮、理气化痰，方以椒目瓜蒌汤加味。

瓜蒌、猪苓、茯苓、泽泻、车前子（包）、杏仁、冬瓜皮、柴胡、姜半夏各 10 克，椒目、桑白皮、桂枝、枳壳各 8 克，葶苈子、甘草各 6 克。水煎服。

二诊：上方服 5 剂后明显好转，但因饮食不当，寒凉伤胃，出现腹痛腹泻，大便溏薄，脉沉细，舌胖苔白，寒湿内生，宜健脾暖中、温化祛湿，方以附子理中汤加味。

党参、炮姜、姜半夏、茯苓、白术各 10 克，枳壳、制附子、薏苡仁、炙甘草各 6 克。水煎服。

三诊：上方连服 5 剂后，腹痛腹泻消失，精神好转，胸透示左侧肋膈角有少量阴影，胸闷胸痛消失，舌质胖大、边有齿痕、苔白腻，脉沉细。寒湿之人，聚液为痰，积湿为饮，宜温化水饮、理气活血。

茯苓、泽泻、桂枝各30克，姜半夏、郁金、桃仁、柴胡各10克，制附子、生姜、椒目、猪苓、川芎、枳壳、桔梗各8克，甘草6克。水煎服。

四诊：上方服5剂后，X光片示：两肺野未见明显实变，左侧肋膈角变钝，左膈肌活动度差，胸腔积液已基本吸收。患者饮食增加，面色红润，胸无不适，患者云：结婚十多年未育，一侧睾丸变小变硬，阴部经常有发凉感。此乃肾阳不足，宜温补肾阳。

肉苁蓉、淫羊藿、巴戟天、桂枝、柴胡、泽泻、当归、熟地黄、山茱萸、制附子、茯苓各10克，生姜、甘草各6克。水煎服。连服10剂。

五诊：诸证痊愈，患者要求出院，为防止胸膜粘连，宜以温阳补肾、活血理气方多服。

桂枝、泽泻、车前子（包）、肉苁蓉、茯苓、柴胡、枳壳、姜半夏、桃仁、川芎、赤芍各10克，制附子、生姜、甘草各6克。水煎服。

患者半年后前来报喜，其妻已怀孕，后生一女。

按：患病多年，阳虚之体，水湿留注于胸胁，所谓“阳气不达之地，即是水湿留恋之乡”。故行水须温阳，阳气温煦则水湿化矣；行水须理气，气行则水行；后期加入活血药，既可加快水液的吸收又可防止粘连。兼补肾脏，肾阳得以恢复，不育症亦得到了治疗。

结核性腹膜炎

暖肝煎加味案

李某军，男，22岁，打工者，1996年5月25日初诊。

近1个月来腹痛、腹胀，乏力，纳呆，消瘦，腹诊有压痛，在脐周可触及大小不等、表面不平呈结节状的肿块，叩诊有移动性浊音，B超检查示有腹水，肝功能正常，轻度贫血，营养不良，诊为结核性腹膜炎。

目下：腹痛绵绵，脐腹闷胀，饮食少进，大便溏泻，精神萎靡，乏力倦怠，舌淡滑、苔薄白，脉沉弦细，证属寒饮为患，宜温阳理气活血，方以暖肝煎加味。

茯苓30克，乌药、枸杞子、当归、生姜、三七各10克，小茴香、吴茱萸各8克，肉桂、沉香各6克。水煎服。

上方服5剂后，腹胀腹痛明显减轻，饮食增加，精神转佳。效不更方，原方继服20剂后诸症消失，饮食增加，精神转佳，建议原方继服10剂。

按：结核病的表现大多为火热灼津，但亦有阳虚阴寒者，必须以辨证为准。暖肝煎为暖肝温肾、行气止痛之方，对下焦肝肾阴寒、气机阻滞所引起的小腹疼痛、疝气等效佳。原方云："寒甚者加吴萸、干姜，再甚者加附子。"本例患者下焦阴寒较甚，以暖肝煎加吴萸，再加活血止痛的三七，取得了较佳疗效，临床症状很快解除，全身状态较快恢复。

呼吸系统疾病

急性气管支气管炎

清气化痰丸案

李某芳，女，43岁，农民，1988年12月26日初诊。

慢性支气管炎病史10多年，每年冬季喘咳，近日遇寒又急性发作，近10天喘咳，痰多，不能平卧，因咳喘甚，昼夜不息，面目肿胀，口唇面色发绀，夜间半卧位，受热则喘咳更甚，口干，舌红少苔，脉细数，两肺满布干湿啰音，体瘦。此痰火作祟，宜清气化痰丸加减。

瓜蒌30克，胆南星、陈皮、法半夏、茯苓、枳壳、百部、黄芩、杏仁各10克，甘草6克。水煎服。

二诊（12月28日）：上方服2剂后，喘咳明显减轻，能平卧，但痰量仍多。上方加桔梗、厚朴各10克，继服2剂。

三诊（12月30日）：已能下床活动，精神明显好转，面色口唇红活，效不更方，上方继服3剂痊愈。

麻黄汤加味案

张某，男，45岁，干部，1997年12月29日初诊。

外受风寒，咳嗽气急，咳痰不利，胸闷吼喘，兼有全身恶寒，脉浮紧，舌苔薄白。此外寒束表，肺气不宣，宜辛温解表、宣肺平喘，方选麻黄汤加味。

麻黄、桂枝、杏仁、茯苓、姜半夏各10克，生姜、炙甘草各6克。水煎服。

上方服1次后，胸闷咳喘消失，2次后（第1剂的第2次）恶寒解，精神转佳，诸症痊愈。

按：此例患者体质多年阳弱表虚，感冒之后易出汗，故临床很少用发汗之剂，这次确系受外寒束表而喘，故用麻黄汤加入半夏、生姜、茯苓以解表宣肺、除湿化饮，取效卓著。而药后出汗并不明显，说明麻黄汤并非只是发汗，还有宣肺化饮的作用，故肺闭喘咳随之而解；若阳虚气弱严重之人，可与补气温阳方合用，汗多者可选用桂枝加厚朴杏子汤。且麻黄汤对于发热恶寒严重的表实无汗患者，药后因正邪相争，药助正气驱邪外出，可能有出汗的作用，而对邪气不甚，感寒轻微者来说，不会有明显的出汗，但症状同样可以解除。

慢性支气管炎（肺气肿）

宣肺化痰案

安某俊，男，65岁，退休干部，1994年10月15日初诊。

患慢性支气管炎多年，近日又咳嗽气喘，咳吐白色泡沫样痰，纳呆，舌苔薄白，脉象浮滑。证属肺气不宣，痰浊阻肺，宜宣肺化痰。

炙黄芪、法半夏、茯苓、炙款冬花、杏仁、瓜蒌、陈皮、前胡各10克，麻黄、川贝母、炒紫苏子、甘草、炒莱菔子各6克。水煎服。

二诊：1剂见效，3剂喘平。患者平时腰困膝软，疲乏无力，其脉沉细，肾虚可知，再处以金水六君煎加减，嘱其常服，以防复发。

熟地黄、山茱萸、黄芪、茯苓、姜半夏、陈皮、麦冬、苏子、莱菔子各10克，五味子、炙甘草各6克。水煎服。

气虚外寒案

郭某玉，男，43岁，工人，2013年5月20日初诊。

患者气喘十多年，每因气候变化或环境改变则气喘胸闷，痰多清白呈泡沫状，多方求治无效，前来我处诊治。其脉浮而无力，舌苔白腻。证属痰浊恋肺，肺气不宣，日久胸中大气不足，宜宣肺化痰，兼补肺气。

桂枝、荆芥、杏仁、百部、前胡、枳壳、陈皮、姜半夏、茯苓、紫苏、黄芪各10克，麻黄、甘草各6克。水煎服。

3剂见效，10剂喘平，患者要求将原方带回备用，以防复发。

按：慢性支气管炎反复发作，多见于老年人，故又称为“老慢支”。久则形成阻塞性肺气肿，进而导致肺动脉高压，引发肺源性心脏病。中医治疗效果比较理想。临床常见证型有外寒内饮者，有痰浊壅肺者，有肺阴不足者，有肾不纳气者。临床当辨其虚实寒热，分别论治。

支气管哮喘

外寒内饮案

武某芳，女，48岁，农民，1988年2月25日初诊。

患慢性支气管炎多年，近日因感冒胸闷气憋，喘息气急，烦躁，两目直视，两肩耸起，两手撑于两膝，呈痛苦状，恶寒，舌苔薄白、质滑，脉浮大。此为外有寒邪，内有痰饮，宜解表化饮，方选小青龙汤加石膏汤。

生石膏30克，桂枝、杏仁、干姜各10克，麻黄、白芍各8克，细辛、五味子、甘草各6克。水煎服。

二诊：上方服2剂后，喘息明显减轻，但胸胀明显，此仲景所谓肺胀也，宜厚朴麻黄汤。

石膏、浮小麦各30克，厚朴、麻黄、干姜、姜半夏、茯苓、杏仁各10克，细辛、五味子各6克。水煎服。

三诊：上方服3剂后，喘息平，诸证消失，唯口干饮水，此饮邪渐退，肺阴不足，宜清燥救肺汤善后。

脾肺气虚痰浊壅盛案

陈某湖，男，82岁，退休干部，2004年10月31日初诊。

内科不治喘，言喘证之难治也。此患者喘证30年，可谓时间之长。喘甚则张口抬肩，胸闷气憋，可谓症状之重；每遇秋冬喘咳加重，痰声漉漉，咯吐不止，可谓痰浊之盛；气短难以接续，纳少，舌苔白略腻，脉濡缓而弱，此乃脾肺气虚，痰浊壅滞，宜健脾宣肺，化痰定喘。

黄芪15克，党参、陈皮、姜半夏、茯苓、莱菔子、紫苏子、桑皮、款冬花、杏仁、前胡、橘红、桔梗各10克，麻黄、甘草各6克，姜枣为引。水煎服。

3剂见效，6剂喘平，原方继服20剂以防再发。

肺脾肾分治案

贾某秀，女，48岁，农民，1997年11月29日初诊。

素患哮喘十多年，今冬又因天气突变，哮喘加重，奔奔而气上，至于肺中，喝喝而喘急，张口抬肩；咯吐痰涎，纳差，胸脘胀满，身热口渴，舌红苔黄腻，脉象滑数有力。此痰浊壅肺，肺气上逆，治宜宣肺降气、化痰清热。

瓜蒌30克，姜半夏、黄芩、橘红、款冬花、茯苓、杏仁、川贝母、苏子、桔梗各10克。水煎服。

二诊：上方服3剂后，胸闷、哮喘明显减轻，黄腻苔变白腻，但痰量仍多，热象渐减，痰湿尚存。脾为生痰之源，肺为贮痰之器，清气不升，浊气反逆，其标在肺，其本在脾，宜运脾化痰，以杜生痰之源。

瓜蒌30克，姜半夏、枳实、厚朴、川贝母、陈皮、茯苓、莱菔子各10克，黄芩、生姜各6克。水煎服。

三诊：上方服3剂后痰量减少，咳喘消失，饮食增加，舌苔退尽，虽诸证消退，但恐日后复发。其脉沉细而弱，是肾气素虚，喘之标在肺，喘之根在肾，肾为水之下源，肾不纳气，必致痰水上泛，予金水六君方加减，平时多服以防复发。

熟地黄、胡桃肉、山茱萸、茯苓、姜半夏、陈皮、杏仁、苏子、莱菔子各10克，白芥子、五味子、炙甘草各6克。水煎服。

按：支气管哮喘属中医的哮证或喘证，多由于中焦不能运化水湿，上焦不能宣发肃降，久病及肾，使下焦不能蒸化水液而致痰饮凝阻于肺，宿痰内伏，形成“夙根”。或因寒邪相引，或因情志不遂，或因劳倦内伤，引发痰饮上凌而发为哮喘。在下焦是肾虚，在中焦是痰盛，在上焦是肺逆，有所感触，则喘作矣。是病有三层，治有三法，层层分治，法法兼顾，终年常服，庶几见效，否则再发焉。

循环系统疾病

• 心搏骤停的复苏及后续治疗

张某英，女，64 岁，干部，2016 年 2 月 25 日初诊。

患者素患高血压，2015 年 1 月 4 日在某省级医院检查心电图示：窦性心律，电轴左偏，完全性左束支阻滞，频发室性期前收缩，呈二联律。1 月 5 日 24 小时 Holter（动态心电图）示：心率快慢不均（111 /60 次），房性期前收缩，房性心动过速，室性期前收缩，室速，室性期前收缩二联律，室性逸搏等。4 月 9 日住某省级医院，检查示：房颤、房扑、心率快慢不均（140/60 次）等。经治疗后略感好转，但仅略有减轻，未查出病的根源，房颤、房早、室性期前收缩、慢快综合征等也没有得到根本性治疗，以致逐渐加重，心脏功能越来越差。而这些是否为病态窦房结综合征所引起？ 3 年前患者就晕厥过多次，平时反复出现轻微的一过性昏晕，但多次 Holter 检查也没有捕捉到停搏。在 2019 年 1 月 29 日入住某省级医院期间的 Holter 检查捕捉到 2.2 秒停搏，但未引起主管医生的足够重视。停搏前的一个阶段一直使用美托洛尔和胺碘酮，且用量比较大，这两种药对病态窦房结综合征和左束支阻滞的患者而言用时须谨慎，特别在心率已经降至 40 次 / 分，还未引起主管医生的警惕，家人及时提醒主管医生，这样慢的心率可能会导致心搏骤停，可主管医生说“不会的”，以致患者于 2016 年 2 月 25 日晚 10 点 40 分出现心搏骤停。

好在患者有救星，在心搏骤停的那一刻，虽在家中，但笔者正巧在患者身边，经 1 分钟心脏按压及人工呼吸进行心肺复苏，一条生命被救了回来。客观上说，主管医生没有捕捉到心电图证据，但作为一位住院患者，如果主管医生能细致询问一下家族史（患者母亲患病窦综合征，安装了起搏器，患者二哥经常出现晕厥）和患者的既往史，过去是否晕厥过，作为一个心脏病专科医生，诊断应该是不难的（不知道他在病历书写时，家族史和既往史是怎么填写的）。之后家人们对主管医生做了家族史的提醒，并提出可能是病态窦房结综合征，后经心内科会诊，于2月27日安装了起搏器。

起搏器安装后，患者在医院观察1周，病情基本平稳后回家，心率70次/分，律齐，血压130/70mmHg，但仍有心悸气短，饮食欠佳，失眠，体质较弱，困乏，舌淡、苔薄黄，脉弱无力。因为安装起搏器对心脏有一定的损伤，加上之前的心外按压复苏，致使心脏阴阳不足，气血两虚，宜养阴补阳，滋养心神，方选炙甘草汤加味。

麦冬、生地黄、丹参各30克，炙甘草、桂枝、酸枣仁、火麻仁、阿胶（烊化）、生姜各10克，黄连5克，大枣5枚。水煎20分钟，加入黄酒50毫升再煎10分钟，分服。

二诊：上方服5剂后，心悸气短消失，仍有困乏无力，舌苔转白，调整原方，加强补气之品。

麦冬、生地黄、丹参各30克，红参须、黄芪、炙甘草、桂枝、酸枣仁、麻仁、阿胶（烊化）、三七各10克，生姜6克，大枣5枚。水煎服。

三诊：上方服5剂后精神转佳，饮食增加，睡眠佳，原方继服5剂以巩固疗效。

按：根据心脏的特点，窦房结具有最高的自律性，是心脏电兴奋的主导者，它所产生的电兴奋最频繁、最规律，每次传导并激动其他具有自律性的组织时，既将所有这类组织内尚未成熟的冲动消灭在萌芽阶段，又使其经常受到抑制。就这样，窦房结控制着整个心脏的活动，成为心脏的正常起搏点，这就是“君主之官”的“主”，是最高级别的起搏点。当窦房结自律性异常低落（病态窦房结），或它所产生的电兴奋的传导发生障碍时（传导阻滞），其他有自律性产生冲动的潜在能力的组织，即能代偿性地发出冲动（放电），以激动整个心脏或其一部分。这就形成了房早、逸搏、房颤、室性期前收缩、慢快综合征等异常心律，久之以致心脏功能衰竭。

起搏器的安装，使心脏有了正常的有力的电传导，其他异位兴奋点都被消灭在萌芽阶段，因此房颤、房早、室性期前收缩、慢快综合征等都得到了纠正。治病要抓关键，临床诊断的正确与否是考察医生水平的最重要指标之一。

“心为君主之官，神明出焉。”“君”和“主”是两个概念，“主”在

"君"内，"主"在"君"上，"君"是相对其他脏器而言的，而"主"是领导"君"的。"主明则下安，主不明则十二官危。""主"就是窦房结。历代医者不明其理，无法解释"十二官危"，如果"主"指的是心脏，那么就应该是十一官危，十二官显然是包括心脏在内的六脏六腑，"主"就是心脏之中另外一个神秘的东西，究竟指的是什么？结合现代医学，可以明确地说，应该是窦房结。"主明"指的是心脏的窦房结自动性（或自律性）正常，"神明"或"神"指的是窦房结电传导正常，心脏能正常搏动，这样包括大脑在内的重要组织器官才能进行意识思维活动，"得神者昌，失神者亡"。从这方面说，两千年前的《内经》所说的"主明则下安，主不明则十二官危"就能得到合理的解释。

患者在心搏骤停的过程中，突然晕厥，意识完全丧失，伴有抽搐及大小便失禁、面色苍白，很快变成青紫，出现鼾声和喘息样呼吸，这个时候的心脏应该处于室颤阶段，心室许多异位兴奋灶的放电导致心室不规则地抽动，使心脏没有有效泵血，也就是说没有了循环。极度敏感的脑细胞得不到足够的血氧，出现了心源性脑缺血综合征，即阿–斯综合征。此阶段的心电图应该是不规则的颤动波，由大到小，逐渐变成一条直线，心脏完全停止活动，生命也就终结了。根据对患者的抢救过程观察，这个过程大概能维持二三十秒，然后心脏完全停搏，呼吸完全停止。按要求，在患者出现室颤的时候，即出现阿–斯综合征的时候就应该进行心脏按压，一是使心脏受到物理性刺激后出现一个新的兴奋灶，或窦房结重新得到刺激而放电；二是经有效的按压使心脏泵血循环，保证心脑肾等重要的组织器官有足够的血氧供给。当然在心脏完全停搏前二三十秒内能及时发现并有效按压的患者很少，即使住院时患者家属及时呼叫医生，再至医生到患者身边，也过了二三十秒。这里还有一点需要说明，在患者心搏骤停之后掐按人中是没有任何作用的，因为心脏一旦停跳，人体的整个神经系统及大脑反应全部停止，只有在心脏搏动情况下的昏迷，掐按人中才有应激反应。

患者复苏后的心律是持续性的室性心动过速，心率为 150 次 / 分，这是室性收缩，很规律，心电图显示心室只有一个兴奋灶在放电，虽然是室性心动过速，但心脏有了有效泵血，有了循环。因此患者清醒，意识正常，自己感觉到尿裤子了，很快被送进了医院急诊科，予以吸氧，血氧饱和度好转，心脑功能有所改善，后继续复苏后的治疗，患者终于转危为安。

心律失常

麻辛附子汤加味案

岳某，男，49岁，农民，1997年12月15日初诊。

胸部憋闷、气短5年，每遇感冒或劳累，症状加重。近日又胸闷憋气，胸痛，自感左侧胸部上连颈部、颜面、耳侧气不通，有闷胀感，乏力，舌淡苔白，脉沉迟，心电图示窦性心动过缓，50次/分。此为心阳不足，阴邪弥漫，宜大补胸阳之气，兼以理气活血，方选麻辛附子汤加味。

黄芪15克，麻黄、制附子、党参、川芎、佛手、枳壳各10克，细辛、炙甘草各6克。水煎服。

二诊：上方连服5剂，胸闷明显好转，胸痛消失，自感胸中豁然开朗，心电图示心率60次/分，患者要求原方继服。

天王补心丹案

马某玲，女，36岁，农民，1991年6月12日初诊。

患风湿性关节炎多年，近2年常感心悸气短，疲乏无力，纳差，失眠，口干，舌红绛、少苔，脉沉细数，兼有结代，心率120次/分，频发期前收缩。此心阴不足，心神浮越，宜养阴宁心，方选天王补心丹加减。

炒酸枣仁、茯神木、丹参各30克，沙参、党参、天冬、麦冬、柏子仁、当归、生地黄、桔梗各10克，五味子、炙远志、甘草各6克。水煎服。

上方连服3剂，患者感觉舒适，服15剂后心率正常，90次/分，偶尔可闻及1次期前收缩，精神转佳，原方继服以巩固疗效。

按：一般来说，心率过快是火热上炎，或为虚火，或为实火；心率过缓是寒邪凝滞，或为阴寒，或为阳虚。故治疗时或滋阴降火，或助阳补火，须分而治之，不可有误。

苦地温胆汤案

张某，女，59岁，干部，2011年2月1日初诊。

高血压史5年，近半年心悸气短，近1周发作频繁，整天心慌难受，左侧卧位时心慌加重，并伴有胸痛、失眠、头痛、乏力，血压150/105mmHg，心率105次/分，心电图示频发房早，偶有室性期前收缩。舌质红、苔薄白，脉细数结代。证属心阴不足，虚火上浮，宜滋心阴、清虚火。

苦参、生地黄、玄参各30克，茯苓、丹参各15克，麦冬、葛根、桂枝、甘草各10克。水煎服。

二诊：上方服2剂后，心悸略感减轻，大便轻微溏泻，初见效果，原方调整继服，方选苦丹增液汤（自制方）。

苦参、丹参、生地黄、玄参、麦冬、葛根、生牡蛎、生龙骨各30克，五味子10克，生姜6克。水煎服。

三诊：上方服2剂后心悸心慌较前减轻，但胸痛依然，考虑心悸的原因为心肾不交、水火不济，而胸痛的原因为“责其极虚也”，阳动之力不足，心阳痹阻，治疗当以胸痹为主，宜补气通阳、活血宣痹。

当归、川芎各30克，黄芪15克，桂枝、郁金、枳壳、薤白、姜半夏、赤芍各10克，红参、甘草各6克。水煎服。

四诊：上方服1剂后，心电图示窦性心律，律齐，基本正常。听诊心律正常，无期前收缩，心前区疼痛减轻，心慌气短消失，舌质红、苔薄黄略腻，脉细滑。心阳渐有恢复，但痰湿阻滞于胸，改用苦地温胆汤（自制方）养阴化痰。

葛根30克，苦参、生地黄各15克，丹参、陈皮、姜半夏、茯苓、枳壳、桂枝各10克，甘草6克。水煎服。

五诊：上药服3剂后心率80次/分，血压135/95mmHg，因为患者仍有胸痛，为明确诊断，建议去省级医院做心血管造影检查。省级医院心血管造影检查诊断为心脏侧支血管狭窄40%，建议保守治疗，无须放支架。

患者回来后再次要求中药治疗，仍心慌、气短、胸痛，听诊发现期前收缩又出现，再以苦地补血汤治疗。

生地黄50克，苦参30克，黄芪、茯苓各15克，桂枝、当归各10克。水煎服。

六诊：上方连服5剂，听诊期前收缩减少，心率60次/分，血压偏低（110/60mmHg），面色略白，乏力，脉细弱。苦地虽为治期前收缩的良方，但苦寒损伤阳气，改用三诊治胸痹之方温补心阳。

当归、川芎各30克，黄芪15克，桂枝、郁金、枳壳、薤白、姜半夏、赤芍各10克，红参、甘草各6克。水煎服。

七诊：上方服1剂后，期前收缩明显减少，偶有1次，但心率增快至95次/分，血压升高（148/80mmHg），面色略红，脉象有力，补阴补阳对心率、血压影响如此之明显，前方纯阴少阳，本方纯阳少阴，改用苦地增液汤加减。

苦参、生地黄、葛根各30克，丹参、麦冬、玄参各20克，五味子10克，黄连5克。水煎服。

八诊：上方连服5剂后，心率60次/分，律齐，胸痛消失，精神转佳，但大便每日二三次，药味苦寒又润滑，损伤脾阳，以香砂六君子汤调理善后。

按：古有贤者谓心为婴儿，肾为姹女，脾为黄婆，心肾相交，全凭黄婆牵合而成，说明脾在心肾相交之中的重要性。此说又从另一方面说明心肾要相交，水火要相济，阴阳要互抱，时时刻刻不分离。一旦这种相济、相交、互抱的格局被打破，就会变成病理状态，或为心悸怔忡，或为口舌糜烂，或为失眠多梦，或为梦遗尿频，或为水肿胀满。治疗必须滋肾水以制心火，泻心火以交肾水，根据水火之多少，考究阴阳之进退，在处方中滋阴、补阳、泻火、壮水，孰多孰少，良工自有尺度。人不穷理，不可以学医；医不穷理，不可以用药。

本例的治疗主要以苦地二味为基本方，苦参30克，苦寒直折，以泻心火之有余；生地黄30～50克，直入下焦，以滋肾水之不足。水火相济，阴阳相交，心慌心悸、失眠烦躁诸症自可获治。若阴水亏虚者，再合增液汤，滋阴降火的效果更佳，即所谓“壮水之主以制阳光”。此方命名为苦地增液汤。若兼有心气心血不足者，合当归补血汤，滋阴泻火、益气补血。若兼有痰蒙心神者，合温胆汤名苦地温胆汤，滋阴泻火、清化痰浊。心火盛者加黄连，肝火盛者加栀子，肝阳上亢者加龙、牡，有瘀血者加丹参、赤芍，清阳不升者加葛根。若心之气阳不足者，又当以补心气通心阳之药，如黄芪、人参、桂枝、薤白、生姜之类，即所谓“益火之源以消阴翳”。或与滋阴相合，或与泻火配伍，视水火多少而定，以平为期。

慢性心力衰竭

张某英，女，72岁，干部，2023年7月20日初诊。

高血压、冠心病病史20年。7年前患病窦综合征、房颤、室性期前收缩，住某三甲医院植入起搏器。2023年2月，又因持续性房颤，行心脏介入射频消融术，术后半年房颤复发。近来常感心前区疼痛，胸闷憋气，心悸失眠，时有惊恐，半夜阵咳，不能平卧，口干不欲饮，稍动则大汗如珠，面色苍白，全身困乏无力，心率50～100次/分，血压下降（105/60mmHg），心脏彩超检查示：双房及左室增大，左室下壁室壁瘤形成，二尖瓣中－大量反流，三尖瓣中度反流，中度肺动脉高压，左室收缩功能减低（EF40%）。患者长期服用抗高血压、抗心律失常、强心利尿等西药。体质逐渐衰弱，病情逐渐加重。脉细数或结代，舌苔薄白，舌质淡，舌体略大。此为扩张型心肌病伴左心衰竭。中医证属心气衰弱，心阴虚脱，急宜补气复阴救脱，方选桂枝加龙骨牡蛎汤合生脉散加味。

生龙骨、生牡蛎各30克，桂枝、白芍、茯苓各15克，红参、麦冬、五味子、生姜、炙甘草各10克，大枣5枚。水煎服。

二诊（7月30日）：上方服3剂后，诸证明显好转，精神转佳，心率、血压稳定。患者停药1周，近日又感心悸气短，失眠阵咳，困乏无力，行走吃力，稍动则大汗不止，舌苔白腻，舌体胖大，脉虚弱无力，血压102/55mmHg，心率85次/分。此水饮上泛，心下有水。盖胸中大气不足，即《灵枢》所谓“宗气者积于胸中，出于喉咙，以贯心脉而行呼吸焉”。宗气一虚，心气衰竭，水饮上犯，宜大补胸中宗气、温化水饮，方选苓桂术甘汤合参脉散加味。

黄芪30克，茯苓、桂枝、白术、太子参、麦冬各15克，红参、五味子、枳壳、当归各10克，炙甘草、生姜各8克，大枣3枚。水煎服。

上方服2剂后，精神转佳，心悸气短消失，血压回升（110/65mmHg），失眠好转。但服药后腹泻，因药偏温热，虚不受补，大补以助心火，心与小肠相表里，故有腹泻，少加黄连3克反佐，继服3剂，腹泻止，精神转佳。

三诊：8月15日，近日因活动过多又心悸胸闷，稍动则大汗如珠，身热乏力，失眠阵咳，烦躁不安，行走则气喘吁吁，食纳差，心电图示：心率90

次/分，律不齐，频发房颤，室性期前收缩。舌苔滑白，舌体胖大。患者云近2天有大便失禁感，此乃心脏衰竭，心火不能生土，脾土不能固摄，中气有欲脱之象，故不仅要大补胸中宗气，还须健脾补气固肠，以防中气从谷道滑脱。宜补气温阳，健脾化饮，收敛心阴。方用桂枝加龙骨牡蛎汤合苓桂术甘汤、理中汤、生脉散加减。

黄芪、茯苓、生龙骨粉、生牡蛎粉各30克，桂枝、山茱萸、白芍、白术、党参、干姜各15克，红参、太子参、麦冬、五味子、炙甘草各10克，枳壳6克，黄连3克。水煎服。

上方服3剂后诸症好转，精神转佳，嘱患者以此方坚持服用两个月，以补心阳、敛心阴、健脾气、化水饮，防心衰，缓取其功。

四诊：坚持治疗2个月后复诊，患者精神较佳，气色转为红润，走路已不气喘，心电图示：心率75次/分，律齐，房颤、室性期前收缩消失。心功能恢复较好，饮食正常，大小便正常，舌苔薄白，舌体不胖大。水饮渐退，气阴渐复，坚持中药治疗，调整原方如下。

黄芪30克，茯苓、生龙骨粉、生牡蛎粉、山茱萸、白术、党参、干姜各15克，红参、太子参、葛根、丹参、麦冬、五味子、炙甘草各10克，枳壳6克，黄连3克。水煎服。

嘱患者以此方常服，以防复发。

按：心力衰竭有急、慢性之分，急性心力衰竭者，当急救心阳心阴，尤以救心阳为急，盖阳气不足则阴血不能生，古人所谓“有形之血不能速生，无形之气尤当急固”，所以治疗心脏急症，当以大补心阳之法，方可救急于水火，挽性命于垂危，方用四逆汤或茯苓四逆汤为主；若是阴阳俱损，阴液脱失者，宜合生脉散。慢性心力衰竭者，多为病程日久，耗散胸中大气，心气极度虚弱，治疗必须大补胸中宗气，黄芪、人参、太子参为座上宾，用量要大；若有心阴虚脱者，合参麦散，或加山茱萸、生龙骨、生牡蛎；若有水饮上犯者，合苓桂术甘汤温脾化饮，茯苓用量要大；久病多瘀，可适当加当归、丹参活血化瘀；若有气滞者，加枳壳或陈皮以行气助补；若服药后有恶心或腹泻者，此为虚不受补，可加入少量黄连反佐，效果更为神奇。

中医有“五劳六极七伤”之说，慢性心衰属心劳，即心脏劳损性疾病，其形成是日积月累、由轻到重。治疗非一日之功，需要长期坚持。临床上用炙甘草汤治疗“脉结代，心动悸”等心脏疾病，非一剂两剂就能改善，五六十剂后，或半年后，方才使“脉结代、心动悸”得到改善。焦树德用大剂量的瓜蒌薤白汤合桂枝加桂汤，再加附子等药治疗头痛、心悸、脉迟患者（Ⅲ度房室传导阻滞，心率 30 多次 / 分），经服 100 多剂后，药物才发挥了效能，脉搏转和（70 余次 / 分），症状消失，方才痊愈。因此，对于这些慢性病，只要辨证准确，药能对证，守住一方，始终不变，进行长期有序的治疗，临床效果还是比较理想的。

肺心病

补气活血化饮案

谢某玲，女，70 岁，退休工人，1996 年 6 月 16 日初诊。

气管炎、肺气肿病史 10 余年，近 2 年除喘咳外，还伴有下肢浮肿、心慌气短、不能平卧、恶心、饮食纳呆。近 1 个月端坐呼吸，靠吸氧及服用地高辛等药维持。请余开中药配合治疗。舌淡、苔薄白，脉虚数无力。证属心阳虚衰，血瘀气滞，水饮上凌心肺，宜补气活血化饮为治。

白术、葛根、茯苓各 30 克，黄芪、丹参、桂枝各 15 克，红参、制附子、三七、车前子（包）、泽泻、佛手、当归、生姜各 10 克。水煎服。

上方服 3 剂后症状明显好转，服 6 剂后停用氧气、抗生素，服 10 剂后停用地高辛，能平卧，服 20 剂后能下床行走，服 30 剂后浮肿消退，生活能自理。

按：天有一定之常理，病有一定之常形，治有一定之常法。有些慢性病的治疗只要辨证准确，守法守方，坚持治疗，方可奏效。不可朝三暮四，法无定法，方无定方，那样是不能见效的。

风湿热

当归拈痛汤加味案

陈某霞，女，20 岁，学生，1989 年 3 月 22 日初诊。

双下肢红肿疼痛 1 个月，按之凹陷，发热。曾于 1988 年 10 月患风湿热。

查双下肢有结节性红斑，舌略红、苔薄白，脉滑。此湿邪较重，先宜健脾利湿，方选五皮饮加味。

白术、白茅根、茯苓皮各 30 克，桑白皮、陈皮、大腹皮、当归、赤芍、地肤子、生姜、车前子（包）各 10 克，甘草 6 克。水煎服。

二诊：上方服后，小便明显增多，双下肢肿胀减轻，皮肤出现皱褶，但仍有轻度凹陷，局部仍有红肿发热。此湿热未尽，以当归拈痛汤健脾利湿。

白术、茯苓各 30 克，当归、茵陈、猪苓、羌活、防风、泽泻、防己、党参各 10 克，木瓜 6 克，木通 3 克。水煎服。

三诊：上方服 5 剂后，诸症继续好转，肿痛较前减轻，口渴，舌红、苔薄黄。此乃湿渐化热，以四妙散加味化湿清热。

黄柏、苍术、薏苡仁、怀牛膝、金银花、连翘、当归、丹参各 10 克。水煎服。

四诊：连服 6 剂，肿胀疼痛消失，下肢有青紫斑，兼有血瘀，原方加川芎、甘草，继服 5 剂。

五诊：上方服后临床症状基本消失，精神转佳。上方继服 5 剂以巩固疗效。

按：当归拈痛汤与四妙散对风湿热和风湿性关节炎所致关节肿痛效果较好。此病是风湿热邪相合而成痹，由湿热下注、痰瘀凝滞、络脉不通所致。当归拈痛汤治疗水湿下注者效佳，而四妙散治湿热下注者效佳，痛甚者加芎、归、三七以活血止痛，气虚者加黄芪、白术以补气健脾。

风湿性关节炎

四妙散加味案

王某国，男，22 岁，农民，1987 年 5 月 5 日初诊。

四肢关节疼痛，以双下肢为甚，局部有发凉感，天寒则甚，活动受限，经用乌头汤等方治疗不佳，反复详查，发现局部虽感冰凉，但身热口干，舌红、苔薄黄，脉象滑数。此湿热为痹，局部湿热壅结而不通则凉，犹如炎炎夏日，尤有冰雹之寒，宜四妙散加味。

苍术、怀牛膝、薏苡仁、羌活、独活、防风、防己、秦艽、桑枝各 10

克，黄柏、甘草各6克。水煎服。

上方服2剂后，效果较佳，疼痛明显减轻，身热消失，舌苔薄黄，舌不红，原方加红花，继服5剂，疼痛消失。

温阳祛风除湿案

张某宏，男，56岁，司机，2005年9月26日初诊。

四肢、肩背、腰脊等多处关节疼痛半年，近1个月加重，活动受限，左足踝部肿胀，行走不便，天阴下雨疼痛加重，多方治疗无效。脉沉迟，舌苔厚白，边有齿痕。证属阳虚寒湿，宜补阳祛风除湿。

桂枝、防风、当归、川芎、威灵仙、白术、茯苓、薏苡仁、制附子、独活各10克，银杏叶、细辛、甘草各6克，姜枣为引。水煎服。

上方服5剂后疼痛减轻，可自由活动，足踝肿胀消失，原方加黄芪15克、徐长卿10克，继服20剂，痊愈。

祛风活血案

张某玉，女，43岁，务工人员，2010年8月12日初诊。

双膝关节疼痛多年，无外伤，无肿胀，每遇风寒疼痛加重，上台阶时明显感觉困难，舌苔薄白，脉沉细弦。证属风湿痹阻于络脉，宜滋补肝肾、祛风活血，方用地断桂防汤（自制方）。

半枝莲30克，当归、白芍、熟地黄、川续断、独活、防风、桂枝、狗脊、威灵仙、葛根、黄芪、陈皮、拳参各10克，甘草6克。水煎服。

二诊：上方服5剂后疼痛明显减轻，因久病入络，故加强活血化瘀之力。

半枝莲、熟地黄、白术各30克，当归、黄芪、独活、防风、桂枝、狗脊、骨碎补、川续断、怀牛膝、三七各10克，细辛、炙甘草各6克。水煎服。

三诊：上方服5剂后疼痛消失，活动正常，原方继服5剂以巩固疗效。

按：风湿性关节炎，虽为风湿之邪所伤，但久必入络血瘀，故治疗风湿的同时要活血化瘀、补养正气。方中熟地黄、川续断、牛膝、骨碎补补肾壮骨；黄芪、白术、甘草补气健脾强肌肉；桂枝、防风、独活、狗脊、细辛祛风除湿而止痛；三七、半枝莲活血化瘀而止痛；方中熟地黄、白术为腰腿疼痛之要药，用量独重，乃脾肾双补，骨肉同治。诸药合用，消肿止痛效果独佳。本方补肾健脾，祛风除湿，活血止痛，应用于风湿性关节炎、半月板损伤、韧带等软组织损伤、老年性骨关节炎等病，效果均佳。

风心病

炙甘草汤加减案

路某兰，女，47岁，干部，1987年8月31日初诊。

病程10多年，曾在某医院诊断为风湿性心脏病，二尖瓣关闭不全，主动脉瓣关闭不全，心界扩大。近1个月明显加重。患者心悸气短，稍有劳累即气不接续，曾昏厥2次，舌质嫩滑、苔薄白，脉结代。此阳虚不能宣通血脉，阴虚不能荣养心肌，以炙甘草汤益气滋阴、复脉定悸。

炙甘草30克，麦冬、生地黄、酸枣仁、桂枝、红参、麻仁、阿胶（烊化）、生姜各10克，五味子6克，大枣5枚。水煎服。

二诊：上方服5剂后，心悸减轻，昏厥再未发作，舌质嫩滑、苔薄白。气阴渐复，但病程日久，正气虚衰非一日可复，原方加味再服。

炙甘草、黄芪、生龙牡、茯苓各30克，生地黄20克，桂枝、生姜、麦冬、酸枣仁、火麻仁、阿胶（烊化）各10克，五味子5克。水煎服。

上方服5剂后诸证消失，去龙牡再服10剂以巩固疗效，避免劳累和精神刺激。

补气健脾、温阳利水案

宋某成母，71岁，家庭妇女，1998年11月14日初诊。

20年前患有全身关节疼痛，10多年前患有咳嗽气喘，每遇冬季发作，随后出现心悸气短，劳累或冬季感冒后加重。近5年每到冬天咳喘加重，并出现轻度浮肿，今年入冬后病情再次加重，出现高度浮肿，四肢压之凹陷，咳嗽、多痰、气喘，端坐不能平卧，恶心气短，脉细数，舌质淡、边有齿痕、苔薄白。查心率110次/分，两肺满布干湿啰音，二尖瓣区双重性杂音。初步诊断为慢支急性发作，肺气肿，肺心病；风湿性心脏病，心衰。证属脾肾阳虚，水饮上凌心肺，宜补气健脾、温阳利水。

白术、茯苓、白茅根各30克，红参、党参、桂枝、丹参、三七、生姜、泽泻、猪苓、车前子（包）各 10 克，水蛭 6 克。水煎服。

二诊：上方连服 6 剂后，浮肿渐退，可以平卧，恶心消失，能少量进食，咳喘减轻。病有转机，减少利水药，加强补气温阳药，继服。

黄芪、白术、茯苓各 30 克，红参、党参、丹参、当归、水蛭、桂枝各 10 克，制附子、麻黄、生姜、炙甘草各 6 克。水煎服。

三诊：上方连服 6 剂，精神转佳，可下床行走，下肢仍有轻度浮肿，舌边齿痕消失。此阳气渐复，水湿渐去，宜补气健脾，以杜水湿之源。

白茅根 30 克，黄芪、丹参、葛根各 15 克，红参、三七、枳壳、桂枝、茯苓、白术、生姜各 10 克，水蛭 6 克。水煎服。

四诊：上方服 6 剂后，诸症基本消失，生活能自理，嘱其不可劳累，以防感冒，上方继服 6 剂以巩固疗效。

按：不论风心病还是肺心病，到后期皆可见水饮上凌心肺的情况，这是因为随着病情的发展，不但影响到了心，而且影响到了脾和肾。脾虚不能筑堤，肾虚不能温化，水湿泛滥于上，肺气虚弱又不能宣发肃降，于是滔滔乎影响于心肺，浩浩乎泛滥于全身，喘咳不宁，不能平卧，四肢浮肿，纳差，小便不利。治疗大法乃仲景“病痰饮者，当以温药和之”，健脾温肾，宣肺利水，适当加入一些活血之品，因久病必瘀。如此治疗，阳气可复，水饮可疏，三焦通调，邪去正复焉。

冠心病

瓜蒌薤白半夏汤加味案

魏某富，男，60 岁，农民，1991 年 5 月 25 日初诊。

患者因胸痛剧烈、大汗淋漓、面色苍白而入住某医院，诊断为冠心病、心绞痛，住院治疗 8 天后疼痛缓解，因经济困难而出院。出院后疼痛又作，胸骨后疼如刀割，胸闷气憋，胸痛彻背，如欲死之状，不能平卧，烦躁不安。此阳微阴弦，气滞不通，痰瘀阻于心络，宜通阳活血化痰。

瓜蒌、葛根各 30 克，薤白、法半夏、丹参、赤芍、川芎、桂枝、茯苓各 10 克，甘草、生姜各 6 克。水煎服。

二诊：上方服 1 剂后疼痛消失，夜间即能平卧，喘息减轻，3 剂后疼痛再未发作，精神转佳，饮食增进，调整原方继服。

瓜蒌、葛根、茯苓各30克，薤白、法半夏、桂枝、当归、川芎、赤芍、五灵脂、黄芪各10克，甘草6克。水煎服。

上方连服6剂，诸证平息，6月15日随访，诉服9剂后感觉非常舒服，嘱其再服5剂以防复发。

四逆汤加味案

刘某杰，男，57岁，教师，1990年8月18日初诊。

原患有心肌供血不足，窦性心动过速，常感心悸气短，胸闷疼痛，头晕，劳累后加重，舌淡暗有瘀斑、苔白滑，脉弦。此胸阳不振，痰瘀互阻，非离照当空，阴霾不能自散。

桂枝、当归、丹参、黄芪、酸枣仁、茯苓、白芍、生姜各10克，制附子8克，甘草6克。水煎服。

二诊：上方服2剂后，效果显著，胸闷心悸消失，精神转佳，舌上瘀斑消失，调整原方继服。

制附子、干姜、桂枝、丹参、当归、黄芪、党参、姜半夏、茯苓、陈皮各10克，炙甘草6克。水煎服。

三诊：上方服3剂后，诸证消失，精神饮食正常，原方调理数剂而安。

四逆散加味案

马某兰，女，46岁，干部，1993年12月28日初诊。

心悸气短十多日，背胀，乏力，饮食欠佳，前医或用归脾汤，或用大柴胡汤等，治疗无效。查B超诊为胆囊炎，心电图示ST段下移。舌质淡、苔薄黄，脉弦涩。证属胸中大气不足，兼有肝郁血瘀，宜疏肝解郁、补气活血。

黄芪、生龙骨、生牡蛎各30克，柴胡、白芍、枳壳、党参、丹参、当归、佛手、石菖蒲各10克，远志、黄连、甘草各6克。水煎服。

上方服3剂后心悸背痛消失，精神转佳，能料理家务，继服6剂以巩固疗效。

按：冠心病属于中医胸痹、真心痛范畴，多为阴寒侵袭、情志失调或内有所伤，致使心系脉络瘀阻而引起。临床须分虚实，实者多由气滞、血瘀、痰阻、寒凝，虚者多见气虚血弱、肝肾不足。但临床所见往往是多种因素混合而成，寒热互见，虚实并存，痰瘀互凝，气血相因，须辨其偏重偏轻，方可主次分明。瓜蒌薤白半夏汤加味案，集活血行气、化痰补气于一方，效果卓著。四逆汤加味案是阳微阴弦，寒饮上凌，以四逆汤之生姜易干姜补阳化饮，况有桂枝、茯苓、半夏资助，化饮作用大增，又有补气之黄芪，活血之归、丹，汇温阳补气、化饮活血于一方，取效甚捷。四逆散加味案是胆囊炎与冠心病两病混杂，肝郁气滞与心虚血瘀同显，故以四逆散疏肝解郁，加补气活血之品，则两病同治，效果显著。总之，简单的病证，简方单方可治；复杂的病证，必须复方多法联用，方可取效。

活血化痰行气案

韩某芳，女，55 岁，干部，2013 年 1 月 4 日初诊。

心前区疼痛 2 年，经多次住院治疗效果不佳，诊为“冠心病，心肌供血不足”，患者前来寻中医治疗。胸痛，胸闷，气短，稍有劳累则加重，舌质略暗、苔腻，脉弦。证属痰瘀阻滞，血脉不畅，宜活血化痰行气。

葛根、丹参、川芎、赤芍、郁金、银杏叶、瓜蒌、陈皮、姜半夏、茯苓、枳壳各 10 克，甘草 6 克。水煎服。

1 剂痛止，5 剂诸证消失，继服 10 剂以巩固疗效。

补气活血通络案

张某明，男，62 岁，干部，2014 年 5 月 9 日初诊。

左胸前区阵发性闪痛 5 天，数分钟疼痛 1 次，疼痛三四秒即缓解，经查心电图示心肌供血不足、心绞痛。患者伴有乏力气短，颈项及肩背疼痛，不可回顾，头昏胸闷，舌质淡、边有齿痕、苔薄白，脉弱无力。证属胸中大气不足，气滞血瘀所致，宜补气活血，疏通脉络。

黄芪、党参、白术、葛根、川芎、桂枝、羌活、藁本、防风、蔓荆子、陈皮、枳壳各 10 克，生姜、甘草各 6 克。水煎服。

上方服 1 剂后疼痛止，2 剂后胸闷、颈项肩背疼痛消失，5 剂后诸证消失，大便通爽，小便畅利。继服 10 剂以巩固疗效。

按：对胸痹心痛短气，仲景云：“夫脉当取太过不及，阳微阴弦，即胸痹而痛，所以然者，责其极虚也。今阳虚知在上焦，所以胸痹、心痛者，以其阴弦故也。”此乃言胸痹千古之绝论，“责其极虚也”一语中的，不仅是虚，而且是虚极也，虚的是气，虚的是阳，故又谓“阳微”。虚的部位在上焦，乃胸中大气不足，营卫失度，不能托举脉道，脉管塌陷所致。然亦有中气下陷、肾气不固所致者。营卫出自下焦，生于中焦，宣于上焦；营行脉中，卫行脉外，营卫夹裹于脉管内外，维持着脉管正常的张力和弹性。心气、宗气又受中气、肾气（元气）所滋养。虚极是基础，虚极是成因，在虚极的基础上又有“阴弦”。阴弦指痰饮、瘀血阻塞脉道，故“胸痹心痛者，以其阴弦故也”，“阴弦”是果。观仲景对胸痹的用药，补气的有党参、白术，理气的有枳实、陈皮，补阳的有附子、干姜、川椒，通阳的有薤白、桂枝，化痰饮的有半夏、茯苓、陈皮、瓜蒌。仲景所用补气药少了黄芪，其用理中汤治胸痹，未论及黄芪建中汤治胸痹。活血方面更是少了芎、归、丹参之类。本案所用人参、黄芪、白术补胸中之大气，用川芎、桂枝、藁本、羌活以通畅脉络之瘀血，用葛根以升清阳之气，用枳壳、陈皮、生姜以理气化痰。因患者同时有颈椎病，加蔓荆子、防风，一助葛根升清阳，二助藁本、羌活活血祛风。用药标本兼治，效果甚捷。

高血压

天麻钩藤饮加味案

王某，61岁，农民，1988年11月10日初诊。

头晕伴耳鸣6年，今年逐渐加重，曾晕倒2次，自感胃中有一股热气上冲，上冲时昏晕加重，口干，舌暗红、苔薄白而腻，脉弦劲有力，血压170/100mmHg。此肝阳上亢，冲脉上逆，宜天麻钩藤饮加半夏治之。

夜交藤、益母草、石决明各30克，天麻、钩藤、怀牛膝、杜仲、茯神、桑寄生、法半夏各10克，黄芩8克，甘草6克。水煎服。

上方服3剂后眩晕耳鸣明显减轻，原方加丹参15克以活血养阴。继服5剂，诸证平息，血压150/90mmHg。

按：热气上冲者，肝阳夹胃气上亢之征，舌苔腻，兼有中焦湿浊，故用镇肝潜阳的天麻钩藤饮加半夏以化其湿浊，降其冲逆。欲降其肝逆，先降其胃，则肝气下降也。故加半夏一味，其效倍增。

滋生青阳汤加减案

宋某芳，女，42岁，干部，1989年1月10日初诊。

眩晕，时感恶心，耳鸣，血压160/105mmHg，舌质红、苔薄黄，脉弦数。此肝阴亏耗，火盛阳亢，方用滋生青阳汤加减。

石决明、白芍各30克，牡丹皮、天麻、生地黄、麦冬、菊花、桑叶、钩藤各10克，黄连、龙胆草、柴胡、姜半夏、甘草各6克。

二诊：上方服2剂后耳鸣消失，眩晕恶心减轻，舌苔薄黄腻，脉转滑数。此风阳夹有痰湿，宜温胆汤加味继服。

生龙牡各30克，黄芩、丹参、柴胡、姜半夏、茯苓各10克，枳壳8克，竹茹、天南星、生姜、甘草、陈皮各6克。

3剂后，眩晕恶心消失，血压150/95mmHg，原方继服5剂。

按：滋生青阳汤是《医醇賸义》中的一首方剂，治疗肝阳化风，头目眩晕，肢节摇颤，如登云雾，如坐舟中，对高血压有着较好疗效，对耳鸣耳聋亦有佳效。本患者不仅有肝阳上亢，且有肝火上炎，故原方去薄荷、磁石，加龙胆草、黄连，因有痰湿，故加半夏，临床取得了较好疗效。

大定风珠加味案

吴某军母，72岁，家庭妇女，1996年12月23日初诊。

原患高血压近20年，一直服用降压药控制，近日头脑昏昏不清，眩晕，头摇、肢麻，手足颤动，心悸不宁，气短，口干，舌质红绛无苔，脉细数，血压170/105mmHg。此阴血极虚，肝风内动，宜填补养阴息风。

龟板、鳖甲、白芍、生牡蛎各30克，生地黄、阿胶（烊化）、党参、麦冬、知母各10克，黄柏、五味子、甘草各6克。水煎服。

上方服3剂后头脑清醒，眩晕明显减轻，头摇手颤消失，口干、心悸减轻，测血压160/95mmHg，患者自行停服降压药，原方继服5剂，诸症消失。患者云：近20年没有如此良好的感觉，降压药吃了近20年，现在可以停下来了。原方去知、柏，继服5剂，血压稳定，偶感心悸，心电图示心肌供血不足，宜补气养阴。

丹参、白芍、葛根各30克，党参15克，三七、沙参、生地黄、麦冬、茯苓各10克，甘草6克。水煎服。

上方服3剂后心悸消失，原方加玄参10克，再进5剂以巩固疗效。

按：肝阳上亢者为轻，虚风内动者为重。肝阳上亢是血虚阳亢的一种表现，往往夹有内热证候；虚风内动是纯虚的表现，肝肾阴血虚极而不能濡养筋脉空窍，出现颤动摇曳诸症。故肝阳轻者养肝清热兼以镇潜，虚风内动者必须填补真阴，滋养肝肾。前两例属肝阳上亢，养肝兼以镇潜清热；后一例属肝风内动，治疗须时时顾护阴液，滋水于下，息风于上，而大定风珠为滋阴息风之佳方。大定风珠原方加知、柏以清其虚热上浮，则阴液不被灼竭，亦有补阴之义在其中。

金匮肾气汤加黄柏案

刘某兰，女，54岁，农民，2000年1月14日初诊。

患高血压多年，经服降压药（不详）、脉通等治疗，血压仍在150/105mmHg，自感头昏眩晕，面部阵阵烘热，腰困膝软，脉沉细，舌苔薄白。此乃肾脏阴阳失调，虚火上浮，宜引火归元。

白茅根30克，熟地黄、山药、山茱萸、泽泻、茯苓、牡丹皮、桂枝各10克，制附子、黄柏各3克。水煎服。

上方服3剂后头昏、眩晕、烘热等症消失，血压130/90mmHg，继服5剂以巩固疗效。

按：肾为水火之脏、阴阳之宅，故治肾者须调理阴阳，平衡水火。余常用知柏地黄汤加少量附子或肉桂、金匮肾气汤加少量黄柏，以平调水火、燮理阴阳，效果奇特。此黄柏一味，实是清下焦虚火、燥下焦湿热之良药。丹溪喜用黄柏，以其一味为大补丸；余将黄柏一味，加入不同的方剂中治疗各种不同疾病，如肝血虚而相火炽者用知柏四物汤，肾阴虚而相火炽者用知柏地黄汤，相火炽而脾胃虚者，知柏配参芪，相火炽而梦遗失精者用封髓丹，阴虚内热而盗汗不止者用正气汤（知母、黄柏、甘草），湿热下注而下肢痿软或筋骨疼痛者用二妙散、燮阴阳汤等。

四妙散加味案

马某忠，男，55 岁，干部，2003 年 5 月 26 日初诊。

高血压多年，长期服用降压药，近日烦躁易怒，五心烦热，小便短赤，口干舌燥，舌红苔黄腻，脉滑数，血压 170/105mmHg（近 3 日未服降压西药）。此肾阴不足，兼有下焦湿热，首清湿热，兼养肝肾之阴，方选四妙散加味。

苍术、黄柏、怀牛膝、薏苡仁、生地黄、白芍、牡丹皮、知母、茯苓、泽泻各 10 克，甘草 6 克。水煎服。

二诊：上方服 3 剂后诸症好转，血压 160/95mmHg，黄腻苔退，舌略红，继以补养肝肾之阴兼清虚火为治。

黄柏、知母、生地黄、白芍、怀牛膝、牡丹皮、茯苓、泽泻、玄参、女贞子各 10 克。水煎服。

按：二妙散为《丹溪心法》方，东垣常用此二味治疗下焦湿热证。《医学正传》加牛膝名为三妙散，《成方便读》再加薏苡仁名四妙散，其治湿热的效果较二妙散为佳。余常用四妙散，不仅用于治疗下肢痿软疼痛、关节肿胀，对于其他由下焦湿热引起的如眩晕头痛、耳鸣耳聋、口疮牙痛、腰困腰痛、妇女月经过多、白带、黄带、腰腹下坠诸症，每每获效。本案四妙散在清理下焦湿热的同时，加滋阴柔肝的白芍、生地黄、牡丹皮，以使清湿热的同时不致伤及肾阴，燥湿与滋阴并行不悖。加知母以配黄柏清其虚火；加茯苓、泽泻同薏苡仁以淡渗利湿；甘草调和诸药。全方共奏滋阴清热、燥湿利尿之功，对高血压因阴虚兼有湿热下注者效佳。

四物二陈加味案

张某英，女，56 岁，干部，2008 年 10 月 21 日初诊。

头痛头昏 1 月余，偶有面部肿胀，小便少，血压 190/120mmHg，服用降压西药后血压有所下降，但头痛、头脑昏晕不清诸症仍然存在，面目仍感肿胀，面色青暗不泽，脉沉弦，舌质淡多津、苔薄白。此血瘀痰阻，水湿不利，宜活血化瘀、涤痰利湿，方以四物二陈加味。

生地黄、赤芍、丹参、葛根、茯苓、泽泻各 30 克，当归、川芎、怀牛膝、牡丹皮各 20 克，姜半夏 15 克，黄芩、陈皮各 10 克。水煎服。

上方服后自感头脑特别清醒，头痛头昏消失，面部肿胀消退，面色转润有泽。唯大便溏泄，此乃当归、赤芍滑利之品，再加黄芩苦寒所致。上方减黄芩，继服10剂后，血压150/90mmHg，全身乏力，脉虚弱，舌淡、苔薄白。痰瘀渐消，气虚渐显，宜调补兼息风治之。

黄芪、党参各15克，当归、川芎、白术、天麻、杜仲、柴胡、陈皮、白蒺藜、羌活、生姜各10克，升麻、甘草各6克。水煎服。

上方服3剂后，患者乏力消失，精神转佳，继服中药20余剂后测血压135/75mmHg，效果非常理想，停服中药，观察1个月，血压仍然正常。

按：患者原无高血压，近1个月因劳累过度，加之夜间睡眠欠佳，随之出现头痛头昏诸症，虽有劳力致气虚之忧，然陈年血瘀痰积，不得不先除之，以防中风之发生。虽用活血化痰之品治之，然身体尚能耐受，与破血涤痰之药相比，尚不致戕伐正气。待血脉通畅，再以补气养血息风之药调理，则身体安康，不留后患矣。

柔肝养阴活血案

周某霞，女，40岁，工人，2021年4月22日初诊。

近2周头痛眩晕，烦躁易怒，偶有头摇手颤，身热出汗，月经量少，面颊有黑黧斑，血压150/105mmHg，脉弦细数。此肾水不足，肝阳上亢，有动风之兆，宜滋肾养阴，柔肝潜阳。

生龙牡、白芍、益母草各30克，熟地黄、山茱萸、当归、丹参、牡丹皮、泽泻、茯苓、怀牛膝、知母、黄柏、玄参、麦冬、五味子各10克。水煎服。

上方服5剂后头痛眩晕、头摇手颤消失，面颊黧黑变淡，血压130/98mmHg。原方继服5剂，血压120/85mmHg，诸证痊愈。

按：世俗多以高血压为肝阳上亢或肝胆火盛立论，偏矣。中医以整体观念和辨证论治为核心，若失此核心，则中医失矣。高血压有肝阳上亢者，亦有肝阳不足而眩晕者；有肝胆火盛者，亦有肝肾阴亏而眩晕者；中气下陷者不头痛？肾阳有亏者不眩晕？另有血瘀、痰浊皆可致头痛眩晕，辨证越细腻，临床效果越显著。

低血压

小柴胡合吴茱萸汤案

曾某平，女，18岁，学生，1990年6月4日初诊。

头晕头痛，近日晕倒2次，恶心，胃脘不适，前医诊为癫痫，治疗不效，脉沉细弦，舌苔薄白，静卧于床，血压80/50mmHg。此厥阴头痛，兼有少阳之病，宜小柴胡汤合吴茱萸汤加减。

党参、生姜、柴胡、姜半夏各10克，吴茱萸8克，大枣5个，炙甘草6克。

二诊：上方服2剂后眩晕头痛减轻，恶心、胃痛消失，精神转佳，可下床活动，行走前来就诊，眼根困痛，舌质淡、苔薄白，脉沉细弱，血压85/60mmHg。此为中阳不足，清气不升，宜大补中气。

黄芪30克，党参、白术、柴胡、当归、葛根、桂枝各10克，陈皮、炙甘草各6克，生姜3克。

三诊：上方服2剂，服后诸症消失，血压90/60mmHg，继服5剂以巩固疗效。

补气温阳案

张某玺，男，81岁，退休干部，2003年11月20日初诊。

患者原有高血压，经服降压药等治疗后血压正常，遂停药约半年。近1个月来时常头晕、头昏，气短，乏力，偶有昏不知人数秒，大便干燥，三日一行，饮食减少。查血压110/70mmHg，舌质淡嫩、苔薄白、边有齿痕，脉细弱无力。此中气不足，清阳不升，方宜补中益气汤加味。

黄芪、葛根、丹参各15克，党参、枳壳、白术、当归、柴胡、陈皮各10克，升麻、炙甘草各6克。水煎服。

二诊（11月23日）：上方服3剂后，诸症如前，测血压100/60mmHg。补中升阳，血压反而下降，非药不对证，是病重药轻，虽补中气，但少了扶阳之品。大便仍燥，舌质淡嫩、多津，边有齿痕，宜原方去丹参、枳壳，加补阳之药继服。

黄芪、葛根各30克，党参、当归、白术、制附子、柴胡、陈皮、莱菔子、白蒺藜各10克，升麻、炙甘草、生姜各6克。水煎服。

三诊（11月26日）：上方服3剂后，头昏等诸症消失，大便通畅，每日一行，血压150/80mmHg，精神转佳，面色转润，脉搏有力，阳复神回，原方继服以巩固疗效。

按：小儿之体，如旭日之初升，虽日光耀眼，但热力不足，古人称小儿为“嫩阳”；耄耋之人，如金乌西坠，虽夕阳彤红，但阳热欠缺，古人称老人为“衰阳”。气与阳虽无质的区别，但有量的不同，更有轻重浅深之分，故阳虚者仅用补气之品，虽无大害，但不能奏全功。只有补阳之法，方可扶危救困，扭转乾坤。气虚者多不兼阳虚，阳虚者必兼气虚，故补阳者多与补气并用。本案初用补中益气汤加葛根升阳，加丹参活血补血，不仅无效，反使血压下降，后于原方去丹参阴柔碍阳之品，加附子回阳助火之药，去枳壳破气之品，加蒺藜、莱菔子理气通肠，黄芪用量加至30克，1剂见效，可见辨证须细微，药量须适当，方可奏全功。

病毒性心肌炎

炙甘草汤加味案

王某，女，19岁，学生，1998年6月4日初诊。

患者春节前反复感冒后出现心悸气短、头晕乏力，曾在某医院诊为心肌炎，住院治疗后好转出院，但出院后反复感冒，心悸气短，多次检查心电图诊断为房性期前收缩，多方治疗效果不佳，后在省级某院诊断为病毒性心肌炎，用西药治疗后诸症依旧，且反复感冒，出汗较多，故前来求中医治疗。心电图示房性期前收缩，脉结代，患者正值感冒，头痛，喷嚏，出汗，咽痛，咳嗽，舌边尖红，脉象浮数。此风热上扰，先解其风热，以柴芩桑菊饮治疗。

柴胡、桑叶、菊花、桔梗、连翘、杏仁各10克，黄芩、拳参、薄荷、甘草、芦根各6克。水煎服。

二诊：上方服2剂后表证已解，口干恶心，不思饮食，舌苔略转黄腻，脉象略滑，虽有心悸气短，但中焦留有湿热，必须清除，宜清理中焦，用连朴饮加味。

黄连、厚朴、淡豆豉、姜半夏、丹参、芦根、麦冬、茯苓各10克。水煎服。

三诊：上方服2剂后恶心、口干消失，饮食有增，舌苔已退，心悸气短，疲乏无力，脉有结代。此外邪已去，阴阳两虚，直补心脏气血，方宜炙甘草汤加味。

炙甘草、生地黄、麦冬各15克，阿胶（烊化）、酸枣仁、火麻仁、丹参、茯苓、黄芪、桂枝、生姜、党参各10克，大枣3枚。水煎20分钟，加入黄酒50毫升再煎10分钟，分服。

四诊：上方服3剂后心悸气短明显好转，结代脉消失，精神转佳，原方继服5剂以巩固疗效。

按：病毒性心肌炎是由外感引发，特别是流感或新冠病毒感染者多见，而仲景的炙甘草汤就是为流行病引起的脉结代、心动悸而设，《伤寒论》原文是"伤寒，脉结代，心动悸，炙甘草汤主之"。人们往往把"伤寒"省略，只说"脉结代，心动悸"。当然，没有外感的情况下，如果有脉结代、心动悸也是能治疗的。用炙甘草汤加减治疗病毒性心肌炎因心脏气血阴阳不足者，效果理想。方中火麻仁不可去，火麻仁上养心脏之阴，通经脉之结代；下滋肠道之燥，润胃肠之约涩。如果是心阴不足，余毒未清者，用柴胡清营汤效果较好。

小柴胡汤合白虎汤加味案

黑某贵，女，35岁，农民，2002年2月22日初诊。

患者2周前感冒，经当地医生治疗后未能痊愈，逐渐出现发热出汗，疲乏无力，心跳气短，心前区闷痛，至某医院诊断为"病毒性心肌炎"，用西药静滴治疗3天，病情反而加重，遂出院，前来玄真堂求治。心电图示：心率132次/分，偶有期前收缩，心室肥大。查体温38℃，脉搏132次/分，血压90/60mmHg，发育正常，营养欠佳。患者发热出汗，恶心呕吐，心悸气短，口干胸闷，心烦失眠，困乏无力，纳差，脉细数，舌红少苔。证属少阳阳明合病，有气阴受伤之证，宜小柴胡汤合人参白虎汤加减。

生石膏30克，柴胡、黄芩、姜半夏、党参、葛根、知母、麦冬、金银花、连翘各10克，甘草6克，生姜引。水煎服。

二诊：上方服1剂后呕吐停止，体温正常，夜眠佳，服3剂后心悸消失，饮食增进，诸证皆好转，舌苔薄白，舌质正常，脉细无力，心率 102 次 / 分，律齐。以补养气阴、温通心阳为治。

桂枝、当归、葛根、茯苓、姜半夏、黄芪、党参、丹参、白芍、麦冬、生地黄各 10 克，甘草 6 克。水煎服。

三诊：上方服 3 剂后精神转佳，心率 90 次 / 分，律齐，活动后气短，舌边略红，脉细数。此心阴不足，余热未尽，继以柴胡清营汤加减。

柴胡、党参、麦冬、水牛角、桑叶、丹参、天花粉、生地黄、金银花、连翘各 10 克，黄连、黄芩、甘草各 6 克。水煎服。

四诊：上方服 3 剂后诸证消失，心率 80 次 / 分，继服 5 剂以巩固疗效。

按：病毒性心肌炎多继发于感冒或胃肠道感染之后，其临床主要表现为心悸，气急或呼吸困难，心前区闷痛等，可伴有发热，疲乏无力，易出汗等，中医治疗效果较好。临床分型虽多，但以心脏有邪无邪分为两大类最为直接明了，无邪热者以炙甘草汤加减为好，有余热者以柴胡清营汤加减为好。有些患者病机较为复杂，如黑某贵案初为热毒淫心，兼有气阴不足，继而气阴、心阳俱虚，兼有痰湿瘀血，最终以养阴益气、清其余热善后，取得了较佳疗效。因此，对重病患者必须从多种病因病机考虑，综合治疗，方可取得最佳疗效。

血栓闭塞性脉管炎

阳和汤加味案

张某英，女，44 岁，干部，1996 年 3 月 5 日初诊。

近 1 周右足踝部疼痛，加重 2 日，无外伤史，局部无红肿，行走困难，查局部发凉，足背近踝部压痛、苍白、麻木，行走跛行，足背动脉搏动减弱，诊为血栓闭塞性脉管炎。此为阳气不通，营卫不行，宜补阳气、通营卫，方以阳和汤加味治疗。

熟地黄、鹿角、怀牛膝、炮姜各 10 克，肉桂、麻黄、白芥子、红花、甘草各 6 克。水煎服。

另用自配毒龙丹（主药为马钱子）0.5 克，每日 2 次。3 天后疼痛减轻，继服毒龙丹 5 日，痊愈。

本病因治疗较早，避免了脱疽的严重后果。

半长桂枝汤案

李某，男，48 岁，工人，2021 年 6 月 15 日初诊。

患者近 1 个月左足部疼痛，麻木、发凉，时有刺痛，偶有间歇性跛行。近 1 周疼痛加重，夜间为甚，左足部时有苍白、青紫，局部皮肤干燥，曾服止痛药效果不佳，故寻中医治疗。诊左足局部温度下降，发绀，肌肉轻度萎缩，皮肤弹性差，压痛，趾甲增厚，脉沉细，舌质暗、苔薄白。证属营卫不通，气血不和，治宜通营卫、活气血，方选桂枝汤加味。

桂枝、赤芍、半枝莲各 30 克，徐长卿 15 克，炙甘草、生姜各 10 克，大枣 5 枚。水煎服。

二诊：上方服 5 剂后疼痛明显减轻，局部发绀减退，效不更方，原方加黄芪 30 克，继服 5 剂。

黄芪、桂枝、赤芍、半枝莲各 30 克，徐长卿 15 克，炙甘草、生姜各 10 克，大枣 5 枚。水煎服。

三诊：上方服 5 剂后疼痛消失，局部温度正常，活动行走如常人，患者心情明显好转，原方继服 10 剂痊愈。

按：桂枝汤不仅能调和营卫，更能通行营卫，仲景有“阴脉小弱……桂枝汤主之”的明训。赤芍与桂枝共成活血之方，桂枝茯苓丸为活血之名方，其中亦主要是桂枝、赤芍相配伍。方中再加入活血化瘀的半枝莲、祛风湿通经脉的徐长卿，活血通脉的作用更大，力量更猛，再有炙甘草、姜枣相助，通行营卫，活血通脉。二诊加入黄芪，加强了补正行卫的作用，故取得了较理想的效果。

通脉四逆汤加味案

杨某芳，女，78 岁，农民，2001 年 10 月 21 日初诊。

右手腕桡骨侧剧烈疼痛 5 天，活动受限，不可触摸，局部略有肿胀，舌质偏暗、苔薄白，脉细无力，右腕尤甚，无外伤史，服布洛芬、吲哚美辛等药无效，疑为闭塞性脉管炎。治宜活血通脉，以通脉四逆汤加味。

当归 30 克，桂枝、赤芍、羌活、防风各 10 克，辽细辛、生姜、炙甘草各 6 克，大枣 3 枚，通草 3 克。水煎服。

3 剂后疼痛逐渐缓解，6 剂后痊愈。

按：血栓闭塞性脉管炎的中医治疗，主要从四个方面考虑。一温阳。阳虚则血脉运行缺少动力，血行迟涩而闭塞，温阳可以加快血液的流速。方用阳和汤。二通经。血脉不行是经脉不通，营卫不周，血脉凝塞。可用祛风之方兼能通经者，风药通阳，如通脉四逆汤之类。三活血。活血化瘀能通畅脉络、消肿止痛，可用身痛逐瘀汤、补阳还五汤之类。四解毒。毒热瘀滞能使脉络不通、血脉瘀阻，用四妙勇安汤之类。

新陈代谢疾病

糖尿病

胆药散案

李某堂，女，53岁，工人，1988年4月25日初诊。

患糖尿病10年余，曾在外地住院治疗，效果不佳。体肥胖，尿糖（+++），空腹血糖9.5mmol/L，乏力困倦，口舌干燥，舌红苔薄，脉细数。此阴液亏损，虚火为患，以胆药散治疗，观其效。

胆药（猪胆汁浸透生山药，阴干为末）50克，粉葛根、天花粉各50克，为末，每服5克，每日2次（同时控制饮食）。

5天后查尿糖（+），空腹血糖7.2mmol/L。上方继服1个月后，尿糖（–），空腹血糖6.2mmol/L。嘱其注意饮食。上药味苦，不易入口，可装于胶囊继服半年。

1989年1月18日，患者云病情稳定，尿糖（–），嘱其控制饮食。

1993年12月9日又来就诊，口渴喜饮，全身乏力，精神差，脉细数，尿糖（++++），空腹血糖10.5mmol/L，用养阴清热之类药效果不佳，以血府逐瘀汤加味治疗。

益母草、黄精各30克，仙鹤草20克，葛根15克，柴胡、赤芍、枳壳、桃仁、生地黄、当归、丹参、怀牛膝各10克，红花、川芎、土鳖虫、黄连各6克。水煎服。

二诊：上方服5剂后精神较前略有好转，诸症减轻，原方继服，另配胆药散加味。

胆药100克，粉葛根、蚕沙、三七、天花粉各50克，红参30克。诸药为末，每服5克，每日2次。

三诊：1个月后复诊，尿糖（–），空腹血糖6.5mmol/L，再配上方胆药散继服以巩固疗效。

清热养阴方案

刘某贤，男，50岁，干部，1998年11月11日初诊。

患糖尿病多年，近半年加重，多饮多尿，尿糖（+++），舌红少苔，脉弦细。此阴虚火旺，宜养阴清热，疏肝活血，方用清热养阴方（自制方）。

粉葛根、生地黄各30克，柴胡、佛手、玉竹、天花粉、玄参、三七、山药、黄芪、鸡内金、黄连、知母各10克，人参、苦参各6克。水煎服。

二诊：上方服5剂后口渴减轻，小便量少，尿糖（+），原方加胡黄连6克，继服5剂，诸证消失，尿糖（–）。

按：脾气虚而下陷，不能统摄津液，故小便多而频，黄芪、人参、山药大补脾气，统津摄液，柴胡疏肝升陷于下，葛根生津升阳于中；阴虚于内，火灼于上，故口燥渴，饮水不止，生地黄、玄参、玉竹、天花粉养阴生津，黄连、苦参、知母以清火；久病入络，津病及血，故以三七、生地黄、鸡内金活血化瘀。如此则气升、火清、津复，消渴得愈。

风湿免疫系统疾病

• 类风湿性关节炎

桂枝芍药知母汤加味案

万某学，男，12岁，学生，1986年4月10日初诊。

患者于40天前开始出现右下肢疼痛，以内侧为主，经按摩后略有缓解，但3天后疼痛加重，不能行走，左腿也出现疼痛，痛不可触，不能下床，伴有发热、汗出，在当地医院住院治疗效果不佳，故前来我院住院治疗。

体温39.2℃，脉搏132次/分，面色苍白，体质较差，被动体位，心肺（-），腹软，肝脾（-），腹股沟淋巴结肿大，压痛，无皮疹及出血点，无结节和环形红斑，双下肢膝关节肿大疼痛，活动受限，触诊则疼痛加剧，膝关节触诊温度较高，痛温觉存在。血常规：WBC14×10^9/L，Hb100g/L，中性粒细胞77%，淋巴细胞31%，血沉125mm/h；尿常规：蛋白弱阳性，红细胞0～1，白细胞0～1，血小板计数186×10^9/L，类风湿因子（+）。心电图：窦性心动过速，电轴不偏，心率130次/分，大致正常。初步诊断：类风湿关节炎，系统性红斑狼疮。

辨证：双下肢关节肿胀疼痛，发热，汗出，口渴引饮，小便短赤，舌质淡、苔略黄，脉浮数。证属风湿热痹，方宜白虎加桂枝汤。

石膏60克，白芍20克，知母、粳米、党参、桂枝各10克，甘草6克。水煎服。

二诊（4月14日）：上方服3剂后，体温37.6℃，关节仍疼痛不可触近、肿大，身体尪羸，面色苍白，舌质淡白、苔薄。热邪已退，寒湿为重，宜除湿祛风，温阳止痛，按历节风治疗，方用桂枝芍药知母汤加味。

桂枝、白芍、知母、防风、防己、白术各10克，制附子、薏苡仁、生姜各8克，威灵仙、徐长卿、麻黄各6克。水煎服。

三诊（4月16日）：疼痛明显减轻，右下肢可轻微活动，今晨体温35.5℃，饮食增加，已显效，原方加秦艽10克继服。

四诊（4月18日）：昨日又剧烈疼痛，伴有酸困感，不能屈伸，不可触近，出汗多，两膝关节肿大，舌淡、苔薄白。仲景云："风湿相搏，骨节痛烦，掣痛不得屈伸，近之则痛剧，汗出短气，小便不利，恶风不欲去衣，或身微肿者，甘草附子汤主之。"因汗出较多，加黄芪主之。

黄芪60克，炙甘草、制附子各12克，白术、桂枝各15克。水煎服。

五诊（4月21日）：上方服后疼痛明显减轻，效不更方，原方继服。

六诊（4月25日）：疼痛基本控制，下肢可活动，关节肿大减轻，汗出减少，目下主要是双下肢酸困，活动不灵，舌淡白、质嫩、苔薄白，脉沉细。大痛已止，风湿渐轻，气血两虚，肾阳不足，宜温补肾阳、补气养血，方用金匮肾气汤合当归补血汤。

黄芪60克，熟地黄、山茱萸、山药、桂枝、泽泻、茯苓、当归、制附子各10克，牡丹皮8克。水煎服。

七诊（4月30日）：诸症好转，患儿可下床缓行，患儿父母要求出院回家，为防病情反复，再以桂枝芍药知母汤加黄芪、熟地黄，嘱其带药继服。

外用方案

王某兰，女，55岁，干部，2001年10月2日初诊。

患类风湿关节炎多年，小关节疼痛变形，两膝关节红肿疼痛，行走不便。因服中药较多，效果不佳，故患者拒服中药，询问能否针灸或外治，遂处以祛风除湿活血之品外用。

当归、鸡血藤、徐长卿各100克，川芎、防风、荆芥、桂枝、透骨草、黑蚂蚁、羌活、独活各50克，甘草30克。

诸药为粗末，分装4袋，用醋浇湿，蒸半小时，外敷患处，凉则易之。

上法治疗2天后疼痛明显缓解，5天后疼痛消失，可自由行走，继续治疗以巩固疗效。

按：取芳香活血、祛风通络之药，加热外敷患处，可起祛风除湿、活血通络、消肿止痛之效。用醋浇湿，可加强活血止痛效果，使之透入筋骨深处，对缓解疼痛、防治风湿的发作有特效。

补肾活血燥湿坚阴案

冯某芳，女，50岁，农民，2002年9月7日初诊。

全身关节疼痛10年，以下肢疼痛为甚，活动受限，天气变化则加重，全身畏寒，关节处有冰凉感，常常厚衣加身，手指小关节已有变形，经多方治疗无效。初诊为寒湿，予桂枝芍药知母汤加徐长卿、威灵仙等药，服后疼痛加剧，且畏寒加重。热药不受，必有内热，但脉证均无热象，想必寒湿痹阻日久，必有化热伤阴之变，宜补肾养血，燥湿坚阴，虽需祛风燥湿，但宜柔润之品，避其燥烈再灼其阴。

当归30克，熟地黄、牛膝、白芍、蚕沙、薏苡仁、桂枝、防风、秦艽、独活、黑蚂蚁各10克，黄柏、甘草各6克。水煎服。

上方服3剂后畏寒消失，疼痛缓解，原方继服20余剂后，疼痛消失，可正常参加劳动。

按：类风湿关节炎，西医认为是自身免疫反应所致全身性结缔组织疾病；中医认为是内脏亏虚、禀赋薄弱，外受风寒湿热邪等侵袭，致使气血痹阻、络脉不通而发病，属痹证，久则形成骨痹。故临床须祛除风湿以止痛，活血化瘀以通络，补养肝肾以壮骨。有湿热下注者，合四妙散之类以清热燥湿；有阴寒侵袭者，合附子、川乌之类以补阳祛寒。再以外用之药热敷患处，内外结合，虽说白虎历节难治，然诸法合围，亦可遏其势，止其痛，使其身体康复。

硬皮病

张某花，女，41岁，工人，1996年11月18日初诊。

皮肤发硬、浮肿多年，曾在省级医院诊断为硬皮病，治疗效果不佳。目下：全身浮肿，皮肤发硬，表情呆板，手足末梢冰凉、苍白肿胀，手指可见多处营养性溃疡，有分泌物，心电图示传导阻滞，尿常规示有蛋白。此脾肾阳虚，瘀血阻滞，宜补肾壮阳，健脾化湿，活血化瘀。

白术、茯苓各30克，熟地黄、仙茅、鹿角胶（烊化）、当归、川芎、赤芍、羌活、桂枝、干姜各10克，制附片、麻黄、红花、炙甘草各6克。水煎服。

上方服10剂后，浮肿消退，皮肤发硬较前好转，原方加黄芪长期服用。

按：硬皮病是一种以皮肤局部或广泛变硬和内脏进行性硬化为特征的结缔组织疾病。其病因不明，遗传、自身免疫、血管病变和胶原合成异常等均可能参与发病过程。根据病变范围可分为局限性硬皮病和系统性硬皮病。中医认为属痹症中的皮痹、血痹。其病机主要是脾肾阳虚，脾肾阳虚可致水湿潴留，阻碍卫气的运行。卫气者出于下焦，滋养于中焦，宣发于上焦，运行于肌腠，温养于脏腑。《内经》谓其“温分肉，充皮肤，肥腠理，司开合者也”。卫气失运之地可致皮肤硬化、内脏失职、表情呆板、手足发凉等症出现，故治以温补脾肾阳气，使卫气通行，气血流畅，诸症可愈。方中附子、熟地黄、仙茅、鹿角胶温阳补肾，白术、茯苓、干姜温中行水，川芎、当归、赤芍、红花活血化瘀，羌活、桂枝、麻黄走表行卫，甘草调和诸药。全方共奏温阳行水、活血化瘀之功，对硬皮病的临床效果较好。

白塞病

苦参汤漱洗案

张某，男，33岁，1985年11月6日初诊。

外感发热10余日，愈后出现腹胀，口舌糜烂，前阴疼痛。查见口腔、舌面有大小不等溃疡五六处，阴茎龟头右上缘有1～1.5cm的溃疡面，痒痛充血，周围有白色分泌物，臭秽。舌胖、苔薄腻微黄，脉濡缓涩滞。此乃热病之后，湿热未清，上蒸口舌、下流前阴之狐惑病。治宜清理湿热，外用苦参汤漱洗，内服燮阴阳汤（自制方）。

漱洗方：苦参30克，水煎15分钟后过滤，药液漱口、蘸洗下阴溃疡处，早晚各1次。

内服方（燮阴阳汤）：泽泻30克，黄柏10克，肉桂3克。水煎服。每日1剂。

上法治疗3天后，溃疡面已干燥收敛。5天后，溃疡愈合。继以知柏地黄丸善后。

按：白塞病又称贝赫切特综合征，也称贝赫切特病、口－眼－生殖器三联征，是一种慢性全身性血管炎症性疾病。病因不明，主要表现为复发性口腔溃疡、生殖器溃疡、眼炎及皮肤损害，也可累及血管、神经系统、消化道、关节、肺、肾、附睾等器官。中医称之为狐惑病。

外阴湿疹或溃疡、口腔溃疡等病，往往有反复外感的病史，因此一定要注重解表，表证不解，诸邪不退，继而壅蒸则为变证。如果胃肠湿热较重，或恣食肥甘以增湿浊，使湿热壅结日久不解，深入肌腠血脉而发为溃疡。《内经》谓“膏粱之变，足生大丁（疔）”。膏粱之变容易产生湿，“湿”是溃疡病的一个主要原因，也是临床很多疾病形成的主要原因，因此“湿为万病之贼”。

形成溃疡病的另一个原因就是“火”。《内经》云：“诸痛疡疮，皆属于心。”故治疗疮疡者多用芩、连、柏、栀、银、翘之类清热解毒。但火与湿合就不只是单纯清热能解决的，须清热化湿或清热透湿，方能奏效。湿热相合，缠绵难愈，治疗如抽丝剥茧，层层剥离，方能逐步清理。因为溃疡等疾，湿热火邪不仅在胃肠，而且已经蒸腾于肌腠血脉，因此要解表清热、活血透湿，从肌腠引湿热外出，这样溃疡就能较快收敛痊愈。

狐惑一病，病位在脾肾，病因为湿热，而外显于诸窍。

余常用《金匮要略》苦参汤漱口或洗前后二阴，取效甚捷。为杜湿热之源，可配燮阴阳汤内服。

四妙散合燮阴阳汤加减案

马某翠，女，28岁，干部，2000年7月29日初诊。

口腔、阴部溃疡3年，经多方治疗效果不佳，在省级医院诊为白塞病，用西药治疗效果不佳。舌苔薄黄略腻，脉滑数。此湿热内蕴，寒热不调，宜四妙散合燮阴阳汤加味。

薏苡仁15克，苍术、黄柏、怀牛膝、茯苓、泽泻、生地黄各10克，甘草6克，肉桂、苦参各5克。水煎服。

服上方3剂后溃疡好转，6剂后痊愈。

按：本案从湿热下注辨证，佐肉桂以引火归元而现奇效，方中有燮阴阳汤以调理寒热，平调阴阳，使肾水得养，虚火归位，湿热得化，溃疡自可痊愈。

清热解毒化湿案

李某润，男，58岁，医生，2010年7月18日初诊。

前阴龟头沟部反复溃疡半年，疼痛，伴口唇内溃疡肿痛，目赤多眵，眼结膜发红，伴大便干燥，口干不欲饮。自服三黄片与牛黄解毒片，大便略通畅，溃疡未见好转，经多方治疗效果不佳，故前来诊治。其脉滑数，舌苔厚腻。此湿热蕴脾，先清理湿热，方以清热理脾汤加味。

苍术、厚朴、陈皮、金银花、连翘、牛蒡根、生地黄各10克，黄连、黄芩、大黄、甘草各6克。水煎服。

二诊（7月20日）：上方服2剂后大便通畅，未出现腹泻。前阴溃疡及口腔溃疡面逐渐扩大，疮面暗红色、疼痛，前阴溃疡有分泌物，脉滑数，舌苔黄腻。前虽服清热除湿之药，但病重药轻，此火热盛，热盛成毒，热重湿轻，非大剂苦寒直折药物，不足以泻其迅猛之势，宜清热解毒化湿。

黄柏、黄芩、黄连、栀子、牛蒡根、生地黄、金银花、连翘、藁本、藿香各10克，大黄、甘草各6克。水煎服。

三诊（7 月 22 日）：上方服后，当晚 7 点腹泻 2 次，2 剂服完后口唇溃疡好转，前阴溃疡分泌物减少，溃疡面再未扩大，有收敛之象。苦寒泻下之后，火势虽折，湿未全透，今晨偶感清凉之风便打喷嚏、流清涕，增一件衣服感身热烦躁，减一件衣服则感身凉、打喷嚏，有乍热乍寒之象。此乃大泻之后中气不足，又感暑热之邪；湿热余邪未能全清，又兼表证。宜甘露消毒丹加减，轻清透表，清理湿热，又和胃气。

藿香、茵陈、滑石、石菖蒲、金银花、苍术、连翘、浙贝母各 10 克，薄荷、豆蔻、黄芩、黄柏各 6 克，木通 3 克。水煎服。

四诊（7 月 24 日）：上方服 2 剂后，前阴及口唇溃疡干燥结痂，但身热，微有汗出，口干略燥，偶有咳嗽。此表证暑湿未能全解，仿东垣除湿汤加味服之。

羌活、藁本、柴胡、防风、苍术、白芷、桔梗、石菖蒲、藿香各 10 克，升麻、黄柏各 6 克。水煎服。

五诊（11 月 26 日）：上方服 2 剂后诸证痊愈，继服 5 剂以清热除湿，嘱饮食清淡，忌食辛辣。

按：有些湿浊病证临床表现不是太明显，但湿浊已经存在，本案中脉舌可以佐证。东垣的羌活胜湿汤是一首治疗疮疡的好方剂，若疮疡夹热者可加黄柏、黄芩。因此可以说：有湿无湿，羌活胜湿。

若胃肠湿热盛而功能失调者，可选用甘草泻心汤、清胃理脾汤，先调整胃肠功能，然后再随证辨治。

若三焦内外不通者，用防风通圣散，疏通三焦，解表清里。昔人云："有病无病，防风通圣。"

消化系统疾病

贲门失弛缓症

孟某兰，女，60 岁，家庭妇女，2005 年 6 月 12 日初诊。

饮食之时，吞咽困难，食后噎于食道，不能下行，呕吐，胸骨后疼痛，每因心情不畅而加重，已 3 年矣，身体消瘦。曾在省级医院诊为"贲门失弛缓症”，西医要求手术治疗，患者不同意手术，故前来求中医诊治。脉弦，舌苔白腻，舌质暗。此肝郁气滞，久病成瘀，宜疏肝理气，解郁化痰，活血化瘀。

益母草30克，柴胡、白芍、枳壳、佛手、香附、徐长卿、当归、川芎、桃仁、桔梗、姜半夏各10克，生姜、甘草各6克，红花3克。水煎服。

二诊：上方服5剂诸后症明显好转，饮食可顺利从食道而下，有吞咽能力，但有乏力、气短感觉。此乃久病不食，脾胃虚弱，气血不足，加补气健脾之药，调整原方如下：

益母草、黄芪各30克，党参、白术、柴胡、白芍、枳壳、佛手、香附、徐长卿、当归、川芎、桔梗、姜半夏各10克，生姜、甘草各6克。水煎服。

5剂后诸证消失，饮食增加，精神转佳，继服5剂以巩固疗效。

按：贲门失弛缓症是一种少见的原发性食管运动障碍性疾病，以食管体部正常蠕动消失及吞咽时食管下括约肌松弛不良为特征。其病因不是十分清楚，可能与自身免疫因素或遗传因素有关，西医对本病除手术外没有特效治疗手段。中医的噎膈与本病有相似之处。此病多发于心情不畅、易生闷气之人，病机属肝郁者多，日久则气滞血瘀，或有痰浊生成。故治疗以疏肝解郁、理气化痰、活血化瘀为主。方用四逆散加佛手、香附、徐长卿疏肝理气；益母草、芎、归、桃、红活血化瘀；桔梗、半夏、生姜行湿化痰，临床效果比较理想。二诊时因患者久病体质较弱，故加入补气健脾药，减少活血破瘀药，效果更为理想。前后共服15剂中药，避免了手术治疗的痛苦。

慢性胃炎

补脾胃泻阴火升阳汤案

包某珍，女，56岁，农民，1995年12月12日初诊。

患者常年患有多种疾病，心肌供血不足，心悸气短；胃溃疡、慢性胃炎，胃脘胀痛，纳差；动脉硬化，高血压，经常头痛眩晕；颈椎病，颈项强痛，两手麻木。因多年劳作，身体虚弱，又常年反复感冒，抵抗力低下，久病虚劳已成。目下：身热困痛，头痛头晕，心悸气短，胃脘闷胀疼痛，纳差，口苦舌燥，乏力倦怠，汗出较多，脉虚数，舌质淡、苔薄黄。症状虽多，但以内伤脾气、阴火上浮为主，宜调理脾胃，燮理阴阳，诸症即可消失。方宜补脾胃泻阴火升阳汤。

石膏30克，党参、黄芪、羌活、黄连、苍术各10克，黄芩8克，甘草、升麻各6克。水煎服。

上方服3剂后，诸证减轻，精神转佳，继服数剂，诸证消失。

按：此方为《脾胃论》的首方，原方为长夏之令而设，实际上不仅仅是长夏，四季皆可应用，关键在于“有是证便用是药”。东垣云：“脾为劳倦所伤，劳则气耗，而心火炽动，血脉沸腾，则血病而阳气不治，阴火乃独炎上，而走于空窍，以致燎于周身，反用热药以燥脾胃，则谬之谬也。”

本方与补中益气汤等比较：补中益气汤乃为内伤脾气、中气下陷而设；调中益气汤用于兼有下焦湿热，如久痢、带下等证；升阳益胃汤用于兼有表证，或如东垣所说，“肺之脾胃也”，以风药解表胜湿，六君健脾塞流；而本方用于兼有阴火炎上，即火多湿少，以乏力困倦、四肢困痛、口苦口干多见，此乃四方之不同。

四逆散合金铃子散案

刘某母，65岁，农民，1988年3月13日初诊。

常有胃脘疼痛一症，体瘦，易生闷气，两胁胀甚，全腹不适，纳差，口苦，舌边红、苔薄白。此气郁化火，肝胃不和，不宜补塞，只宜疏肝理气，方宜四逆散加味。

柴胡、赤芍、枳壳、川楝子、延胡索、姜半夏各10克，黄连、青皮、甘草各6克。水煎服。

上方服2剂后，诸症消失，继服10剂以巩固疗效。

按：此类患者，久郁成火，丝毫不敢进补药，丝毫不敢用热药，只宜苦寒理气。因此，人参、黄芪患者畏服，附子、干姜如同毒药。这一点，好多常服中药的患者自己也知道，他会告诉你的。中医有瘦人多火、郁证不可补的明训。

运脾和胃汤加味案

李某英，女，38岁，干部，1992年8月28日初诊。

多次在省级医院检查，诊为萎缩性胃炎。胃脘闷胀疼痛，不能饮食，每天仅以半斤牛奶、一块面包为食，乏力气短，前后5年，多方治疗效果不佳。舌淡、苔白，脉虚弦。久病之体，胃气大虚，只宜健脾养胃，不可大热大寒，宜运脾和胃，调理中焦，运脾和胃汤主之。

薏苡仁、麦芽、蒲公英各15克，党参、白术、茯苓、石菖蒲、佛手、枳壳各10克，甘草6克。水煎服。

上方服1剂后，即感胃部舒适，连服3剂后饮食增加，疼痛消失。患者云：自患病5年，治疗未有如此效果者。继服通胆和胃胶囊，每次8粒，每日3次，坚持服2个月后胃镜检查示慢性胃炎消失。

暖肝煎加味案

韦某春，女，45岁，农民，1993年12月15日初诊。

患者原有胆囊炎，经治疗无效，手术摘除胆囊，半年后，上腹部疼痛，胀闷不适，以中药、输液、针灸等治疗均无效，经胃镜检查诊为慢性胃炎、十二指肠球部炎症。上腹部整日疼痛，阵发性加剧，时牵引两胁，舌淡、苔白滑，脉沉紧。此厥阴寒邪，宜暖肝煎加味治疗。

茯苓、乌药、枸杞子、当归、生姜各10克，肉桂、小茴香、沉香、制附子、甘草各6克。水煎服。

上方服3剂后疼痛缓解，继服3剂，疼痛消失，饮食增加，精神转佳。

按：慢性胃炎包括浅表性胃炎、萎缩性胃炎、肥厚性胃炎等。中医治疗按胃痛及痞证辨治。常用方法有疏肝理气法，如四逆散合金铃子散、柴胡疏肝散；健脾和胃法，如运脾和胃汤、香砂六君子汤；温暖肝脾法，如暖肝煎、附子理中汤；滋养胃阴法，如叶氏养胃汤、一贯煎；寒热平调法，如半夏泻心汤、乌梅丸；清胃化湿法，如连朴饮、清胃理脾汤等。只要辨证准确，临床疗效是比较理想的。

消化性溃疡

胶艾理中汤案

刘某杰，男，55岁，教师，1988年7月7日初诊。

15年前因胃溃疡做胃大部切除手术，术后情况一直良好，近3个月胃脘疼痛又作，1 周前大便呈黑色，大便潜血试验（+++），饮食减少，背部恶寒，苔白舌嫩，舌体胖大，脉细弱。此中焦虚寒，不能统血，宜胶艾理中汤加味。

黄芪 30 克，海螵蛸 15 克，阿胶（烊化）、炒艾叶、党参、白术、炮姜、白芍、生地黄、当归、藕节各 10 克，炙甘草 6 克。水煎服。

二诊（7 月 10 日）：胃脘疼痛消失，大便基本转黄，背恶寒消失，白苔渐退，舌体仍大，原方去海螵蛸、当归，加薏苡仁、姜半夏各 10 克，以化其湿。

三诊（7 月 13 日）：上方服 3 剂后大便黄软，饮食正常，偶有胃脘隐隐作痛，大便潜血试验（–），苔根黄腻。病情基本稳定，宜培补中气，方以黄芪建中汤加味。

黄芪 30 克，桂枝、白芍、生姜、当归、薏苡仁、延胡索各 10 克，陈皮 3 克，大枣 3 枚，炙甘草 6 克。水煎服。

四诊（7 月 16 日）：病情虽有好转，但患者口馋，辛辣饮食过度，胃体又伤，昨日大便转黑，今晨更甚，出血又作，嘱其节饮食，避劳作。此乃脾阳失统，宜温中止血，方以黄土汤加味。

白术、生地黄、黄芩、阿胶（烊化）、白及、藕节、三七、侧柏叶各 10 克，茜草、制附子、炙甘草各 6 克，灶心土 30 克先煎，滤土代水煎它药。

五诊（7 月 19 日）：大便转黄，每日 1 次，质软，舌略红、苔薄黄，口干燥，脉细数。证已转热，防其阳热过度，迫血外出，宜泻心汤加味继服。

黄连、黄芩、生地黄、白芍、阿胶（烊化）、藕节、侧柏叶、白及、白术各 10 克，大黄、甘草各 6 克。水煎服。

六诊（7 月 22 日）：大便正常，饮食佳，胃脘时有疼痛，舌不红、苔薄白。火清血止，因素体虚寒，又进寒凉，恐中阳受损，宜理中汤加味调中培本。

党参、白术、炮姜、当归、白芍、白及、炒山药、延胡索各 10 克，炙甘草 6 克。水煎服。

七诊（9 月 27 日）：上方连服 5 剂后诸症消失，身体恢复正常，停药观察，病情稳定。嘱其慎饮食，避免辛辣。

按：舌苔有上午下午之不同，证候有昨日今日之变化，用药有寒热补泻之治法，故一人之证，随用药而病机有变。此患者便血初为寒证，继转为寒热错杂，后又为热证，最终又以温中健脾收功。可见一人之病，前后寒热不同、虚实有别，矧不同人体，岂有不变之成方？随着病情的发展，根据病机的变化而用药，这就是应变的策略。

金铃平胃散加减案

陈某兰，女，38岁，工人，2001年10月15日初诊。

患十二指肠球部溃疡、慢性浅表性胃炎多年，常感胃脘闷胀疼痛，牵引两胁，时有泛酸，胃内有烧灼感，饮食欠佳，脉弦，舌苔薄白。证属肝郁气滞，纳运失常，宜疏肝理气，健脾和胃，方以金铃子散合平胃散加减。

乌贼骨30克，柴胡、苍术、厚朴、香附、乌药、郁金、川楝子、赤芍、延胡索、当归、鸡内金各10克，砂仁、木香各6克，甘草3克。水煎服。

二诊：上方服3剂后，胀痛、泛酸明显好转，原方去砂仁、鸡内金，加炒山药10克继服。

三诊：诸证消失，饮食增进，上方再服5剂以巩固疗效，嘱饮食不可过饱，避免刺激性食物。

通胆和胃胶囊案

李某强，男，40岁，工人，2003年3月20日初诊。

患者反复上腹部疼痛约10年，曾多次做胃镜检查，诊断为十二指肠球部溃疡。刻下：胃脘痞胀疼痛，牵引两胁，泛酸，空腹为甚，食后减轻，舌苔厚腻，脉滑。证属肝郁气滞，脾失运化，胃失和降，湿浊居中，宜以通胆和胃胶囊（自制）健脾和胃、调理寒热、理气化湿。每次8粒，每日3次，3天后胀痛消失，坚持服药2个月，胃镜检查示十二指肠球部溃疡痊愈。

按：溃疡病是慢性全身性疾病，临床以慢性、节律性、周期性的上腹部疼痛和特异的并发症为其特征，其发病原因西医尚未完全清楚，有胃酸学说、内分泌学说、自主神经功能失调学说、皮层内脏相关学说及幽门螺杆菌学说等。中医认为情志失调，肝郁气滞、横逆犯胃，或饮食不节，或胃气虚，外邪犯胃，引起胃腑受伤而发病。笔者配制的通胆和胃胶囊多年来应用于溃疡病的治疗，治疗数百例，临床疗效较好，有明显的抗酸、止痛、除胀、促进溃疡面修复等作用，对肝气犯胃、肝胃郁热、胃络血瘀、胆胃湿热等证型疗效理想。另外，对慢性胆囊炎、慢性胃炎、慢性肠炎也有一定的治疗作用。

胃下垂

参七枳升案

焦某民，男，48 岁，农民，1988 年 4 月 30 日初诊。

身体瘦弱，胃脘闷胀，纳差，腹胀有下坠感，脘腹有振水音，疲乏无力，钡餐造影示胃小弯在髂前上棘连线以下 5cm。患者胃病多年，常常发作，治疗效果不佳。此胃气大虚，中气下陷，方宜参七枳升散（自拟方）治疗。

太子参、枳实各 100 克，三七、升麻各 50 克，为末，每服 5 克，每日 3 次。

半月后患者云：效果理想，胃胀等症消失，饮食增加，精神转佳。嘱患者按原方继续服用，以巩固疗效。

按：笔者用本方治疗胃下垂、肠无力症、脱肛、痔疮、肠胀气等效果较好，服药后饮食增加，胃肠有蠕动感，腹部下坠感及胀痛消失，大便成形，临床证实对慢性胃肠疾病因中虚气滞所致者效果理想。

补中益气汤加味案

吴某，女，48 岁，农民，2000 年 10 月 30 日初诊。

患胃下垂 10 余年，常感胃胀胃痛，困乏无力，食少便溏，曾多方治疗效果不佳，皆曰中气下陷，用补中益气汤不效。究其原因，乃中气下陷，必有气滞，日久更甚，仅升补中气，恐滞而不升，愈补愈涩，愈补愈滞，胀更甚，痛更切，食纳更少，故治中气下陷，必于补中方中加行气之药，则滞消气行，清阳得升，诸证方可痊愈。

黄芪 15 克，党参、白术、当归、柴胡、陈皮、枳壳、厚朴、青皮、茯苓各 10 克，升麻、砂仁、甘草各 6 克。水煎服。

上方服 3 剂后，胀减痛失，继服 10 剂，诸症皆愈，饮食增进，精神转佳，气力大增。

桂附地黄加减案

李某，男，48 岁，工人，2002 年 9 月 10 日初诊。

胃胀胃痛10余年，曾被诊断为胃下垂，多方治疗效果不佳，饮食后脘腹有振水音，食量少，腰困膝软，舌质淡、苔薄白，脉沉细弱。证属肾阳不足，水液不能蒸化，脾阳不能升举，宜温补肾阳，方以桂附地黄汤加减。

制附子、白术、黄芪、熟地黄、炒山药、山茱萸、茯苓、泽泻、三七、枳壳各10克，生姜、肉桂、小茴香、炙甘草各6克。水煎服。

上方服5剂后，诸症好转，饮食增加，精神倍增，原方继服以巩固疗效。

按：心居于上焦，居于上者须下降；肾居于下焦，居于下者须上升。心火下降，肾水上升，水火相济，心肾相交。肝气行于左而升，肺气行于右而降，左右为升降之道路。然脾胃居中，为诸脏上下升降之枢纽。肝气之升，非脾气之升而不升；肺气之降，非胃气之降而不降；心火下降，肾水上升，亦须黄婆牵合，方可上下相交。故脾胃的升降，关系着其他四脏的升降浮沉。反之，它脏的升降亦影响着脾胃的升降。脾主升喜燥，胃主降喜湿，脾胃二者燥湿相济、升降相因。但脾气之升，非肝气之升则不升；胃气之降，非肺气之降则不降。脾之清气，须肾阳的蒸腾而上行；胃之浊气，须心火的运转而下降。故心肾肝肺的升降影响着脾胃的升降功能。知五脏之升降浮沉，方可治脾胃失调之疾患。中阳下陷，清气不升，可致胃下垂；肝气郁滞、肾阳不蒸、肺气失调、心火失煦，皆可影响脾胃清阳的上升、浊阴的下降。故治胃下垂者，不仅要升脾之清气，降胃之浊气，还要考虑到舒肝之性、温肾之阳、宣肺之气、培心之火，如此则治脾胃之道备矣。

慢性肠炎

乌梅丸加木香案

王某仁，男，38岁，教师，1990年7月8日初诊。

患慢性结肠炎，反复发作多年，近3天左少腹疼胀，大便黏液状，时时有便感，经西药治疗无效，舌淡、苔薄白，脉弦。此肠道久病，寒热不调，气血不行，宜调理寒热、理气活血。方用乌梅丸加木香。

乌梅10克，党参、当归、黄连、黄柏、干姜、桂枝、制附子各6克，川椒、细辛、木香各3克。水煎服。

上方服2剂后，腹胀消失，大便成形，黏液便消失，继服5剂以巩固疗效。

健脾升阳案

张某明，男，44岁，干部，1996年9月3日初诊。

原患慢性肠炎，近日因饮食不当，瓜果过量，致肠鸣泄泻，腹痛腹胀。触诊见左少腹有一条索状硬物（降结肠发炎增厚），有压痛。久病多虚，胃阳不足，寒凉水湿乘袭，致使腹泻肠鸣，宜健脾温阳、理气燥湿，仿东垣升阳益胃汤加减。

党参、白术、茯苓、枳壳、陈皮、干姜、羌活、防风、白芍、当归各10克，木香、砂仁、吴茱萸、黄连、肉桂、甘草各6克。水煎服。

上方服2剂后腹泻停止，大便成形通畅，继服2剂，腹部条索状硬结消失。

健脾清热收涩案

田某，女，62岁，工人，2003年5月10日初诊。

腹痛腹泻半年余，每日清晨5时即腹泻1次，8时许又泻2次，大便呈黏液状，腹痛下坠，纳呆，全身困乏无力，在某医院诊断为结肠炎，经中西医治疗效果不佳。近日又牙痛，口舌糜烂，前来我处求诊。查舌苔薄黄，口干，脉滑数。此为肠道湿热较重，又有虚火上炎，宜清热除湿、健脾止泻、理气收涩。拟方如下。

当归、白芍、马齿苋各30克，炒山药、广木香各15克，黄柏、白术、枳壳、厚朴、诃子、石榴皮、椿皮各10克，黄连、甘草各6克。水煎服。

上方服3剂后，牙痛及腹痛下坠消失，每日大便1次，成形，诸症痊愈。

按：前两案肠道寒热不调，用药寒热并举，此案湿热火毒较重，故健脾清热，理气除湿。临床治疗要根据患者具体情况诊治。此案方中重用归、芍与木香，意在理气活血；用黄柏、黄连，意在清利湿热；加马齿苋以清热治痢；用石榴皮、诃子等收涩止利；因无寒邪，故不用吴茱萸、肉桂、干姜温热之品。用于临床，效果卓著。

清胃理脾汤加味案

张某，男，52 岁，干部，2003 年 12 月 28 日初诊。

患慢性结肠炎近 20 年，近日因饮食不当，左少腹疼痛痞胀，大便黏滞不畅，虚坐努责，困乏无力，舌苔薄白，脉虚缓无力。脉舌虽属虚证，但黏滞不畅、虚坐努责属肠道湿热与气滞之证，故先宜清理湿热，调和胃肠，不可骤然进补，补则更黏滞不畅，方宜清胃理脾汤加味。

苍术、厚朴、陈皮、黄连、黄柏、黄芩各 10 克，豆蔻、甘草各 6 克。水煎服。

上方服 1 剂后，腹胀消失，大便通畅；3 剂后大便成形，诸症消失。继以健脾理气、调中益气方善后。

按：清胃理脾汤即平胃散合三黄泻心汤，其中大黄可易为黄柏。本方具有良好的健脾理气、化湿清热作用，对胃肠湿热、黏滞不畅者效果卓佳。三黄虽苦寒，但有理气健胃的平胃散，就不怕苦寒伤胃，况方中加入豆蔻一味，加强了芳化理气健胃的作用。全方辛开苦降，为治疗胃肠湿热胶滞不解的有效方剂。

妙用黄柏案

李某仁，男，46 岁，干部，1998 年 2 月 26 日初诊。

患慢性结肠炎，肠胀气，小肠吸收功能不良多年，腹胀，食后为甚，矢气多而不畅，常服附子理中丸或藿香正气丸，略能缓解，但长期服用，则不见效，反觉胀甚。补之胀痛更甚，疏之反觉塞滞，热之躁而不安，寒之腹痛泄泻。多年慢性疾病，汤剂实不方便，久病之体实难调理。思东垣有调中益气汤，方后有加黄柏一法。丹溪将黄柏一味盐酒炒为丸，名大补丸，治筋骨痿软。患者体虚而不受补，寒而不受温，肠道功能低下，从不思水，饮水后停留胃肠，小便少，大便溏，水湿潴留而腹气不通，故以黄柏为末，装于空心胶囊，每服 1 粒（0.5 克），同服藿香正气丸 8 粒（水丸）。服 1 次后，矢气增多，且通畅不滞，腹胀消失；服 2 次后，夜间小便 2 次，量多，第 2 天早晨未大便，第 3 天大便 1 次，大便成形通畅，饮食增进。可见一味之加减，效果有天壤之别。

按：藿香正气丸理气除湿，药味偏于温，加少量黄柏，味苦燥湿清热，健胃厚肠，故取得了较好的疗效。笔者用麻辛附子汤加黄柏治疗慢性扁桃体炎；用黑锡丹加黄柏治疗前列腺炎、腰痛、阳痿；用牙痛方加黄柏治疗龋齿疼痛，效果奇特；用金匮肾气汤加黄柏治疗多种肾、膀胱及下焦诸证，均有佳效。寒热并用，是治疗许多慢性疾病的常用方法。

香砂补中益气汤案

张某玉，女，46岁，农民，2003年9月5日初诊。

晨间腹泻25年。1978年结婚后，怀孕3个月即出现晨间腹泻，当时其母认为怀孕期间不能服药，未予治疗。初泻脓血，脓多血少，至产后脓水样便，日十余次，产后虽经多方治疗，效果均不理想。其间或云肠炎，输液消炎；或云肠结核，用利福平等抗结核药物治疗。20余年，未有宁日。目下每日晨4时即开始腹泻，泻下稀便挟有黏冻样物质，至晨8时早饭前登厕5～6次，饭后略有停歇，腹微痛，纳呆，瓜果、蔬菜、油类、肉类均不敢吃，多次去省级医院治疗，未能治愈。后经人介绍，前来玄真堂求诊。面萎神疲，倦怠乏力，食纳欠佳，腹部微痛，日腹泻四五次，大便杂有黏液，脉虚滑，舌苔薄白腻。病程日久，湿热乘脾，脾气不运，清气下陷，水谷趋于大肠而为泄；虽久病必虚，但湿浊滞中，升补恐有碍湿邪，故先祛其湿，再补脾升清。治宜芳化湿浊，醒脾理气。

藿香、苍术、陈皮、茯苓、厚朴、白术、枳壳各10克，木香、甘草各6克。水煎服。

二诊：上方服5剂后腹泻次数如旧，但腹痛消失，饮食增加，有饥饿感，腻苔退，舌质暗、苔薄白，脉虚弱涩滞。湿浊已除，此时腹泻，可认为是古人所谓“脾泻”，乃脾虚气陷所致，舌暗脉涩，是久病兼瘀，宜调补正气、健脾升清。方用补中益气汤加活血理气之品。

黄芪、益母草各15克，炒山药、党参、白术、柴胡、升麻、当归、陈皮、葛根、枳壳各10克，砂仁、广木香各6克。水煎服。

三诊：上方连服5剂后，大便成形，日1次，诸证消失，患者高兴异常，其意洋洋，其情乐乐，25年之痛苦，一朝竟除，患者感谢万分。嘱原方继服10剂，以巩固疗效。

按：此患者得病时日太久，其间治疗或燥湿清热，苦寒败胃；或温补收涩，按五更泻治，滞留湿浊，致使脾虚气陷，水谷不分，运化失职，气滞血瘀而久泻不愈。脾胃既为湿邪所乘，谷气闭塞而下流，则清气不升，九窍不和。故治疗必须先除湿，而后方可补正升清，须层层剥离，真相显露，一招制胜。仲景早有明训，误服桂枝汤出现变证，先以甘草干姜汤复其阳，再以芍药甘草汤复其阴，分步治疗。况久病20多年，多地治疗无效，患者体质虚实不分，寒热难辨，先用健脾除湿之法，既除湿，又探病，服药后患者体质的反应即可彰显无遗，而后随证辨治。邪去正虚，直补中气，兼活血理气。方中参、芪、术、草、山药补气健脾，恢复胃肠之功能；枳壳、木香、砂仁、陈皮理气健中，使补而不滞，增强补气之力；久病必瘀，加活血化瘀的益母草与当归相合以活血行瘀；升麻、柴胡、葛根升举清阳。全方共奏补脾升清、理气活血之功，清气得升，脾气得健，气血畅通，不治泻而泻自愈。

健脾理气、寒热并用案

陈某祯，男，65岁，干部，2010年6月18日初诊。

腹泻十余年，每日晨起先大便2次，下午大便2次，便溏不成形，严重时出现大便失禁，油腻饮食则腹泻加重，疲乏无力。经多方治疗无效，患者一度失去治疗信心（曾做过胃大部切除术及胆囊切除术）。因是旧识，其人对周边邻里常行善举，余鼓励其用中药治疗且免费。舌苔厚腻略黄，脉沉弱迟缓，此证仍属肠道虚寒，宜健脾温中、理气运肠。

党参、白术、葛根、黄芪、当归、枳壳、乌药、石榴皮各10克，吴茱萸、广木香、肉桂各8克，小茴香、甘草各6克。水煎服。

上方服3剂后明显见效，大便每日2次，但仍稀溏。连服20剂后，大便每日1次，但仍稀溏，精神转佳，舌苔黄腻。湿邪未能尽退，宜少加苦味之药，以加强健胃燥湿之功。调整如下：

黄芪、葛根、当归、枳壳、陈皮、石榴皮、椿根皮、高良姜各10克，木香、吴茱萸、小茴香各8克，椒目、肉桂、甘草各6克，黄柏3克。水煎服。

上方服5剂后，大便2～3天1次，成形，患者说：简直是神了、奇了，十多年来没有这样好的效果。继服10剂，以巩固疗效。

胰腺炎

温胃汤加味案

刘某荣，男，45 岁，司机，2002 年 2 月 3 日初诊。

患者 1 个月前因急性上腹疼痛而入住某医院，诊断为急性胰腺炎，经西医治疗后疼痛缓解，出院后仍常有腹痛，进食油腻及肉类后疼痛加剧，故前来求中医诊治。上腹疼痛，恶心，食后加剧，脉沉紧，舌质淡、苔薄白多津、边有齿痕，面色萎黄，精神欠佳。此中阳不足，阴寒凝滞，非人参不能大补其中，非椒姜不能大去其寒，宜大建中汤、温胃汤、吴茱萸汤加减。

党参、白术、干姜、青皮、陈皮、法半夏、厚朴、枳壳各 10 克，豆蔻、吴茱萸、花椒、甘草各 6 克。水煎服。

二诊：上方服 3 剂后疼痛缓解，其脉仍紧中带弦，寒凝气滞之象未解，上方去党参之滞，加徐长卿 10 克、小茴香、广木香各 6 克，以强化行气温中之功。

三诊：服上方 3 剂后疼痛消失，饮食增进，可食肉类，舌边齿痕消失，舌质较前转红润，原方再服 5 剂以巩固疗效。

按：急性胰腺炎是由暴饮暴食、胆道疾病或感染而引起胰腺及其周围组织被胰腺分泌的消化酶自身消化的化学性炎症。中医按腹痛、结胸、痞证等辨治，或温中止痛，或泻下除胀，或理气行滞，或消导宿食，或活血化瘀，随证辨治，不失阴阳，以平为期。此证为中阳不足，寒凝气滞，水湿过甚，治疗以理中汤温中补虚，加青、陈理气名治中汤，再加厚朴名温胃汤，但仍感病重药轻，再加吴茱萸、花椒、小茴香祛寒止痛，豆蔻、半夏芳香化浊，徐长卿有温中止痛之效。诸药合用，温中散寒以止痛，芳化湿浊以止呕，对寒湿性胃腹胀痛者效果较好。

胆囊炎

大柴胡汤加减案

张某，女，60 岁，农民，1987 年 8 月 15 日初诊。

右胁疼痛5天，背胀，恶心欲呕，纳差，口干，舌苔薄黄，脉弦。B超检查诊断为胆囊炎。此肝胆郁热，以大柴胡汤加减疏肝理气、通胆泻下。

赤芍30克，柴胡、郁金、木香、黄芩、姜半夏、枳壳、佛手、生姜各10克，大黄6克，细辛3克。水煎服。

二诊（8月17日）：上方服后大便2次，呈稀水样，疼痛减轻，唯右胁胀，上方加理气之青皮、川楝子、陈皮各10克继服。

三诊（8月20日）：右胁仍然胀痛，舌苔薄白，多津，舌体胖大而嫩，此经反复下后，损伤阳气，水湿壅盛，改以温阳理气法治之。

制附子、枳壳、柴胡、香附、川芎、郁金、佛手各10克，徐长卿、青皮、陈皮、木香、生姜各8克，细辛、甘草各6克。水煎服。

四诊（8月24日）：上方服后，右胁、背部胀痛明显缓解，饮食大增，精神转佳，舌苔薄润鲜嫩，胃气渐生，原方继服3剂。

五诊（8月27日）：疼痛胀满消失，饮食正常，带原方回家。

暖肝煎加味案

周某芳，女，50岁，干部，1994年10月10日初诊，住院患者。

患胆囊炎多年，近半年腹胀引背，经多方治疗效果不佳，饮食不进，食后作甚，行胆囊切除术，术后腹胀更甚，彻夜胀痛不能卧，主治医师以大承气汤攻之，胀更甚，患者绕床踱步，不能坐，不能卧，请余会诊。舌苔白滑，满腹皆胀，虽有大便与矢气，但腹胀不除，水米不能进，脉沉细，苔白滑，证属手术之后，阳气有伤，又经大承偏寒泻下，则虚者更虚，寒者更寒，方宜暖肝煎加味温中散寒。

茯苓15克，乌药、枸杞子、当归、干姜各10克，肉桂8克，小茴香、沉香、生姜、吴茱萸各6克。水煎服。

上方服2剂后腹胀大减，继服2剂，饮食增进，精神佳，腹胀消失，出院。

按：“邪在胆，逆在胃”有两种解释：一是病邪在胆，表现为胃的症状；二是病邪在胃，表现为胆的症状。两种解释都说明了胆胃相通，在病理情况下相互影响。胆胃之邪孰轻孰重，良工自有尺度，故胆囊炎的关键治法是疏肝利胆、调理脾胃，随证辨治，不失大法。

肝硬化

术苓甲芪葫芦汤案

魏某邦，男，60岁，农民，1995年6月12日初诊。

患乙肝多年失治，于1年前出现腹胀，恶心纳差，前医按胃痛治疗，稍有缓解，因家境困难，再未诊治。近两月腹胀加重，饮食明显减少，食后胀甚，查其面色苍黄灰暗，身体消瘦，神疲困乏，白睛黄染，舌质嫩、色暗、少苔，脉弦细，饮食2～3两/日，腹部膨隆如蛙，腹水征（+++），腹围110cm，双下肢凹陷性水肿，两手肝掌明显，左前臂及胸部各有一蜘蛛痣。肝功能检查：STB 90.8μmol/L，CB 60.8μmol/L，UB 30μmol/L，TTT 15U，GPT 128U（赖氏），HBsAg阳性。B超示：肝脏回声呈弥漫性改变，早期肝硬化，胆囊壁水肿，腹水中等量（腹腔移动性液性暗区，最大深度8.9cm，内见肠管漂浮）。

综合诸症，乃湿毒浸淫日久，肝郁血瘀，气阴两伤，水湿潴留，宜补养气阴，行气活血，化湿利水。

黄芪、鳖甲、白茅根各30克，三七、佛手、苍术、厚朴、陈皮、桂枝、泽泻、枳壳、茯苓各10克。水煎服。

二诊（6月14日）：上方服2剂后，腹胀明显减轻，小便次数增多，但尿量不多，大便2日1次，软溏，舌苔薄白、边有齿痕，脉沉弦涩。此脾阳不足，水湿壅滞，宜健脾理气，温阳利水，调整方药如下：

枳壳、黄芪各15克，苍术、厚朴、陈皮、桂枝、大腹皮、茯苓、白术、佛手、三七、虎杖、车前子（包）各10克，制附子8克，牵牛子、生姜各6克。水煎服。

三诊（6月19日）：上方服5剂后，腹围100cm，诸症继续好转，加重健脾利水药量，并多加活血之品，调整如下：

白术、茯苓、枳壳各30克，厚朴、桂枝、佛手、三七、虎杖、制附子、丹参、土鳖虫、大腹皮各10克，大黄、生姜、牵牛子各6克。水煎服。

四诊（6月26日）：上方服6剂后，诸症继续好转，但小便仍然量不多，水湿过盛，土壅木郁，气血凝滞，用白清佐先生的攻补兼施汤去芒硝、甘草，加大黄，先服3剂以健脾排水。

通草150克，白术、冬葵子各100克，昆布、海藻、茯苓、小茴香、黄芪各50克，泽泻40克，当归、厚朴各25克，干姜、柴胡、益智仁、木香各15克，大黄8克。水煎服。

五诊（7月1日）：上方服1剂后，小便明显增多，24小时尿量达2500mL。服2剂后改为三诊方，即去大黄，加玄明粉15克、甘草50克，小便量仍然很大（每日2500mL以上）。5剂后，全身困乏无力，时时欲卧，乃大剂利水，损伤气阳，宜益气养阴，温阳理气，乃取古人“九补一攻法”。

白术60克，茯苓30克，党参、大腹皮、佛手、厚朴、鳖甲各15克，制附子、桂枝、生姜、枳壳各10克。水煎服。

六诊（7月7日）：上方服后精神转佳，不再困乏，饮食增加，每日可食8两，腹胀消失，舌质转为红润有苔。第2次肝功能检查：STB、CB、UB均正常，TTT 6U，GPT 17U，HBsAg（+）。B超示：肝脏回声呈弥漫性改变（早期肝硬化），胆囊水肿，腹水少量（腹水暗区3.1cm），腹围90 cm。正气渐复，继服攻补兼施汤原方5剂以健脾利水。

七诊（7月13日）：服5剂攻补兼施汤后，小便量2500mL/d，全身困乏无力，舌质淡、苔薄白，脉弱无力，此阳弱气虚，水湿不运，用温阳健脾利水法。方用术苓甲芪葫芦汤（自制方）。

白术、茯苓各60克，鳖甲、黄芪、陈葫芦各30克，枳壳、虎杖各15克，制附子、桂枝、佛手、大腹皮、苍术各10克。水煎服。

八诊（7月21日）：上方服第1剂后，患者云白天小便9次，夜间小便8次，每次约有250mL，如此则总量约为4200mL/d，这将胜过白清佐先生的攻补兼施汤的利尿作用，并且不伤患者正气。第2剂后，小便略有减少，约有3500mL/d；第3剂后，约有3000mL/d。小便量减少，说明腹水逐渐减少，水湿逐渐减少，调整方药以温补脾肾，兼以理气利水。

茯苓100克，白术60克，党参、椒目、厚朴、制附子、麦芽各30克，山楂、神曲各25克，砂仁20克，干姜15克，甘草10克。水煎服。

因本院药房缺椒目，嘱患者外购，患者误买了50克花椒配药，服药后口麻气闭，急食馍以压之，小便每日2500mL。3剂后，水湿渐少，改以健脾活血，宜术苓甲芪葫芦汤去附子，加丹参15克。服后小便明显减少，每日约

1500mL。

九诊（7月27日）：腹胀消失，腹围79cm，精神转佳，饮食大增，水湿已去其八九，以补气健脾、温阳活血善后。

茯苓、党参、白术各60克，鳖甲、黄芪各30克，佛手、枳壳、三七、桂枝、制附子、虎杖各10克，甘草6克。水煎服。

十诊（8月4日）：B超示肝形态规则（原为欠规则），双下角钝，被膜欠光滑，实质回声弥漫性粗糙，血管显示清晰（原为欠清晰），门脉内径1.3cm（原为1.5cm），脾肋间厚3.8cm（原为4.1cm），胆囊壁水肿，壁厚0.4cm（原为0.5cm），腹水（—）。肝功能检查：STB、CB、UB均正常，TTT 14U，GPT 27U，HBsAg（+），腹围70cm。

嘱患者继服7月27日方，并配清肝解毒胶囊，每次8粒，每日3次，口服。

半年后随访，患者感觉身体健康，精神佳。1年后随访，腹不胀，饮食正常，可做一般性农活。

说明：本例患者在治疗期间因家境困难，未用过任何西药，纯用中药治疗。

按：肝硬化是一种影响全身的慢性肝脏疾病，是由于某些原因长期反复作用于肝脏，以致肝实质细胞广泛破坏、变性、坏死与再生，纤维组织增生，正常的肝结构紊乱。由于瘢痕组织的收缩，导致肝脏质地变硬，形成了肝硬化。肝功能减退，肝脏生成的白蛋白、纤维蛋白原减少，白蛋白减少致血浆胶体渗透压降低，门静脉血流受阻，压力升高，从而导致组织液回收减少而漏入腹腔，过多的组织液积聚在腹腔内时，即成了腹水症。本病属中医癥瘕、积聚范畴。肝硬化腹水属臌胀之水臌。

历代医家治疗水臌多主张用峻下逐水剂，如现代治肝名医韩哲仙云："中药峻下逐水剂对肝硬化腹水的排除具有较高的疗效，其排水量大，退腹水也速。虽药力峻猛，只要运用恰当，非但不会损伤元气，而且疗效极好。通过临床观察，用峻下剂消退腹水后，患者臌胀痛苦解除，食欲增速，夜寐亦安，正气亦会随之恢复。从现代医学观点来看，可能是纠正水与纳的潴留，有助于增高血浆的蛋白和改善肝功能。"但峻下逐水药的副作用也较大，用之不当，正气不支，使机体处于极度虚弱状态，反而加重病情。而白清佐先生的攻补兼施汤寓攻于补，攻补兼施，临床疗效较好，其特点如下：一是药量独大，如通草150克，白术、冬葵子各100克，海藻、昆布各50克；二是反药相伍，如海藻与甘草，取其“激之以溃坚”“欲令通泄，以拔其病根”之意，腹水稍缓之后，改用温补脾肾、理气利水方，以培补正气，改变机体衰弱状态。

从本例的治疗过程来看，白清佐的攻补兼施汤用后，小便量增多，每日在2500mL左右，虽有效果，但还不是最理想的方剂，随后服用自制方术苓甲芪葫芦汤（七诊方），小便量日达4200mL，较之攻补兼施汤利水效果更好，且无困乏无力等副作用，应该是治疗腹水较好的一首方剂。方中黄芪、白术健脾补气，苍术、茯苓、陈葫芦、桂枝利水除湿，鳖甲、虎杖、桂枝活血软坚散结，大腹皮、佛手、枳壳理气行滞，附子温补脾肾阳气。全方共奏温阳健脾、活血软坚、理气行水之功，对肝硬化腹水治疗效果显著。应注意，方中白术、茯苓、陈葫芦用量要大。

医有慧眼，慧眼察人；医有慧心，慧心识病。能于虚实疑似之间探出真谛，胸中即能了了，用药自无余蕴。

健脾活血利水案

徐某龙，男，31岁，干部，2004年11月17日初诊。

患乙肝10年，今年9月开始出现腹胀，饮食减少，10月两脚及小腿浮肿，全身困乏无力，在某省级医院诊为乙型肝炎病毒相关性膜性肾病、早期肝硬化（腹水），住院20多天，诸证如前，小便潜血（++），蛋白（+++），患者要求出院，前来求中医治疗。刻下：腹胀，腹部有移动性浊音，纳差，恶心，腿脚凹陷性水肿，困乏无力，小便量少，每日约700mL，脉沉细涩，舌苔薄白，舌质暗。证属肝郁脾虚，水湿壅盛，宜补气健脾、活血利水。方用术苓甲芪葫芦汤加减。

白术、茯苓各60克，鳖甲、黄芪、陈葫芦、白茅根各30克，桂枝、柴胡、三七、白芍、牡丹皮、车前子（包）、泽泻、大腹皮各10克，山茱萸6克。水煎服。

二诊：上方服10剂，小便增多至2500mL/d，腿脚浮肿消失，腹胀减轻，饮食增加，小便潜血（–），蛋白（++），水湿渐去，调整原方，加重活血化瘀药继服。

益母草、半枝莲、鳖甲、黄芪、白术、茯苓、陈葫芦、白茅根各30克，柴胡、桂枝、三七、赤芍、牡丹皮、车前子（包）、泽泻、大腹皮各10克，山茱萸6克。水煎服。

三诊：上方服10剂后，小便量3000mL/天，浮肿退尽，腹胀消失，饮食正常，便常规无异常。效不更方，原方继服30剂以巩固疗效。

半年后随访，患者身体无不适，正常工作。1年后随访，患者肾功能、肝功能均正常，身体无任何不适。10年后随访，身体正常。2022年随访，身体健康，工作正常。

膈肌痉挛

陈某，男，10岁，学生，1999年10月8日初诊。

呃逆半年，每日嗝声连连，从未间断，只有在夜间入睡后方才停止。曾在白银市等地检查治疗无效，不能上学，家人为之痛苦不堪，经人介绍前来求诊。为取速效，针合谷与内关各一针，行针得气2分钟，呃逆随即停止，再未发作。后有肖某及张某仁，均患有呃逆，针二穴得气后反复提插捻转，呃逆随即停止。另有二法。掐素髎法：用食指、中指固定鼻尖，用拇指指甲掐素髎数分钟，呃逆随即停止；取喷嚏法：以纸捻刺鼻孔内或以《医宗金鉴》通关散吹鼻取嚏即止。

习惯性便秘

五苓散加味案

李某芳，53岁，家庭妇女，1994年11月15日初诊。

患者身患多种慢性疾病，体虚易感，近1个月来大便干燥不通、滞涩，七八日一行，气短，查无实火，舌质淡、苔薄白，脉细弱。此脾肾虚弱，肺气不宣，肺与大肠相表里，宜健脾滋肾宣肺，提壶揭盖，则大便可通矣，方用五苓散加味。

肉苁蓉、枸杞、白术各15克，猪苓、泽泻、茯苓、桂枝、党参、瓜蒌仁、杏仁、桃仁、桔梗各10克。水煎服。

上方服2剂后，大便通畅，每日一行，成形，继服5剂以巩固疗效。

按：古有通大便以利小便之法，如八正散中用大黄之类，本方则利小便而通大便，气化行则大便通，上焦宣则下焦通。五苓散乃化气行水之方，非独利小便，悟通此理则大便通矣。

滋肾温阳案

王某，男，67岁，干部，1997年11月17日初诊。

便秘10年，每次大便30～50分钟，大便干燥，坚涩不畅，坐厕不欲起，总有不尽之感，经多方治疗效果不佳，实感痛苦不已，经人介绍前来求治。

患者身体瘦削，面色萎黄，语声低沉，舌苔薄黄，脉弦涩。年高体弱，久病体虚，气血不能濡养，肠道不通，非单纯泻下所能治，须理气养血，滋肾温阳。

肉苁蓉30克，当归、枸杞子各15克，川芎、柏子仁、桃仁、枳壳、厚朴各10克，甘草、大黄各6克。水煎服。

二诊（11月20日）：上方服3剂后大便通畅，每次大便仅用二三分钟，且胃口大开，饮食增加，患者云多年来从未有过如此痛快之感，请求继续治疗。予原方再加养阴滋液之品。

玄参、生地黄、白芍、枸杞子、肉苁蓉、桃仁、牛膝、厚朴、枳壳各10克，甘草、大黄各6克。水煎服。

三诊（11月25日）大便通畅，每日1次，为善后计，以滋液润肠活血之品常服。

玄参、麦冬、生地黄、莱菔子各30克，肉苁蓉、白芍、枸杞子、川芎各15克，桃仁、佛手各10克，甘草6克。水煎服。

滋阴理气案

王某英，女，80岁，家庭主妇，2004年9月20日初诊。

大便长期干燥，五六日一行，脐腹发热，口干不欲饮，气短懒言，纳差，肚腹气胀，身体消瘦，舌质暗红，中部、根部舌苔剥脱。此久病伤阴，津液不足，燥热上行，肝脾气滞，气秘、血秘、虚秘显于一身，欲其肠滞能通，必俟津回液复，宜滋阴润燥，理气通肠。

白芍、生地黄、麦冬、玄参各30克，川楝子、山药、佛手、白蒺藜、莱菔子、陈皮各 10 克，黄柏、甘草各 6 克。水煎服。

1 剂便通利，腹胀消失，3 剂饮食增加，精神转佳，6 剂身体如常，每日晨起大便 1 次。

按：脾阳虚则运化无力，致二便不通；肾阳虚则气化无能，亦致二便不通；脾阴虚则津少不运，致二便不通；肾阴虚则润泽不能，亦致二便不通。故补肾温阳即补少火之法，少火生则气液蒸化，二便得通；补肾滋阴即济水行舟之法，少阴水生则津血润行，二便得通。滋水与温阳为治疗老年习惯性便秘之大法，再参以理气、活血、健脾（补气）、清热诸法，便秘可通矣。

泌尿系统疾病

慢性肾炎

大补阴丸加味案

马某全，女，57 岁，农民，1987 年 9 月 25 日初诊。

患肾炎 1 年余，近日因感冒有轻度浮肿住院，尿常规示蛋白（+），隐血（++++）。面部轻度浮肿，五心烦热，虚汗多，易外感，舌暗红无苔，脉沉细。此肾阴不足，阴火迫血为患，宜养阴清火止血，方以大补阴丸加味。

龟板、白茅根各 30 克，生地黄、藕节、阿胶（烊化）各 10 克，知母、黄柏各 8 克，蒲黄、琥珀（冲）各 6 克，砂仁 3 克。水煎服。

二诊：上方服 2 剂后尿隐血（+++），原方加三七继服 5 剂。

三诊：上方服 5 剂后尿隐血（++），尿蛋白（–），浮肿消失；12 剂后便常规无异常，精神佳，原方继服 5 剂以巩固疗效。

六味地黄汤加味案

常某斌，男，14 岁，学生，2002 年 9 月 12 日初诊。

尿蛋白（+）半年，偶有红细胞，无明显肿胀，每因感冒而加重。近日又感冒发热，咽痛，尿蛋白（++），红细胞（+），脉数而细，舌尖红、苔薄白。此风热外感，先辛凉解表，宜银翘散加味。

白茅根30克，金银花、连翘、桔梗、生地黄、柴胡各10克，荆芥、牛蒡子、淡豆豉各8克，黄芩、甘草各5克。水煎服。

二诊：上方服3剂后发热咽痛消失，尿常规结果如前，脉沉细数。病久肾虚，宜补养肾阴、固摄精血，方以六味地黄汤加味。

黄芪、白茅根各30克，生地黄、炒山药、山茱萸、牡丹皮、泽泻、茯苓、桂枝、白芍、三七各10克，黄柏6克。水煎服。

三诊：上方服5剂后，尿蛋白（+），红细胞（-），效不更方，原方继服10剂后尿蛋白（-）。坚持服药月余，病情稳定，尿常规化验结果正常。

健脾清热利湿案

李某璟，女，19岁，学生，2009年5月5日初诊。

慢性肾炎5年，曾在省级医院多次治疗效果不佳，目前尿中红细胞（+++），蛋白（+++）。患者全身困乏无力，精神欠佳，舌质淡、苔薄黄略腻，脉细弱。此脾肾两虚，湿热余毒未尽，病久及肾，邪浊恋下，非大剂复方不足以补正固肾、清利湿热。

黄芪、地丁草、石韦、萹蓄、瞿麦、白茅根、马齿苋、土茯苓各20克，车前子（包）、地榆、小蓟、藕节、夏枯草、僵蚕各10克，黄连、栀子、茜草、蝉蜕、甘草各6克。水煎服。

二诊：上方服5剂后，尿蛋白（++），尿隐血变为（++），患者仍感乏力。此为病久脾肾两虚，湿热未尽，原方略加调整，加重健脾补气之品。

太子参、白术、黄芪、白茅根各30克，地丁草、石韦、萹蓄、瞿麦、马齿苋、土茯苓各20克，生地黄、炒山药、车前子（包）、地榆、小蓟、藕节、夏枯草、僵蚕各10克，黄连、栀子、茜草、甘草各6克。水煎服。

上方服10剂后，尿蛋白（+），尿隐血（+），服15剂后尿蛋白、潜血消失，继服10剂以巩固疗效。2009年12月14日随访，患者诉小便正常（当年考入广东某师范院校）。

按：慢性肾病，中医认为主要为脾肾亏虚，兼有瘀、浊、毒邪，这是因其临床主要症状为水肿、乏力和蛋白尿。肾主水，又主藏精，司开合，肾脏亏虚，水液四溢，可致水肿，开合失司，精微下流；脾为精血生化之源，又为水湿运化之本。脾虚失统，精微不能上充而流于下，水湿不能四散而为肿，故脾肾亏虚是慢性肾病的基本病机。当脾肾亏虚，清者不能升，浊者不能降，开则精微外泄，合则湿毒内留，继而出现痰浊、瘀血、湿热、邪毒并存的局面。多种病理产物潴留于体内的虚实夹杂之证，治疗必须健脾益气，调补肾脏阴阳，兼以活血、利湿、清解热毒，注重整体与局部、扶正与祛邪、收敛与疏利、升清与降浊四个方面的统一，如此则慢性肾病可治矣。

活血解毒案

王某霞，女，67岁，家庭妇女，2021年6月20日初诊。

患者10年前出现眼睑浮肿，乏力，小便隐血（+），曾在某省级医院诊断为慢性肾炎。多年来反复发作，缠绵难愈。近日又因劳累，出现乏力气短、眼胞浮肿，尿常规示红细胞（++），前来中医治疗。脉细数，舌质暗、苔薄白略腻，面色㿠白无泽，饮食欠佳，腰困膝软。患病日久，脾肾两虚，久病血瘀，兼有下焦湿毒久恋未除，宜健脾养肾，活血化瘀，清理下焦湿毒。

白茅根、白花蛇舌草、半枝莲、益母草各30克，黄芪、白术、茯苓、党参、三七、桂枝、薏苡仁、生地黄、白芍、山茱萸、金银花、连翘、马齿苋、藕节各10克，麻黄、黄连、黄柏、甘草各6克。水煎服。

二诊：上方服5剂后，眼睑浮肿消失，风水已去，尿常规示红细胞（+），减祛风解表之药，加强养肾健脾之品继服。

白茅根、白花蛇舌草、半枝莲、益母草各30克，黄芪、白术、太子参、炒山药、三七、水牛角、生地黄、女贞子、墨旱莲、山茱萸、石韦、马齿苋、藕节、地榆、小蓟、紫花地丁、车前子各10克，黄连、炒栀子、甘草各6克。水煎服。

三诊：上方服5剂后尿常规示红细胞（–），精神转佳，面色红润，效果理想，原方继服10剂。

四诊：患者全部症状消失，尿常规结果正常，为防复发，上方再服10剂以巩固疗效。

按：初病在表，久病在里；初病在肺，久病及肾；肾病久则伤其阴，肾病久则精血瘀；精血瘀则累其脾，脾受累则堤不筑。故肾病久则肾阴、肾血、脾土中气均受损伤。且阴火余毒滞留于下焦，故血尿、蛋白尿、浮肿久治不愈。方中以生地黄、墨旱莲、女贞子、山茱萸补肾养阴，凉血止血，固护先天之本；黄芪、白术、炒山药、太子参、甘草健脾补气，提振中气，运化水湿，固摄后天之本；栀子、黄连清灰中之余火，以治阴火迫血妄行；白花蛇舌草、紫花地丁、马齿苋清解下焦余毒，以防毒热再伤肾阴；车前、白茅根、石韦轻清利水，渗湿消肿；小蓟、藕节、地榆、半枝莲、益母草、水牛角、三七活血化瘀，又可止血。全方合用，补肾健脾，活血止血，清热解毒，利水渗湿。对慢性肾炎见蛋白尿或血尿、浮肿者效佳。其中白花蛇舌草与半枝莲治疗急、慢性泌尿系统感染、肾炎血尿长期不能消退者效果较好。张淇曰："治疗此类血尿，必须用清热解毒之品，如白花蛇舌草、公英、地丁、金银花、连翘等解毒清热，血尿即止。此类药无苦寒伤胃之弊，可以大剂量使用。"一般用量30～60克。半枝莲活血化瘀，又能清热解毒，与白花蛇舌草配合，珠联璧合，相得益彰，对慢性肾炎、慢性泌尿系统感染、慢性咽炎以及妇科炎症都有较好的疗效。

急性泌尿系统感染

补中益气汤加味案

张某英，女，35岁，教师，1987年8月30日初诊。

尿中有血3天，伴尿急、尿频，小腹疼痛，不欲饮食，疲乏无力，全身畏寒，不发热，腰不痛。初用小蓟饮、八正散等，效果不佳。再查，舌不红、苔不黄，脉不数，身不热。此因劳作过度，正气不足为淋，虽见血淋，实属劳淋，虽是急证，其本属虚，用补中益气汤加味治疗。

黄芪、茯苓各30克，党参、白术、当归、白芍、生地黄各10克，柴胡、升麻、生姜、甘草、陈皮各6克。水煎服。

上方服3剂后血止痛失，精神转佳，饮食增进，畏寒消失，诸症痊愈。

按：慢性泌尿系统感染多属虚淋，但亦有湿热或瘀阻者；急性泌尿系统感染多属实淋，但亦有因虚而致淋者。临床上常常遇到急性泌尿系统感染者，用大剂量消炎药治疗而疼痛与下坠感不能解除，或淋血不能消除，经补肾或健脾后很快痊愈者，这是因为全身抵抗力低下，不足以御邪，补虚正是解决病情的关键所在。"劳淋内伤补中苓，肾气知柏过淫成"，就是指肾虚用知柏地黄汤、脾虚用补中益气汤治疗淋证。

补气健脾、清利湿热案

路某存，男，52岁，干部，2013年10月24日初诊。

小便时阴茎疼痛，偶见尿中有脓性分泌物，尿后困坠不适，用抗生素治疗后略有好转，但不几日又困痛，反复发作月余。舌苔薄黄腻，脉虚数。此湿热下注，日久正气虚弱，宜补气健脾、清理湿热。

黄芪、白术、白花蛇舌草、半枝莲、萹蓄、瞿麦、土茯苓各30克，黄柏、黄芩、栀子、生地黄、泽泻、车前子（包）各10克，甘草6克，木通3克。水煎服。

上方服5剂后诸证消失，继服20剂以巩固疗效，同时服用自制太极真元丹增强体质。

按：此患者可考虑为淋球菌感染之淋病，因患者是熟人，不好说破，只是建议注意性生活卫生。用药以清热解毒为主，以黄芪、白术健脾补气，提高机体免疫力。

急性膀胱炎

樊某广，男，67岁，农民，2010年1月22日初诊。

大量全过程血尿2天，如洗肉水样，小腹部酸痛，有尿频、尿急感，经B超检查考虑为急性膀胱炎。身热烦躁，舌红、苔薄黄，脉沉细数。此阴虚血热，迫血妄行，宜清热解毒，凉血止血。

白花蛇舌草、半枝莲、白芍各30克，金银花、瞿麦、萹蓄、旱莲草各15克，侧柏叶、牛蒡根、当归、生地黄各10克，黄柏、栀子、甘草各6克。水煎服。

上方服1次后尿清无血，5剂后诸症痊愈。

急性肾盂肾炎

李某莲，女，42岁，干部，1996年2月15日初诊。

1周前感冒，近2日腰痛，发热，轻度浮肿，肾区叩击痛，尿八项检查示：NIT（+），PRO（++），BLD（++），有轻微尿频、尿急，舌苔薄黄，脉滑数。此乃下焦湿热，宜清热解毒活血，方用泻心导赤散合茅根三七汤加银翘。

白茅根、金银花、连翘、蒲公英各30克，三七、黄连、生地黄、白芍各10克，甘草、木通各6克。水煎服。

服2剂后诸症好转，5剂后痊愈，尿常规结果正常。

慢性泌尿系统感染

补中益气汤加味案

王某淑，女，40岁，教师，1987年12月2日初诊。

尿频、尿急、尿痛，每因劳累加重，反复发作2年。初用消炎药有效，后无效，近日又因劳累发作，舌尖红、苔薄黄，脉虚弱，全身乏力。此中气不足，劳作伤脾，方宜补中益气汤加黄柏合导赤散。

黄芪、党参、当归、白术、生地黄各10克，柴胡8克，升麻、陈皮、炙甘草、木通、黄柏各6克。水煎服。

上方1剂痛止，2剂尿畅，3剂痊愈。

金匮肾气汤加当归案

滕某祥，男，39岁，工人，1988年11月20日初诊。

小便疼痛不畅，反复发作近1年。10天前因劳累后小便疼痛，涩滞不畅，小腹疼痛，睾丸重坠疼痛，前医用清热通淋等方治疗效果不佳。尿常规（–），小便不黄，小便偶有疼痛，腰困痛，头昏，舌苔薄白，舌质淡，脉细弱。此肾虚阳亏，适宜温补肾阳，方以金匮肾气丸加当归主之。

桂枝、熟地黄、山药、山茱萸、牡丹皮、茯苓、泽泻、当归各10克，制附子6克。水煎服。

上方服3剂后疼痛下坠消失，原方继服6剂痊愈。

按：慢性泌尿系统感染多属劳淋，劳伤后天脾者用补中益气汤，兼有心火者合导赤散，痛甚者加赤芍，兼阴火者加黄柏，阳虚者加附子。劳伤先天肾者用知柏地黄汤，阳虚者用金匮肾气汤，阴亏虚火上浮者二方合之。中医重视整体调节，不局限于某一证候，一花一世界，一症一整体，治病务求其本，不消炎而炎症自除。

寒转热案

徐某贵，男，56 岁，农民，1991 年 8 月 29 日初诊。

尿频、尿急、尿数约半年，经用各种抗生素治疗效果不佳，现小腹疼痛，偶见血尿，舌苔白厚如积粉，舌边有齿痕、质嫩淡红，脉沉细弱。此肾阳不能蒸化，湿浊壅塞，宜温补肾阳、化湿利尿，方用济生肾气汤加味。

桂枝、熟地黄、山药、车前子（包）、怀牛膝、薏苡仁、牡丹皮、茯苓、泽泻各 10 克，制附子、山茱萸各 8 克。水煎服。

上方 3 剂后疼痛消失，小便正常，6 剂后疼痛又作，尿中带血，舌苔白厚腻浊。此乃湿浊从阳化热，方用知柏地黄汤加萆薢、薏苡仁以滋肾清热利湿。3 剂后疼痛减轻，但血尿仍旧，乃湿毒过盛，改以四妙散加味，去滋肾之品，直指下焦湿热。

白茅根 30 克，苍术、黄柏、薏苡仁、怀牛膝、车前子（包）、石菖蒲、萆薢、茯苓、金银花、连翘各 10 克。水煎服。

上方服 3 剂后，小便清长，诸症消失，继服 6 剂痊愈。

寒热错杂案

戴某花，女，82 岁，家庭妇女，2021 年 6 月 29 日初诊。

尿痛、尿急、尿频、尿中带血 2 个月余，某省级医院诊为泌尿系统感染，西医治疗效果不佳，后经某中医治疗亦未见效。仍尿频，尿时小腹疼痛如刀割，痛苦不堪，脉弦紧，舌苔薄白。此患者年事已高，气虚体弱，不能御邪，又经苦寒清火伤其衰阳，寒气凝结收引，故疼痛甚急，宜补气健脾、温阳化气。

黄芪、白芍各 30 克，党参、白术、茯苓、当归、桂枝、吴茱萸、姜黄、延胡索、泽泻、金银花、连翘各 10 克，黄柏、升麻、小茴香、甘草各 6 克。水煎服。

1 剂痛止，3 剂痊愈。

按：慢性泌尿系症感染虽属劳淋，但亦有湿热瘀血夹杂者，或机体随用药有寒热虚实转化者，必须有应变策略，或先补其正，后祛其邪；或先祛其邪，后补其正；或补正与祛邪同用，温阳与清热并行。孰轻孰重，随病机变化而变化。

急性前列腺炎

知柏地黄汤加减案

高某民，男，28岁，农民，1990年7月5日初诊。

前阴不时流出清淡如涕分泌物3天，不疼痛，腰困乏力，舌苔薄黄而燥，脉象细数。此肾阴亏损，下焦湿热，方以知柏地黄汤加减。

生牡蛎30克，熟地黄、炒山药、泽泻、茯苓、牡丹皮、知母、黄柏、革薢各10克，山茱萸8克，石菖蒲6克。水煎服。

二诊：连服3剂，分泌物止，唯腰困乏力，原方去革薢、牡蛎，加金樱子继服，后痊愈。

四妙散加味案

王某，男，50岁，干部，2003年3月20日初诊。

前阴不时有茶汁色透明物流出2天，不疼痛，小便不畅，腰困重痛，舌略红、苔黄腻，脉滑数。此湿热下注，宜清利下焦湿热，方用四妙散加味。

苍术、黄柏、薏苡仁、怀牛膝、革薢、石菖蒲、茯苓、芡实、益智仁、金樱子、当归各10克。水煎服。

上方服3剂后痊愈，继服5剂以巩固疗效。

慢性前列腺炎

金匮肾气加味案

张某华，男，44岁，机关干部，1998年5月8日初诊。

自去年8月以来小腹部隐痛，小便偶感不畅，尿时有黏液，腰痛，性功能低下，曾去省级医院就诊，诊为慢性前列腺炎，但多方治疗效果不佳。脉沉细，舌质淡、边有瘀斑。此肾阳不能温化，宜以金匮肾气汤加黄柏、当归、牛膝治疗。

桂枝、熟地黄、炒山药、山茱萸、牡丹皮、茯苓、泽泻、当归、怀牛膝各10克，制附片6克，黄柏3克。水煎服。

二诊：上方服3剂后效果明显，小便通畅，腰痛减轻，小腹隐痛消失。继服原方3剂，然后配以黑锡丹加黄柏。

补骨脂、巴戟天、肉桂、制附片、小茴香（炒）、葫芦巴（炒）、川楝子、肉豆蔻（煨）各30克，沉香、木香、黑锡、黄柏各15克，为末，装入0号胶囊，每服8粒，每日2次。

上药服后患者反映较好，腰痛消失，小便正常，精神转佳。

按：黑锡丹为笔者炼制。此胶囊经临床观察，具有温补肾阳、健脾理气、调畅二便的作用，对腰酸膝软、阳痿早泄、小便不畅、大便不爽、腹胀纳差、乏力头昏等有明显效果。

三妙散加味案

张某，男，51岁，干部，2003年12月6日初诊。

尿道不时有无色黏液流出已半年，伴腰困膝软，小腹闷胀，大便稀溏，经多方治疗无明显效果。脉沉缓，舌苔薄黄略腻。此湿热下注，精关不固，宜三妙散加味治疗。

生地黄、黄柏、泽泻、苍术、薏苡仁、萆薢、茯苓、当归、金樱子、芡实各10克，山茱萸、甘草各6克。水煎服。

上方服3剂后，黏液消失，大便成形，腹胀消失，继服5剂后痊愈。

前列腺增生

范某甲，男，79岁，退休干部，2004年10月10日初诊。

患者原患前列腺增生，近1周小便不畅，点滴而出，小腹胀满，小便黄赤，大便5天未解，口干，舌苔厚腻，满布于舌，脉滑数。证属下焦湿热，膀胱连及胃肠湿热弥漫，治宜先化湿热，通利大便。

枳实、厚朴、大黄、桂枝、法半夏、陈皮、黄柏、苍术、茯苓、泽泻各10克，甘草6克。水煎服。

二诊：服上方3剂后大便通畅，腹胀减轻，小便仍点滴不通，舌苔中上脘已退，唯下脘有腻苔。肠道已通，仅膀胱湿热，方宜四妙散加味，清热化湿，活血通滞。

苍术、黄柏、怀牛膝、薏苡仁、桂枝、茯苓、泽泻、桃仁、当归各10

克，琥珀3克（分冲）。2剂，水煎服。

三诊：上方服后小便呈细线，较前点点滴滴有所好转，大便3天未行，舌苔黄燥，原方加大黄6克、木通3克，继服2剂。

四诊：小便仍呈细线或点滴而出，大便仍未通，舌苔黄厚而燥。此下焦湿热壅结不解，病重药轻，在原方基础上调整如下。

苍术、黄柏、怀牛膝、薏苡仁、桂枝、泽泻、茯苓、桃仁、当归、黄芪、赤芍、栀子、大黄各10克，肉桂3克。水煎服。

五诊：上方服2剂后小便通畅，痛苦十减七八，但大便6天未通，不思饮食，舌苔黄厚干燥，以大承气汤加味通利大肠。

莱菔子15克，大黄（后下）、厚朴、枳实、当归、蒺藜、桃仁、黄柏、怀牛膝各10克，芒硝（后纳）、甘草各6克。水煎服。

六诊：上方服2剂后小便通畅如前，大便8天未行，腹胀，舌苔厚黄、板结而燥，脉滑。此下焦湿热壅结过甚，非大剂峻下之剂不足以通便，不可虑其年事已高，祛邪即可安正。

厚朴、莱菔子、蒺藜、玄参、大黄（后下）各30克，枳实、芒硝各10克（分纳），水煎服。

七诊：1剂大便通畅，先是干结如羊矢，后为黑水，一夜泻3次，仅服1剂足矣。中病即止，以健脾化湿清利之方善其后。

按：用药之法，全凭乎证，添一证则添一药，易一证则易一药。证重一份则增一份量，证减一份则减一份量。案中患者虽小便不畅，但大便5天不解，宜先通其大便，而后利其小便；小便经治疗略有畅通，但大便又结滞不行，再用大承气加味通利大便，然服用2剂后大便仍不通，是病重药轻，因此加量再通大便。大便通，二便利，随以健脾化湿清利之方善后。随患者体质、病情变化而用药，随证辨治，这就是应变。

滋补肾阳、活血化瘀案

李某明，男，75岁，退休干部，2021年9月10日初诊。

近3年夜尿增多，尿频，尿后滴沥，小便不尽，间断排尿，近日出现尿细如线，排尿困难，尿等待，小腹胀痛，大便不爽，纳差，腰困膝软，B超诊断为前列腺肥大。脉沉弱无力，舌质暗、苔薄白。证属肾阳不足，下焦瘀阻，膀胱气化失职，宜滋补肾阳，活血化瘀。

熟地黄、山茱萸、泽泻、茯苓、牡丹皮、桃仁、怀牛膝、三七、当归、肉苁蓉、巴戟天各 10 克，小茴香、川椒、肉桂各 6 克，黄柏 3 克。水煎服。

上方服 3 剂后，小便通畅，小腹胀痛消失，饮食增加，原方继服 5 剂以巩固疗效。

小便失禁

文某成，男，71 岁，干部，2001 年 5 月 2 日初诊。

因胆结石疼痛住院治疗 1 周，用吗啡等止痛药后，小便失禁，不时遗尿，不能自控，前阴下方放一毛巾，点点滴滴，半小时后须更换毛巾，小腹胀闷不适，两足浮肿，B 超示左肾囊肿，前列腺肥大。舌苔薄黄略腻，脉沉细数。此肾气不固，兼有湿热，宜固摄肾气，调理寒热，金匮肾气汤加知、柏、当归。

桂枝、熟地黄、炒山药、牡丹皮、茯苓、泽泻、山茱萸、当归、知母各 10 克，制附片、黄柏各 6 克。水煎服。

1 剂后，两足浮肿消失，小便时时滴漏停止，转为半小时小便 1 次；3 剂后，小便自控力正常，唯排尿时须蹲着方通畅无阻，站着点滴不利。此前列腺肥大所致，原方再加活血行气之品。

桂枝、熟地黄、炒山药、牡丹皮、茯苓、泽泻、山茱萸、当归、知母、怀牛膝、桃仁各 10 克，制附片、黄柏、小茴香各 6 克。水煎服。

上方服 5 剂后痊愈。

清补脾肾案

丁某玲，女，30 岁，经商者，2004 年 6 月 5 日初诊。

小便自遗半年，每因用力或蹦跳而小便自遗，经多方治疗效果不佳。全身困乏，纳差，脉沉细而弱，舌质淡、苔薄黄。此中气下陷，肾气不摄，宜健脾补气，益肾固摄，方以补中益气汤加补肾收敛之品。

黄芪 15 克，党参、白术、当归、柴胡、陈皮、枳壳、桂枝、覆盆子、山茱萸各 10 克，升麻、黄柏、甘草各 6 克。水煎服。

二诊：上方服 3 剂后，小便能自制。患者感觉效果非常好，要求原方治疗。观其舌苔薄白，原方去黄柏，加五味子 6 克，继服 3 剂痊愈。

造血系统疾病

贫血

补中益气汤加味案

杨某香，女，41岁，农民，2000年1月5日初诊。

久患贫血（Hb常在70～80g/L之间），眩晕乏力，气短心悸，稍有劳累则浮肿，失眠，面色㿠白，全身疲乏无力。此心脾血虚，但前医用归脾汤治疗不效。其脉细弱无力，舌淡、边有齿痕、苔薄白，证属中气下陷、心血失养，宜补中益气汤加葛根、桂枝、枳壳温阳理气之品。

黄芪30克，当归15克，太子参、白术、陈皮、葛根、桂枝、柴胡、枳壳各10克，升麻、炙甘草各6克。水煎服。

上方服3剂后，诸症明显好转，继服数剂后诸症消失。患者每因劳累发病，即以此方服之，见效甚佳，故常保存此方，以备急用。

2002年4月8日，患者因劳累又出现浮肿，面部肿胀，双下肢压之有凹陷，两手背浮肿，严重失眠，心悸气短，面色萎黄，舌淡、苔薄白、边有齿痕，脉弱。此次病情较上次为重，虽属心脾血虚，但有气阳不足，宜加大补中之力，再加附子补阳之品。

黄芪、白术、当归、葛根、茯苓各30克，红参、桂枝、酸枣仁、柴胡、升麻、陈皮各10克，制附子、炙甘草、生姜各6克。水煎服。

服上方1剂后浮肿消退，夜间能入睡，3剂后诸症消失，精神转佳。嘱原方继服10剂以巩固疗效。

按：此证虽属心脾血虚，但用归脾汤后效果不佳，因此对不同体质的人要因人制宜，即在辨证的大前提下，还要分析一些细微的差别，有时还要有“探”的技巧，如《慎斋遗书·二十六字元机》中的“探”字：“初验难分真伪，欲施攻补狐疑，全凭一探实和虚，此是医家妙计。”既要详察前医用药的经过，还要细心察看第1次用药的反应，是继续用原方？是要加减，还是要改弦易张？必须认真琢磨，反复研究，再提出新的治疗法则，视临床效果如何，再观察，再修订，逐步完善，方可取得较佳效果。

淋巴瘤

李某英，女，58 岁，农民，1999 年 2 月 27 日初诊。

颈部及腋下多处有肿核已半年，且逐渐增大，无明显疼痛，胸痛咳嗽，气短，近 1 个月来呼吸困难，颈部、面部浮肿，腹部疼痛，腹内有肿块，饮食减少，腹股沟亦出现疙瘩，近半个月来皮肤瘙痒，全身困乏无力，发热（38.5℃），身体逐渐消瘦，体重减轻，盗汗，面色苍白，舌质淡，有瘀斑、苔薄白，脉弦涩，查浅表淋巴结肿大，颈部、腋下、腹股沟多处淋巴结肿大 3 ～ 5cm 不等，无明显压痛，胸部 X 光片示肺部淋巴结肿大，B 超示脾肿大，腹部淋巴结肿大，血常规示 Hb 70g/L，WBC 15×10^9/L，淋巴 0.2。综上所述，初步诊断为恶性淋巴瘤。中医诊为：阴虚内热，气滞血瘀，痰瘀相煎，凝结成瘤。治宜养阴清热，活血化瘀。

白茅根、半枝莲、白花蛇舌草、鳖甲、龟板各 30 克，晚蚕沙 15 克，当归、白芍、佛手、枳壳、三七、茯苓、连翘、熟地黄、川楝子各 10 克，广木香 5 克。水煎服。

二诊：上方服 5 剂后，腹部胀痛明显减轻，盗汗减少，身热退（37℃），饮食增加，原方加重活血散结之品继服。

蒲公英、半枝莲、白花蛇舌草、鳖甲、龟板各 30 克，晚蚕沙 15 克，当归、白芍、佛手、枳壳、三七、茯苓、重楼、连翘、熟地黄、川楝子各 10 克，广木香 5 克。水煎服。

三诊：上方服 5 剂后，肿大的淋巴结变软变小，咳嗽、颈面肿胀消失。上方继服 5 剂后精神大振，淋巴结缩小一半。再服 10 剂，其子诉肿大淋巴结全部消失，患者可以干家务活，嘱其继服十数剂以巩固疗效。效果神奇，记录在案，有待进一步研究。

说明：治疗期间未用任何西药。

按：淋巴瘤是发病原因不明的一组原发于淋巴结或其他淋巴组织的恶性肿瘤，临床以无痛性淋巴结肿大最为典型，脾也常肿大，晚期有恶病质、发热及贫血等。其诱发因素与机体的免疫缺陷有关。临床分为霍奇金淋巴瘤和非霍奇金淋巴瘤。西医治疗主要是放疗和化疗。此例患者家居农村，生活困难，限于条件，仅用中药治疗，这为我们观察中药疗效提供了一次机会。

过敏性紫癜

附子理中汤加味案

张某梅，女，25岁，农民，1987年8月1日初诊。

双下肢多处青紫出血片（1cm×1cm），腹部两处。患病1周，全身困乏无力，头昏，舌质嫩淡、苔薄白而滑，脉虚弱无力，化验血小板计数正常。此为脾不统血，宜补气健脾，统摄血液，方以归脾汤加味。

黄芪、白茅根各30克，当归、党参、白术、酸枣仁、茯苓、龙眼肉、生地黄各10克，炙甘草、生姜、远志各6克，木香3克。水煎服。

二诊：上方服2剂后，紫癜缩小变淡，再未有新出血斑点，原方加牡丹皮继服。

三诊：紫癜消失，四肢酸困，呵欠频作，头昏，舌淡脉弱。此阳气不足，宜健脾补气，温阳止血，方以附子理中汤加味。

黄芪30克，桂枝、白芍、党参、白术、炮姜各10克，制附子、炙甘草各6克，大枣5枚。水煎服。

四诊：上方连服6剂后诸症消失，精神佳，紫癜再未出现。

按：血者藏之于肝，主之于心，滋生在肾，推动在肺，生化统摄在脾，而脾胃为气血生化之源，为后天之本。故出血者，多究之于脾。脾虚即气虚，气虚则不能统摄血液，血溢肌肤，治当健脾补气摄血，归脾汤为合适之方，但补气有余，凉血不足，故加生地黄、白茅根、牡丹皮者，以凉血止血也，不使气过盛而生火。血止之后，阳虚之证显，又以附子理中汤温阳固摄。此等出血，非火热之盛，实气阳不足，不须考虑其阳热助火之弊，乃寒性出血也。

黄连解毒汤加味案

段某祥，男，54岁，农民，1994年6月14日初诊。

皮下、口腔出血2天。患者2天前在田地劳动时，吃黄瓜之后，第2天发现唾液中有血，随后全身皮肤均有大小不等出血点，多处融合成片，色鲜红。患者前来就医时口腔有鲜血，舌为鲜红血条，脉洪数，查血小板100×10^9/L，诊为过敏性紫癜。此火热为甚，迫血妄行，宜清热凉血止血。

仙鹤草30克，黄连、黄芩、黄柏、栀子、生地黄、牡丹皮、紫草、侧柏叶、藕节各10克，茜草、甘草各6克。水煎服。

上方服后口腔出血消失，舌鲜红无苔，全身再未有新瘀点出现，仍宗上方治疗，共服12剂后恢复正常。

按：火热可以迫血，致使血溢脉络，渗于肌肤，即所谓“阳乘阴热血妄行”。轻者可用犀角地黄汤之类，重者非黄连解毒汤苦寒直折，不足以清其火热。《医宗金鉴》云：“热伤一切失血证，犀角地黄芍牡丹，胸膈满痛加桃大，热甚吐衄入芩连。”说的就是这个道理。方中芩、连、栀、柏清其火热，牡丹皮、生地黄养阴凉血，治其出血之本；紫、侧、藕、鹤止血治标，茜草止血活血，防其瘀滞；甘草调和诸药，配伍有度，取效甚佳，对火热性出血实为有效方剂。对火热之轻证，笔者常用犀角地黄汤（水牛角代犀角）与止衄汤（即增液汤）相合，加治标止血之药；火热甚者，用黄连解毒汤与止衄汤相合，加治标止血之药，效果卓著。此患者可能系因食用被喷洒农药的黄瓜导致过敏所致。

血小板减少性紫癜

养阴凉血案

郭某梅，女，21岁，农民，1991年11月4日初诊。

全身紫癜，鼻出血，乏力，口干不欲饮，血小板计数$43\times10^9/L$，舌淡红，无苔，脉细数。此系气阴两虚，宜养阴凉血止血。

龟板、鳖甲、黄芪各30克，生地黄、阿胶（烊化）、仙鹤草、侧柏叶、黄芩、白术各10克，甘草6克。水煎服。

上方连服10剂，紫癜较前减少，血小板计数$65\times10^9/L$，原方去侧柏，加白茅根、牡丹皮、白芍，继服10剂，血小板计数$95\times10^9/L$，出血停止，紫癜消失。

四草汤加味案

石某琴，女，14岁，学生，1994年7月18日初诊。

全身出现瘀点1个月余，乏力，舌质淡，舌尖略红，血小板 85×10^9/L。此乃气虚血热，宜补气凉血止血，方用四草汤加味（自制方）。

仙鹤草、白茅根各30克，黄芪15克，紫草、侧柏叶、生地黄、白芍、牡丹皮、阿胶（烊）、黄连各10克，三七、甘草、茜草各6克。水煎服。

上方服3剂后，出血减少，舌尖不红，去黄连，继服10剂，紫癜消失，血小板计数 130×10^9/L，带药10剂回家。

补气滋阴活血案

李某英，女，30岁，家庭主妇，2004年4月29日初诊。

2002年4月开始反复鼻出血，未做检查，仅在耳鼻喉科做局部治疗，后鼻血止，但随后经常眼角出血，牙龈出血，皮肤常有青紫斑，小腹部出现紫色水泡，破裂后流鲜血，直至2004年4月28日去某医院检查，血小板 27×10^9/L，红细胞 3.58×10^{12}/L，血红蛋白107g/L，白细胞 4.9×10^9/L，中性粒细胞51%，诊断为血小板减少性紫癜，因病情严重，医生建议到省级医院诊断。患者前来求中医治疗。舌质淡、苔薄白，脉弱，口干不欲饮，牙龈呈出血鲜红色，全身有多处青紫斑，困乏无力。证属气阴两虚，日久血络瘀阻，宜补气养阴、活血止血。

黄芪30克，生地黄、白芍、玄参各15克，水牛角、当归、三七、山茱萸、党参各10克，黄芩、茜草、甘草各6克。水煎服，同时冲服云南白药。

二诊：上方服3剂后，牙龈及皮肤出血停止，但因忙于家中修房，停止治疗。至6月7日牙龈又出血，前来再次治疗，原方再服5剂后查血常规示血小板 92×10^9/L，出血止。效不更方，原方继服以巩固疗效。

按：血小板减少性紫癜与过敏性紫癜的中医治疗就是异病同治、辨证施治。血热者凉血止血，血寒者温阳止血，气虚者补气摄血，阴虚者养阴止血。但临床并不都是单型出现，而是多种病机同时显于一体，故数法同糅于一方者常有之事，即复杂的病机用数法同治。此患者参、芪补气以摄血；玄、地、芍养阴以止血；水牛角、黄芩清热以凉血；七、归、茜草活血以止血；山茱萸味酸以收敛，涩以固摄，合诸味之中，加强止血之效；甘草调和诸药，助参、芪以补气摄血。全方补气、活血、养阴、清热，多种方法融于一方，故取效甚捷。

内分泌系统疾病

尿崩症

王某福，男，26岁，教师，1985年5月24日初诊。

多饮、多尿伴胸痛半年。在某医院诊断为尿崩症，住院治疗2周，无效。现患者每日饮水超过10L，伴口渴咽燥、多尿，舌质红、苔黄燥，脉沉细数。证属三焦火热，聚而成毒，灼劫津血，方用黄连解毒汤加味。

生地黄、天花粉、天冬、麦冬、玄参、金银花、泽泻各10克，黄连、黄芩、黄柏各8克，栀子、甘草各6克。水煎服。

上方服6剂后，每日饮水量减为2000余毫升；10剂后减至日饮水500毫升，口不燥渴，精神转佳。继用五味子丸调理数日后痊愈出院，一年后随访，未见复发。

按：此虽属消渴，但与糖尿病不同，证属火热成毒，灼劫津血，故治疗以清火毒为第一要法，辅以养血生津之品而取效。

神经系统疾病

面神经炎

正容汤加减案

王某娟，女，35岁，农民，1988年6月27日初诊。

颜面左侧瘫痪已9天，口眼歪斜、麻木，睑裂不能闭合，在当地针刺治疗效果不佳，故前来我院住院治疗。脉弦细，舌苔白腻。证属风痰阻络，宜用正容汤加减。

赤芍20克，防风、秦艽、木瓜、姜半夏、茯苓、葛根、羌活各10克，天麻、胆南星各8克，生姜、甘草各6克。水煎服。

二诊：上方服3剂后明显见效。原方加僵蚕，继服5剂，口眼歪斜基本恢复，上方继服 5 剂，痊愈。

三公散案

贾某莲，女，38 岁，干部，1991 年 8 月 5 日初诊。

右侧面神经麻痹 2 个月，口眼歪斜，右侧面部麻木，右眼睑下垂不能上提，右眼睑下肌肉跳动，曾用针灸、西药等治疗效果不佳，前来求中医治疗。舌苔薄白，脉细数。治宜补气祛风、养阴柔筋。

黄芪、葛根各 15 克，当归、木瓜、白芍、生地黄、麦冬各 10 克，柴胡 8 克，天麻、僵蚕、甘草各 6 克。

另用三公散：白芷 40 克，生天南星 30 克，蜈蚣 10 克，为末，装胶囊，每服 3 粒（约 1.5 克），每日 2 次。

二诊：上方服后，面部感有如虫行走，感觉良好。原方去生地黄、麦冬、柴胡，加防风、地龙、桃仁，治疗 20 余天，基本痊愈。

祛风活血案

张某，男，30 岁，经商者，2005 年 9 月 22 日初诊。

夜间身上有汗外出时，秋寒袭人，致口眼歪斜，已 2 周，经针灸等治疗无效。脉浮紧，舌苔薄白，兼有咳嗽、头痛、恶寒、恶心。此风寒侵袭，营卫不和，经络受束，左缓右急，故口眼歪向右侧。治宜祛风活血通络，方用祛风通络汤（自制方）。

桂枝、防风、荆芥、羌活、浮萍、川芎、黄芪、姜半夏、白芷、杏仁、赤芍、陈皮各 10 克，麻黄、甘草各 6 克，姜枣为引。水煎服。

连服 5 剂，病愈过半，继服 5 剂，完全恢复。

同年 12 月 17 日有何某红女士，37 岁，工人，口眼歪斜 1 周，经用本方连服 10 剂痊愈。

按：面神经麻痹，中医认为是腠理开泄、风邪外袭所致，因此以祛风为治；西医认为与病毒感染有关，而祛风的中药有抗病毒作用，这大概是祛风药能治愈本病的一个原因。本方选风药为主，配合补气固表、活血化痰药，治疗多例，疗程短，疗效满意。

末梢神经炎

补阳还五汤加味案

刘某杰，男，54 岁，教师，1987 年 8 月 5 日初诊。

手足麻木半年，感觉迟钝，舌苔白厚腻，脉细弱。此血痹也，乃属营卫不足，湿痰阻络，先予温胆汤等服之效果不佳，随以补气活血通络为治。方用补阳还五汤加味。

黄芪、赤芍各 30 克，川芎、当归、桃仁、秦艽、泽泻、桂枝、防风各 10 克，胆南星、地龙各 8 克，红花、天麻各 6 克。水煎服。

二诊：手足麻木较前好转，舌苔厚腻略黄，舌稍红。原方黄芪加至 60 克，少加黄连 3 克，去泽泻，加薏苡仁、半夏继服。

三诊：效果较好，手足麻木明显减轻，黄芪加至 90 克，调整如下。

黄芪 90 克，赤芍 30 克，薏苡仁 15 克，川芎、当归、桃仁、防风、秦艽、姜半夏各 10 克，地龙 8 克，红花、天麻、桂枝各 6 克，黄连 3 克。水煎服。

四诊：手足麻木基本消失，营卫之气已能流通，原方重用黄芪至 120 克，桂枝加至 10 克，继服。

五诊：舌苔渐退，手足感觉正常，为巩固疗效，原方继服 5 剂。

三痹汤加味案

王某玲，女，32 岁，农民，2003 年 6 月 21 日初诊。

3 年前因产后受风，两足麻木、疼痛，发凉畏寒，经中西医多方治疗均无效，经人介绍前来诊治。两足麻木，自感发凉，常畏风寒，舌苔薄白，脉弦细。此为产后气血虚弱，感受风湿而成痹，宜补气养血，祛风通络，方以三痹汤加减。

黄芪 30 克，当归、川芎、赤芍、怀牛膝、独活、防风、党参、续断、杜仲、茯苓、熟地黄、桂枝、透骨草、威灵仙各 10 克，细辛、红花、甘草各 6 克。水煎服。

上方服 5 剂后麻木消失，两足有温热感，再服 10 剂后痊愈。

按：此方用三痹汤补气养血，妙在加透骨草、威灵仙逐风祛湿，标本兼治，故取效甚捷。与前案相比，两者均有补气活血之功，但前者补气活血，辅以祛风化痰；后者补气活血，辅以驱逐寒湿。

四妙散加味案

杨某林，男，48岁，工人，2004年6月1日初诊。

双下肢外侧麻木两月余，多方治疗效果不佳。口干口臭，舌质红、苔黄腻，脉滑数。此为湿热下注，治宜清化湿热、祛风通络，方以四妙散加味。

苍术、黄柏、怀牛膝、薏苡仁、桂枝、独活、防风、当归、川芎、茯苓、黄芪各10克，甘草6克。水煎服。

3剂后麻木消失，黄腻苔退，继服6剂巩固疗效。

三叉神经痛

麻辛附子汤加味案

张某兰，女，37岁，干部，1989年11月16日初诊。

头痛连目、右耳麻木，牵引面颊疼痛，痛甚则呕，呕甚则昏，反复发作已2年多，多方治疗无效。近日疼痛影响睡眠，舌淡面黄，手足冰凉，以巅顶痛为主。虑为厥阴头痛，用吴茱萸汤加味效果不佳，后思虑良久，面青黄而瘦，舌苔薄白而腻，痛甚则入脑，背部常怕冷，受风寒则加重，恍然有悟，此风冷头痛也，乃《十便良方》所载指迷麻黄附子细辛汤证，其方专治头痛，痛连脑户，或但额角与头相引，遇风寒则极，此风寒客于阳明之络，随经入脑，谓之风冷头痛。患病日久，正气已虚，但反复外感，风寒之邪仍存，故温阳散寒为正治之法，方宜指迷麻黄附子细辛汤加味。

姜半夏、生姜、制附片、茯苓各10克，川芎、麻黄各8克，细辛、甘草各6克，通草3克。水煎服。

上方服2剂后，疼痛消失，舌苔转薄白不腻，原方加白芍10克，继服善后，后痊愈。

按：指迷麻黄附子细辛汤由麻黄、附子、细辛、川芎、生姜组成，本案加入半夏、茯苓以化痰饮，成为温阳散寒化饮之方；通草反佐以制其燥热，又可通络，取当归四逆汤用通草义。

芍草葛麻加味案

刘某，女，65岁，家庭妇女，2002年6月26日初诊。

右侧头前部、面颊及牙齿疼痛2周，稍有触动即疼痛发作，呈闪电样，每日历时约2分钟，平时闷痛不适，前医按牙痛治疗，效果不佳。诊其脉弦数，察其舌边红、苔薄黄，伴有口干、失眠、头面部自感发热、大便干燥、小便短赤。此肝胆火热，风阳上扰，宜平肝息风、清热止痛，方以芍草葛麻汤加味。

葛根、白芍各30克，水牛角、天麻、菊花、白芷、蔓荆子各10克，龙胆草、黄芩、栀子、甘草各6克。水煎服。

上方服2剂后疼痛缓解，5剂后诸症痊愈。

按：芍草葛麻汤是笔者自制方，又称柔筋止痛汤，主要治疗多种头痛，如高血压头痛、偏头痛、神经衰弱头痛等，用于三叉神经痛效果亦佳。方中取芍药甘草汤，酸甘化阴，柔筋止痛，加葛根鼓舞清阳，与芍药相伍，濡润经筋而止痛，加天麻平息肝阳、化风柔痉而止痛。全方既养血，又可止痛，还可祛风潜阳，从而达到柔肝解郁、缓急止痛的效果，对于不通则痛和不荣则痛皆可应用。热甚者加菊花、黄芩，寒甚者加附子、细辛，风甚者加全蝎、僵蚕，阳亢者加龙骨、牡蛎，随证加减，灵活应用。

神经性头痛

芎芍小柴胡汤案

魏某祯，男，24岁，农民，1987年8月3日初诊。

左侧头痛2个月，头部一圈如有“紧箍感”，恶心欲吐，寒热往来，小便黄，舌苔薄白，脉弦。此为少阳头痛，宜和解少阳，散寒止痛。方用芎芍小柴胡汤。

柴胡、黄芩、姜半夏、党参、生姜、赤芍、白芍各10克，川芎8克，炙甘草6克，大枣5枚。水煎服。

上方服3剂后诸症减轻，6剂痊愈。

按：小柴胡汤的加减颇多，如《寿世保元》中柴胡双解散即小柴胡汤加白芍与茯苓，仲景小柴胡汤原方加减中有腹痛去黄芩加芍药。在小柴胡汤原方中加白芍与川芎，笔者命名为芎芍小柴胡汤，常用于头痛，疼痛连目，眩晕耳鸣，恶心等，有奇效。痛甚者加葛根、细辛，热甚者加桑叶、菊花。

吴茱萸汤合小柴胡汤加泽泻案

牛某，男，11岁，学生，1988年1月14日初诊。

头巅顶痛、寒热往来、眩晕恶心已3日，晕甚则颜面青滞，舌质淡、苔薄白，质嫩滑，脉沉细，晨起为甚。晨旦病重者阳气不足，阴寒为甚，痰浊寒邪上逆则头痛眩晕，虽属厥阴，但合少阳。厥阴之头痛，少阳之眩晕，是病从少阳渐入厥阴，宜温厥阴之寒，和少阳之枢，方宜吴茱萸汤合小柴胡汤加减。

党参、姜半夏、泽泻各10克，吴茱萸、生姜各8克，柴胡、黄芩、炙甘草各6克，大枣5枚。水煎服。

上方服2剂，后诸症痊愈。

按：吴茱萸汤合小柴胡汤治疗头痛眩晕、恶心呕吐者效佳，辨证多属厥阴与少阳合病。厥阴头痛，可有呕吐；少阳眩晕，亦有呕吐。此证头痛多在巅顶，疼痛较重，患者多倦卧少动，舌苔薄白、质淡，脉弦细，多属寒性头痛。兼太阳者合桂枝汤，兼阳明者合葛根汤。

纯阴汤加减案

张某，男，57岁，干部，2009年1月23日初诊。

右侧头颞部闪电样疼痛，右下牙龈肿痛，每隔几分钟发作1次，大便较干燥，脉细数，舌苔薄黄燥。此肝肾阴虚，浮火上炎，宜养阴滋水，清其虚火，方以纯阴汤加减。

白芍、生地黄各30克，玄参、地骨皮、女贞子、怀牛膝、知母、谷精草、拳参各10克，甘草、黄柏各6克。水煎服。

上方服1剂后腹泻、头痛及牙龈痛消失，继服2剂痊愈。

偏头痛

柔筋止痛汤合蠲饮通窍汤案

罗某，女，52 岁，农民，1987 年 3 月 10 日初诊。

左侧头痛半年，痛连颈项，痛时颈项发硬，自感颈部血管暴张，扪之为米粒样硬物，伴耳鸣头晕，易发脾气，脉弦，舌苔薄白。此肝郁不疏，风痰上扰，宜柔筋止痛汤合蠲饮通窍汤加味治疗。

赤芍、泽泻、葛根各 30 克，柴胡、姜半夏各 10 克，木瓜 8 克，天麻、石菖蒲、炙甘草各 6 克。水煎服。

二诊：上方服 5 剂后，疼痛消失，嘱继服 5 剂以巩固疗效。

镇肝息风案

赵某至，女，40 岁，干部，1992 年 3 月 5 日初诊。

偏头痛 2 年多，以右侧为主，有搏动感，以上午 10—12 时为甚，近 20 天每天疼痛，头上扎一毛巾，诸药无效。舌淡、苔薄白，脉弦劲。此肝阳上亢，宜镇肝潜阳。

生龙骨、生牡蛎、白芍各 30 克，葛根 15 克，桑叶、菊花、川芎、木瓜各 10 克，僵蚕、细辛、甘草各 6 克。

上方 1 剂后痛止，继服 5 剂以巩固疗效。

清空膏加味案

贾某里，男，28 岁，农民，1988 年 1 月 22 日初诊。

患者 1 月 15 日清晨感到眼前有光点闪动，随后眼前出现黑暗区，面唇及左侧肢体麻木，约半小时后，前额部开始疼痛，然后向颞部扩散，最后遍及全头，疼痛剧烈，呈搏动性痛，痛甚时伴有恶心呕吐、畏光，当地医生用西药治疗无效。患者家属称：1 月 15 日疼痛剧烈时“休克”（可能为昏晕）1 次，剧痛 2 个小时后转为闷痛，于入院前一天又剧痛 1 次，当地医生认为是“脑膜炎”，让患者至县级医院治疗，门诊以额窦炎、神经性头痛收入院。

目下：头痛以前额为主，向全头扩散，恶心欲吐，口干不欲饮，闭目畏光，心悸，胃脘闷胀不适，舌苔黄白相兼，质嫩。此属阳明风热头痛，宜祛风清热止痛，先以清空膏加味。

葛根、川芎、白芍各60克，柴胡、羌活、防风、苍术、姜半夏各10克，黄芩、黄连、花茶、甘草各6克。水煎服。

二诊（1月23日）：上方服1剂后头痛明显减轻，昨晚休息好，唯左侧肢体稍有麻木，舌苔薄白、质滑。大痛已止，减量调整，方以柔筋止痛汤加味。

赤芍、葛根各30克，天麻、桂枝、地龙、川芎各10克，羌活、生姜各8克，僵蚕、炙甘草各6克，大枣5枚。水煎服。

三诊（1月25日）：服上方2剂后，头痛再未发作，仅头角部皮肤发麻，恶心感消失，胃脘舒适，精神佳，谈笑自若。原方继服2剂。

四诊（1月27日）：疼痛再未发作，额角部麻木感消失，饮食正常，唯感“内心发急”，舌苔薄白、质略滑，原方加生龙骨、生牡蛎继服。

五诊（1月29日）：2剂后，诸症消失，精神佳，共住院9天。

加味四物汤加味案

李某，女，35岁，农民，2003年4月20日初诊。

左侧头痛数年，经多方治疗效果不佳，近2个月加重，疼痛以左颞部为甚，有搏动感，上午10—12时疼痛最为剧烈，疼痛时伴有恶心。舌尖略红，少苔，脉弦细。证属血虚头痛，宜柔肝养血止痛，方以《金匮翼》加味四物汤加味治疗。

白芍、川芎各30克，生地黄15克，当归、蔓荆子、柴胡、桑叶、菊花、白芷各10克，细辛8克，黄芩、甘草各6克。水煎服。

上方服2剂后疼痛停止，连服10剂以巩固疗效。

按：偏头痛，若风湿热盛者可用清空膏；阴寒直入者用麻黄附子细辛汤加半夏、生姜；浊阴上逆者用吴茱萸汤；无表里证，寒热不显者用芍草葛麻汤。另外，如散偏汤、当归四逆加吴茱萸生姜汤、血府逐瘀汤等都可选用。若肝风内动者，天麻钩藤饮则为恰当。而余以补阳还五汤、柔筋止痛汤、蠲饮通窍汤效果最佳。

痫症

王某刚，男，18 岁，学生，1992 年 12 月 21 日初诊。

2 岁时高热抽风（脑膜炎住院）1 次，近 2 年每遇学习加重则突然神志昏迷，口吐白沫，四肢抽搐，数十秒后即清醒。舌苔薄白、质滑，脉沉弦。此乃风痰上扰，宜祛风化痰。

磁石 30 克，雷丸、蔓荆子、天麻各 10 克，僵蚕 8 克，白胡椒、九节菖蒲、全蝎各 5 克，白矾 3 克。水煎服。

服 10 剂后再未发作，调整上方后配成粉剂服用。

紫河车、蔓荆子、雷丸各 200 克，天麻 100 克，白胡椒、僵蚕、全蝎各 50 克，白矾 30 克。

诸药为末，每服 5 克，每日 2 次，以磁化水冲服。

上方服用 1 周后再未出现昏迷、吐沫、抽风，1 个月后随访身体正常，上方继服半年，后随访未发病。

中风

中风论治

根据中风发病的不同阶段（急性期、恢复期、后遗症期）的发病特点、病理改变而施以不同的治疗方法，临床上可以取得较为满意的疗效。现将辨证、治法与方药分述如下。

一、急性期：攻逐瘀痰、息风清火、泻下降逆

中风急性期，来势凶猛，发病暴急。多因风阳亢盛，气血逆乱，“血之与气并走于上”，致使脑神不明，突然昏仆，痰声漉漉，倘若邪盛正衰则形成脱证。

本期的关键所在为“瘀痰”二字，因为血气逆乱，上壅于脑，或为阻塞，或为外溢，皆可形成瘀血。唐容川云：“凡治血者，必先以祛瘀为要。”血气逆乱则津液不顺，凝而为痰，痰与瘀同时并存，有瘀就有痰。痰可以上冲脑腑，亦可以流窜经络。故丹溪治中风，时时强调“治痰为先”。瘀痰形成后可以相互胶结，使病情向凶险方面发展，故急性期抢救治疗阶段抓住“瘀痰”二字至关重要。

气血逆乱的本因是肝阳化风、风火相煽。《世补斋医书》云："盖人身无内风不招外风，无内火不招内风，风由于火，火又生风，风火交煽，风为标而火为本。苟得内火之降则内风息，苟得内风之定则外风除。"之所以云"风为标而火为本"者，是因为中风，特别是出血性中风的根本原因是"火热迫血妄行""火迫血溢"。阳亢本身就是热，阳亢至极则为火，火能迫血，火能生风，风火相煽，气血逆乱。故在治疗瘀痰的同时，要平息风火，瘀痰风火甚者，则宜攻逐瘀痰，清火息风。火，肝火者为多，胃火者次之；泻肝清火，泻胃降火，实为"攻逐"的具体内容。尤在泾称攻逐之法为治中风的"泄大邪"法。临床瘀甚还是痰甚，火重还是风重，又当区别选方用药。总之，急性期多属热证、实证，不可贸用补虚温热之方。但亦有阳虚寒凝者，仅十之一二，多见于缺血性中风，可选用后遗症期的补气温阳类方。

胃火上逆冲脑者，用泻心汤；胃火上逆，瘀血阻脑者，用清凉饮子、宣明丸；胃火上逆，心脑蒙闭者，用牛黄通膈散、安宫牛黄丸；肝胆火盛，气血逆上者，用泻青丸、龙胆泻肝汤；若中脏腑重证，痰水瘀血积脑者，用抵当汤、夺命散、普济三化汤；而中脏腑轻证，瘀血阻滞，腑气不通者，用桃核承气汤、河间三化汤、大芎黄汤治之。

肝热阳亢而风动者，用天麻钩藤饮、滋生清阳汤；热极生风，兼有胃火盛者，用风引汤；阴虚阳亢，肝风上逆者，用镇肝息风汤；阴亏极甚，时时欲脱者，用大定风珠；风阳挟痰窜络等轻证者，用中络方、半身不遂方、和营祛风方治之。

瘀血兼火热者，用宣明丸、清凉饮子；瘀血兼痰火鸱张者，用抵当汤、夺命散；瘀血兼肝郁气滞者，用血府逐瘀汤；瘀血兼神迷不明者，用通窍活血汤；瘀血阻络者，用《审视瑶函》芎归汤、养真丹；瘀血夹痰轻者，用姜制四物汤、竹沥四物汤；纯瘀无它证者，用铁弹丸、活络效灵丹治之。

痰迷心窍者，用涤痰汤；痰火上蒙，腑气不通者，用礞石滚痰丸，兼虚者用竹沥达痰丸；寒痰气滞者，用三生饮；热痰气滞者，用对星香散、运痰丸；痰热气虚者，用清热化痰汤；风痰阻络者，用朱氏大省风汤、玉真散；痰浊阻络兼气虚者，用化痰通络方；纯痰无它证者，用温胆汤、救生散、竹沥二陈汤治之。

若有脱证者，阳脱用参附汤，阴脱用生脉散；阳脱兼瘀者，用急救回阳汤；阴阳两脱者，用参附五味龙牡汤；脱后培补者，用阴阳两救汤。

二、恢复期：除邪务尽、行气活血、搜风通络

中风恢复期，邪之大势已去，但瘀痰未尽，余热未清，余风未息，仍当祛邪，然选方用药，则以平和者为准。并且要调和营卫、调理气机、祛风通络相互参酌。祛邪与扶正各半，重在调理。《重订严氏济生方》云中风“乃营卫失度，腠理空疏，邪气乘虚而入”，故必须调和营卫，使营卫通畅，肌肉得养，经络得润，瘫痪不遂，不仁不用，方可得复。中风，有瘀血，亦有气滞，气滞则血瘀，血瘀则气滞，血不循乎常道，气亦逆乱于经隧。故戴元礼云：“治风之法，调气为先。”尤在泾将“转大气”定为治中风一大法则：“大气，不息之真气也，不转则息矣。故不特气厥、类中，即真中风邪，亦以转气为先。经云：大气一转，邪气乃散，此之谓也。”在清除余邪、调和营卫、调理气机的同时，在恢复期可以考虑用一些虫类搜剔之品，以加强通络作用，起到较快的恢复肢体功能的效果。在此阶段不可大补骤补，唯恐炉烟未熄，有复燃之势，“调理”二字实为重要。

气滞兼虚者，用匀气散、八味顺气散；气滞兼营卫不和者，用通气驱风汤；中寒者，良方人参顺气散；气滞兼痰者，用理气祛风散；气滞兼血瘀者，用大乌药顺气散；气滞兼痰热蒙窍者，用枳壳散。气逆不降者，用苏子降气汤。营卫不和者，用小续命汤、愈风散、羌活愈风汤。痰瘀阻络者，用中络方、半身不遂方治之。

三、后遗症期：补气温阳、滋养肝肾、活血通络

中风后遗症期，病邪衰退，火热渐熄，正气渐虚，虽余有痰浊瘀血，不可攻逐。因为在此阶段，正虚不能御邪，正虚为本，余邪为标。盖患中风之先，即有肝肾内虚，精血亏耗，或阳虚气弱，络脉空疏，只是在急性期痰瘀风火诸证鸱张，邪气蒙闭脑神，甚为突出，非果断除邪不能安正，不便用补而已。王清任谓：“半身不遂，亏损元气，是其本源。”故补气活血为治疗后遗症期的一大法则。肝阳上亢、肝风内动皆因肝阴不足，肝血有亏，而水不涵木则为其本。况肝主筋，肾主骨，筋骨不用，左右不遂，应予滋补肝肾、养血填精，精血充足，风阳亦不能亢。王节斋、叶天士皆注重滋补肝肾之阴。对于阳虚夹寒者，不论是中风急性期还是后遗症期皆有之，或为素体寒凝，或为苦寒伤阳，皆可致之。“阴主濡之，阳主煦之。”阳气不到之处，津液可以凝为痰，血液可以留为瘀。故《读医随笔》云："阴虚、阳虚为中风两大关键。"中风阳虚又不可不知。中风恢复期，在补正方药的基础上加一些活血化痰、搜风通络之品，可加快肢体功能的恢复。这是因为在此阶段，从临床看，神识已明，热退身凉，遗留有半身不遂、口眼歪斜、语言謇涩等症，因此应把治疗的重点放在肢体功能的恢复上。如果说急性期治疗是攻邪以阻止病势的发展，那么后遗症期则是补正以恢复肢体的功能。

气虚血瘀者，用补阳还五汤、助阳止痒汤；气虚血瘀，风痰阻络者，用逐风汤、振颓丸；气虚兼寒，痰瘀阻络者，用释麻汤；中气下陷者，用补中益气汤。肝肾阴亏兼气虚者，用集灵膏；肝肾阴亏兼血瘀者，用滋营养液膏；阴虚火旺者，用知柏地黄汤；肝肾阴虚，肝郁不疏者，用滋水清肝饮；肝肾阴阳两虚者，用补真汤、鹿茸四斤丸，兼痰者，用地黄饮子。阳虚寒凝兼气滞者，用三建二香汤；阳虚寒凝，痰浊壅盛者，用五虎汤，兼气虚者，星香散；阳虚寒凝，痰瘀阻络者，用八生饮子、活络丹；阳虚寒凝，风痰阻络者，用脑麝祛风丸治之。

中风乃大病、重病，辨证不可不精，用药不可不细，分清出血与缺血，然后别邪正、辨虚实、分阶段、审内外，分层分步精心治疗，方能取得较满意的疗效。论中所用方剂可参考笔者所著《历代中风方药研究》一书。

短暂性脑缺血发作

正容汤加减案

安某全，男，84岁，退休工人，1988年6月7日初诊。

昨日突然感觉身体左半侧软弱无力，肢体麻木，神志清楚，语言正常，无明显面瘫舌歪，血压150/80mmHg，2小时后发软无力逐渐恢复，但仍感麻木，脉弦。舌质暗、苔白腻。此属小中风，乃感受风邪，气虚血瘀痰阻所致，宜祛风化痰、活血通络，方以正容汤加味。

黄芪、当归、羌活、防风、秦艽、姜半夏、茯苓、天麻各10克，胆南星、木瓜、僵蚕、甘草各6克。水煎服。

二诊：上方服3剂后，肢体恢复正常，麻木消失，嘱其继服脑络通胶囊，每次8粒，每日3次，以防复发。

济生肾气汤案

毛某仁，男，66岁，农民，1989年3月15日初诊。

头晕头昏5年，1个月前突然左侧肢体发软，运动不灵，约1小时后恢复，经西医降压等药治疗，略有好转，但四肢麻木，头昏如蒙始终不除，血压220/120mmHg，四肢发硬，行动迟缓。舌微红、苔薄白，脉弦劲有力。此肝阴不足，肝阳上亢，先镇肝潜阳息风，方用天麻钩藤饮加减。

石决明、益母草、首乌藤、白芍各30克，天麻、钩藤、怀牛膝、杜仲、茯神、桑寄生、生地黄各10克，栀子6克。水煎服。

二诊：前方服3剂后头昏如蒙好转，但四肢麻木仍然存在，困乏无力，腰困膝软，舌质转淡而不红，舌苔薄白而润，脉沉而细，血压200/120mmHg。肝阳上亢已被遏制，肾阳不足，水湿不化有所显现，宜温肾利湿，方用济生肾气汤加味。

桂枝、熟地黄、山药、牡丹皮、茯苓、车前子、怀牛膝、泽泻各10克，地龙、山茱萸、制附子各6克。水煎服。

三诊：上方服3剂后诸症明显好转，头昏肢麻减轻，腰困消失，原方再服3剂，测血压180/110mmHg，精神转佳，遂配脑络通胶囊长期服用，以防脑梗。

半月后复查血压150/105mmHg，患者可以参加体力劳动。

脑梗死

平胃散加味案

叶某杰母，66岁，农民，1987年11月16日初诊。

右侧肢体瘫痪10天，肌力Ⅱ级，卧床不能行走，口眼歪斜，血压130/85mmHg，语言清晰，脉弱无力。此气虚血瘀，风邪所伤，宜补气活血通络，方以补阳还五汤加味。

黄芪30克，当归、川芎、赤芍、桃仁、地龙、羌活、防风各10克，红花6克。水煎服。

二诊：上方服3剂后，诸证变化不大。详察其情，患者大便干燥，6日一行，舌苔黄腻，纳呆，腹微胀。此湿热中阻，运化失司，中焦壅塞则气血不行，故补气活血未见其效，宜先通调中焦枢纽，而后再观其变治之。

苍术、厚朴、陈皮、枳壳、蒺藜、石菖蒲、法半夏各10克，黄连、大黄、炙甘草各6克。水煎服。

三诊：上方服1剂后大便通畅，2剂后饮食增进，肢体活动较前改善，肌力增加，可下床搀扶行走，3剂后可下床侍杖行走。停服上方，配以脑络通（散剂），每服5克，每日3次，1周后可独自行走，20天后行走正常，可做家务。

按：肠（脾）胃为生化之源，又是万病之贼，肠胃内伤，百病由生。中焦乃上下升降之枢纽，中焦通则气血通，中焦安则五脏安。平胃散可治脑梗死，三化汤可治中风，其理相同。

养阴化痰案

高某莲，女，71岁，农民，1988年8月4日初诊。

患者于入院前1天上午感觉头昏，随后右侧肢体发软无力，卧床不能行动，语言不利，口眼歪斜，血压160/110mmHg，右侧肢体反射减弱，触觉尚可，右上肢肌力0级，右下肢肌力Ⅰ级，病理反射未引出。

辨证：表情淡漠，语言謇涩，口眼歪斜，头晕，右侧肢体瘫痪，舌质红、苔中、根部黄腻，脉滑，大小便正常。此痰热上蒙心神，络脉气血阻滞，宜清热化痰，祛风通络，方以黄连温胆汤加味。

法半夏、陈皮、茯苓、枳壳、防风、胆南星各10克，天竺黄8克，黄连、竹茹、生姜、甘草各6克。水煎服。同时配服脑络通胶囊。

二诊：上方连服6剂后，精神佳，语言清，右臂有麻木感，右下肢可在床上活动，能抬高10厘米，可自主屈膝，舌质红少津、根部有苔，脉沉细数。此营阴不足，兼有痰浊，宜养阴化痰，活血通络。

生石膏30克，生地黄、赤芍、麦冬、薏苡仁、丹参、银杏叶、天竺黄各10克，姜半夏、竹茹、甘草各6克。水煎服。

三诊：上方服3剂后感觉良好，下肢可做抗阻力运动，上肢手指可动，舌质略红、根部苔退，原方继服。

四诊：上方连服9剂，肢体功能恢复较快，可搀扶行走，偶感腰困，舌质暗红而光，脉细。此为肝肾阴虚，宜补养肝肾之阴、活血祛风为治。

熟地黄、山药、山茱萸、茯苓、石斛、白蒺藜、牡丹皮、泽泻、赤芍、白芍各10克，天麻6克。水煎服。

五诊：上方服3剂后，患者可自己跛行，精神佳，饮食正常，要求出院，嘱常服脑络通，加强功能锻炼。

导痰汤加味案

刘某元，男，52岁，干部，1989年12月17日初诊。

半月前晨起右半侧发软无力，行走困难，近日逐渐加重，语言謇涩，血压150/105mmHg，舌苔白厚略腻，脉沉滑。此为风邪外袭，痰浊内阻，气滞血瘀，宜化痰活血，祛风通络，方以导痰汤加味。

陈皮、法半夏、茯苓、枳壳、丹参、川芎、石菖蒲、天南星、银杏叶、羌活、防风各10克，竹茹、炙甘草各6克。水煎服。

上方服后第2天患者云：右半身发热发麻，如虫行走，药力很厉害。3剂服完，腿脚行走有力，另配脑络通，继服痊愈。

脑出血

三化汤加味案

李某春，女，52岁，干部，1985年12月31日初诊。

患者于入院前一天晚7时，因生气后突然出现左侧肢体瘫痪，失语，神志不清，当时测血压180/120mmHg，巴宾斯基征（+），初步诊断为脑出血，急以降血压、降脑压、止血等治疗。目下左侧肢体瘫痪，鼾声气粗，面赤口干，小便失禁，烦躁不安，嗜睡状态，语言謇涩，双目失明，舌红苔黄，脉弦有力。证属肝阴不足，肝阳上亢，风火鸱张，宜养肝阴、潜肝阳、清热息风为治。

白芍、生龙牡、珍珠母各30克，怀牛膝、丹参各15克，大黄、石菖蒲、远志、法半夏、黄连、甘草各6克。水煎服。另用安宫牛黄丸1粒，分2次服。

二诊（1986年1月2日）：上方服2剂后，神志较前清晰，可简单言语，但不太流利，能少量进流质饮食，心烦躁动，喉中有痰，咯之不利，大便 3 天未行，舌红口干、苔黄厚燥，脉滑。证属风火痰热上扰，宜三化汤加味。

白茅根、大黄（后下）各 30 克，厚朴、枳壳、黄连、胆南星、丹参、羌活各 10 克，三七、石菖蒲、琥珀（分冲）、甘草各 6 克。水煎服。另服竹沥膏 10 克，每日 3 次。

三诊（1 月 4 日）：大便 2 次，稀溏，臭秽难闻，神志清楚，语言清晰，左眼复明，血压 130/90mmHg，黄苔渐退，脉弦细，左侧肢体瘫痪。宜补气活血，化痰通络，方以补阳还五汤加味。

黄芪 30 克，当归、川芎、赤芍、地龙、怀牛膝、胆南星、丹参、防风各 10 克，桃仁、姜半夏、石菖蒲各 6 克。水煎服。

四诊（1 月 8 日）：上方服 4 剂后，双目均已复明，语言流利，每日晨大便 1 次，成形，瘫痪肢体痛觉、温觉均已恢复，烦躁口干，舌质红、苔黄燥。前方补气有化热伤津之兆，宜化痰清热养阴。

胆南星、姜半夏、丹参、黄连、地龙、麦冬、天冬、川贝、茯苓各 10 克，枳壳、栀子、石菖蒲、竹茹、甘草各 6 克。水煎服。

五诊（1 月 10 日）：上方服 2 剂后，下肢可以抬离床面 15 厘米，上肢尚不能活动，嘱家属在床上协助患者进行肢体按摩活动。患者病情稳定，恢复较为理想，其家属要求回家治疗，再以补阳还五汤加味补气活血，以恢复肢体功能。

黄芪 30 克，当归、川芎、赤芍、地龙、怀牛膝、胆南星、茯苓、丹参、防风各 10 克，桃仁、黄连、石菖蒲各 6 克。水煎服。

带上方 5 剂回家治疗。后去省级医院做 CT 检查，确诊为脑出血。

凉血降气案

吴某家，男，26 岁，司机，1988 年 8 月 18 日初诊。

患者 1 天前行车劳累，回家后感觉头昏，神志逐渐不清，随后出现左侧肢体瘫痪，前来我院门诊，以“中风”收入院。患者原有高血压，目下血压 180/120mmHg，浅昏迷，左侧偏瘫，颈部有抵抗感，巴宾斯基征（+），考虑为出血性中风。舌质红、苔薄黄。此火热迫血，逆乱神明，宜清热养阴，降气化痰，用凉血降气方（自拟方）。

丹参、白芍、生地黄、白茅根各30克，怀牛膝、夜交藤各15克，三七、黄连、黄芩、大黄、胆南星、法半夏、石菖蒲各10克，琥珀6克（分冲）。水煎服。

上方服3剂后，患者呼之能醒，可以简单对答，左下肢可在床上活动，病有转机。继以本方治疗1周后，血压降至140/90mmHg，左侧肢体恢复较快，可以下床搀扶行走。限于本院条件，建议患者去省级医院明确诊断，后家属告知，省级医院CT检查诊断为脑出血。

连朴饮加大黄案

贾某礼，男，63岁，农民，1997年10月7日初诊。

患者突然昏迷，呕吐，半身瘫痪，以脑出血收入我院内科抢救治疗2周后，病情稳定，但呈嗜睡状态，左侧肢体瘫痪，卧床不起，语言謇涩，头痛，血压180/120mmHg，舌红、苔黄腻。此痰热为患，宜涤痰开窍，方以涤痰汤加味。

丹参、葛根各15克，陈皮、姜半夏、茯苓、枳壳、胆南星、石菖蒲、黄连、天麻各10克，竹茹、甘草各6克。水煎服。

二诊（10月10日）：上方服3剂后仍嗜睡，大便干燥不通，1周一行，消谷善饥，烦躁不安，失眠，口干咽红，舌红、苔黄燥，尿赤。此痰浊虽化，而火热未清，热不清则煎熬津液而成痰，刘河间有“火热论”正指此类，前方虽有黄连，但清热之力薄弱，宜疏通中焦，清热泻下，方以连朴饮加味。

黄连、黄芩、栀子、大黄（后下）、厚朴、石菖蒲、姜半夏、芦根、生地黄、怀牛膝各10克。水煎服。

三诊（10月13日）：上方服后热势大减，大便软，每日1行，小便清，手足较前灵活，神志较前清晰，饮食正常，心烦躁动减轻，仍失眠头痛，宜养阴清热，化痰醒神。

丹参、姜半夏、酸枣仁各30克，黄连、栀子、怀牛膝、生地黄、石菖蒲、厚朴、芦根各10克，大黄8克。水煎服。

四诊（10月16日）：上方服3剂后效果明显，可坐起下地搀扶而行。原方去大黄，加三七、天麻继服。

丹参15克，黄连、怀牛膝、姜半夏、天麻、胆南星、三七、生地黄、石菖蒲各 10 克，栀子、甘草各 6 克。水煎服。

五诊（10 月 21 日）：上方服 5 剂后可持杖行走，不需搀扶，语言清楚，头脑清晰，头痛心烦消失，睡眠较佳，上方继服。

六诊（10 月 30 日）：患者行走自如，简单生活可以自理，用脑络通善后治疗。

按：急性脑血管病主要有两类，一是缺血性，如短暂性脑缺血发作和脑梗死（脑血栓形成和脑栓塞）；二是出血性，如脑出血与蛛网膜下腔出血。中医称其为中风，其病理机制主要是风、火、痰、瘀、虚五个方面，治疗分为三期，如前所述。其发病后治疗越早，预后越好。急性期以攻逐痰瘀、清火息风、泻下降逆为治；恢复期以除邪务尽、行气活血、搜风通络为治；后遗症期以补气温阳、滋养肝肾、活血通络为治。笔者将中风的治疗具体分为调和营卫法（即祛风法）、调理气机法、化湿除痰法、活血化瘀法、镇肝潜阳法、清热泻下法、补气法、补阳法、滋养肝肾法、开窍法、救脱法及外治法共十二大法，具体运用及方剂可见于《历代中风方药研究》一书。

这里要特别提出风药在中风方面的运用，如治短暂脑缺血发作正容汤中的羌、防、秦艽和僵蚕，治脑血栓形成的补阳还五汤案中加防风、天麻；导痰汤加味案中加羌活、防风；治脑出血的三化汤中用羌活，以及清理湿热的连朴饮中加天麻，滋阴补肾的六味地黄汤中也加天麻、白蒺藜等，都注重风药的运用。这里用风药不是为了解表，而是取风药可以直达脑巅，巅顶之上，唯风药可到，且风药具有良好的活血化瘀之功。当然，运用风药，一定要在辨证的基础上，配合其他方法，临床才能取得最佳疗效。如与补气药相伍，与化痰药相伍，与活血药相伍，与养阴药相伍，与泻下药相伍等，有时数法并用，只有这样，才符合个体差异和病情的需要，方可取得最佳效果。

帕金森病

养阴活血祛风案

宋某儒母，67 岁，家庭妇女，1990 年 8 月 29 日初诊。

双上肢不停震颤，运动时减轻，静止时颤甚，睡眠状态下消失，下颌亦震颤，肌张力增高，有齿轮样强直感，行走呈慌张步态，面无表情，呈面具脸。患病3年，经多方治疗无效。舌红少苔，舌边青紫。此乃肝血虚损，虚风内动，旁达四肢，夹瘀夹痰为患。宜养阴祛风、活血化痰。

鳖甲、丹参、生地黄各30克，怀牛膝、赤芍、当归、川芎、僵蚕、天麻、防风、胆南星、茯苓各10克，全蝎3克。水煎服。

二诊：上方连服6剂，震颤较前减轻，原方加银杏叶10克继服。

三诊：上方再服6剂，震颤明显减轻，但舌鲜红、少苔，舌体边缘糜烂疼痛，瘀斑两处如黄豆大，小便偶感不利，两手微肿胀。应去其燥热，加清热泻火之品，调方如下。

生龙骨、生牡蛎各30克，生地黄、丹参、牡丹皮、僵蚕、桃仁、赤芍、白蒺藜各10克，山茱萸8克，石菖蒲、黄连、黄柏各6克，全蝎5克，木通3克。水煎服。

四诊：仍有口干舌烂，原方去全蝎，加肉桂1.5克以引火归元。

五诊：舌烂愈，舌苔薄略腻，颤动减轻，此阴虚而夹有痰湿，因系慢性疾病，宜缓图其功，调整配成丸药长期服用。

紫河车、熟地黄、当归、川芎、赤芍、桃仁、牡丹皮、怀牛膝、白蒺藜、防风、天麻、三七、枸杞子、菟丝子各50克，石菖蒲、远志各30克，胆南星、僵蚕各20克，全蝎10克。为末，蜜丸，每丸重10克，每服1丸，每日2次。

加味金匮肾气汤案

吴某民，男，67岁，退休干部，2003年9月18日初诊。

患者于去年10月份开始出现头痛，以左侧疼痛为甚，其间曾一度血压升高，经中西医治疗后好转，血压正常。今年2月发现右腿有不自主的颤抖，以为是劳累所致，未治疗。1个月后颤抖加重，在某医院诊断为脑血管病，治疗无效。后去省级医院诊断为帕金森病，经治疗仍然无效，且逐渐加重，故前来玄真堂要求中医治疗。

初诊：右腿不自主颤抖，上午重，下午轻，睡卧于床则不颤抖，偶感头昏，睡眠欠佳，舌质淡、苔薄白，脉细弱（血压130/80mmHg）。此乃肾阴亏损于下，肝风内动于外，宜滋养肝肾，平息内风。

石决明30克，熟地黄、山药、山茱萸、牡丹皮、茯苓、银杏叶、泽泻、白芍、怀牛膝、当归、钩藤各10克。水煎服。

二诊（9月23日）：上方服5剂后无明显效果，本属虚劳，亏损日久，脉细者阴虚，弱者阳虚，舌淡苔白，须滋补缓图，阴阳兼治，用方如下。

石决明30克，桂枝、当归、熟地黄、山茱萸、山药、牡丹皮、茯苓、泽泻、柴胡、银杏叶、天麻、白芍各10克，制附子6克。水煎服。

三诊（9月28日）：上方服5剂后，右腿震颤明显减轻，精神转佳，唯晚睡眠欠佳，口干，舌苔薄黄。肾阳渐复，虚风渐息，但阳复过旺，又恐上亢而成内燔，原方加知母继服。

四诊（10月8日）：上方连服10剂，口干消失，精神转佳，仍有颤动，宜滋水养阴，平肝息风。

鳖甲、龟板各30克，熟地黄、酸枣仁、丹参、白芍、蚕沙、山茱萸、当归、银杏叶、桑叶、天麻、防风、白蒺藜各10克，五味子6克。水煎服。

五诊（10月13日）：上方服5剂后，颤动明显减轻，睡眠佳，原方继服以缓见其功。

按：帕金森病（又称震颤麻痹），1817年英国医生詹姆斯·帕金森首次对此病进行了最经典的描述，故医学界以他的名字命名此病。该病是由于脑黑质中的多巴胺能神经元严重缺失导致多巴胺合成减少而引起，但导致多巴胺合成减少的原因目前尚不清楚。早期症状多为表情呆板，随着病情的发展，会出现脊柱、四肢弯曲困难，运动缺乏灵活性，继而出现步幅变小及慌张步态，说话声音变小，音调单调，不能顺利完成精细动作，最典型的是书写困难，而且字越写越小；面部肌肉强直，眨眼减少，形成“面具脸”；肢体在静止时出现幅度较大的不自主运动，以手做捻丸样动作最常见，病情加重时会出现吞咽困难、睡眠障碍、痴呆、膀胱功能障碍等，最后合并感染而死亡。

中医认为震颤乃风之所作，风气通于肝，肝风内动则颤动。究肝风内动之因，多为水不涵木，肾阴不足，肝血内虚所致。然亦有阳气不足所致者，即《内经》所谓“阳气者，精则养神，柔则养筋”。帕金森病为老年病，老年气血不足，阴阳俱衰，多有血脉瘀滞，故活血化瘀之法又不可不知。气血不足，阴阳俱虚，水津运行不畅，多有痰浊瘀阻，故运湿化痰之法又不可不知。以上皆治本之法，治病当标本兼治，祛风之药乃治标之法，而祛风之药又可活血，“顶巅之上，唯风药可到”，故在治疗上可标本兼治，在治本的同时适当加入祛风息风之药则效果更佳。因为本病病机复杂，往往诸多因素合于一体，故治疗必须诸法并用。如宋某儒母案，即补肾养肝、活血化痰、开窍息风诸药集于一方，故取得了临床症状缓解的疗效。但从远期疗效观察，未能完全根治，因此对本病的防治值得进一步探讨。

重症肌无力

补阳还五汤加味案

李某，男，18岁，学生，1991年7月29日初诊。

患者半年前感冒后，发现两眼睑无力，全身困疲，继之两眼睑下垂，无力上提，看人仰头而望，咀嚼无力，倦卧，无力言笑。前医曾用补中益气汤之类无效，后去省级医院诊为重症肌无力。此虽属痿证，然按痿证治疗效果不明显；虽属气虚，但单纯补气未必见效。患病日久生瘀，补气活血，或许取效，若再加祛风之药，则活血通络之力更大，方宜补阳还五汤加味。

黄芪30克，川芎、当归、桃仁、白术、防风、葛根、桂枝各10克，地龙8克，红花、甘草各6克。水煎服。

二诊：上方服3剂后眼睑可以上提，能笑，精神较前好转，原方继服15剂后痊愈。

补气解表案

张某意，男，23岁，教师，2002年4月5日初诊。

四肢无力半年，每遇寒冷加重，常厚衣加身，经多方治疗效果不佳。近日楼房停暖气，又感全身软弱无力，早晨起床需人扶持方可起身，穿衣穿袜也需家人帮助。脉浮而无力，舌质淡、苔薄白。证属中气虚弱，卫气不能行于四肢，肌表为风寒所袭，宜补气解表，调和营卫。

黄芪、葛根各30克，党参、白术、当归、川芎、白芍、枳壳、桂枝各10克，麻黄、炙甘草、生姜各6克，大枣3枚。水煎服。

上方1剂见效，5剂痊愈，观察2个月未再复发。

眼睑下垂案

罗某清，男，73岁，退休教师，2002年11月7日初诊。

糖尿病多年。3个月前感冒后双眼睑下垂，左轻右重，不能上提，努力蹙眉皱眼，右眼睑丝毫不动，左眼略可上提一些，视物全靠左眼，经多方治疗无效。舌苔黄腻，脉滑数。此痰湿较盛，宜化痰清热，方以黄连温胆汤加味。

黄连、姜半夏、胆南星、陈皮、茯苓、枳壳、石菖蒲各10克，远志、竹茹各6克。水煎服。

二诊：上方连服6剂，舌苔退，脉弦细，痰湿虽化，但眼睑下垂仍然如初，此乃风邪中于胞络，日久形成气虚血瘀痰阻络脉之象，方宜补阳还五汤合牵正散加减。

黄芪30克，当归、川芎、桃仁、地龙、赤芍、羌活、防风、胆南星各10克，红花、僵蚕、白附子、甘草各6克。水煎服。

三诊：上方连服6剂后，右眼睑微微可动；12剂后，眼睑能上提一半；20剂后，皱眉提眼动作自如，眼睑功能恢复正常。

按：眼胞属脾，脾虚则眼胞不能上提，是气虚不能提摄也。故用黄芪30克以补气健脾；气虚则血瘀，气虚则痰凝，故用归、芎、红花之类以活血，胆南星、僵蚕之类以化痰；高巅之上，唯风可到，故用防风、羌活以祛风，风药又可活血；地龙、僵蚕祛风通络，白附子专治头面游风，引诸药直达头面。诸药合用，补气提摄，活血化痰，祛风通络，故治疗眼睑下垂取得了良好疗效。

虎潜丸加味案

杨某治，男，78岁，农民，1991年1月24日初诊。

年逾古稀，肾气亏竭。1个月前因患外感，在街道门诊用西药输液治疗20余天后，双下肢痿软不起，不能站立，只能在床上慢慢活动，起卧需人扶持，偶有下肢痛感，肌肉无明显萎缩。舌红绛无苔，口不渴。此肝肾阴虚，筋骨痿证，宜滋养肝肾，填补精血，方以六味地黄丸加味。

熟地黄、山茱萸、山药、牡丹皮、茯苓、泽泻、怀牛膝、枸杞子、杜仲各10克。水煎服。

二诊：连服3剂后，自感下肢稍有力，舌不如前红绛，舌面有薄白苔一层，初见效果，仍从肝肾论治，再以虎潜丸加减治疗。

龟板、熟地黄各30克，锁阳、当归、怀牛膝、木瓜、山茱萸、狗脊各10克，五味子、陈皮各6克。水煎服。

三诊：上方服3剂后病情继续好转，继续补养肝肾，易方而不易法，调整上方如下。

龟板、熟地黄各30克，山茱萸、枸杞子、肉苁蓉、菟丝子、当归、怀牛膝、杜仲各10克，狗脊8克。水煎服，3剂。

四诊：可以下床行走，双下肢明显有力，患者提腿蹬脚以示功效，原方继服5剂痊愈。

按：重症肌无力是由于神经—肌肉间传递障碍而影响肌肉收缩功能的慢性疾病。临床特征是一部分或全身骨骼肌异常地容易疲劳，短期重复收缩后肌力即行减退，休息后即恢复。根据笔者多年经验，将此病分为脾肾阳虚、气血两虚、中气下陷、气虚血瘀、气虚兼表等证型辨治，临床效果较好。特别用补阳还五汤加桂、防、葛根补气活血，用补中益气汤加麻、桂、葛根补气解表，效果最著。以上治疗，可能是打通了神经—肌肉间的传递，因而较快地缓解了肌肉无力的状态。解表药（风药）的应用，不只是为了解表，风药可以鼓舞清阳，又可加快血液流动，即有活血化瘀的作用。因而治疗重症肌无力时加入适量的风药，效果是非常明显的。而中医传统的治痿方法是不用风药的，这是因为古人认为痿病是虚证（气血津液不足），虚证再用风药反而劫津伤液，加重虚证。如《医宗金鉴》云：“痿病足兮痹病身，仍在不疼痛里分，但观治痿无风药，始晓虚实别有因。”古人的理论和经验有一定的道理，但不一定都对，如果墨守成规，不能有所突破，科学就不能发展，医学就没有进步，那我们还有什么心得经验可谈呢？

精神疾病

精神分裂症

宋某川，男，35岁，农民，1993年2月25日初诊。

曾在精神病院住院2次，诊断为精神分裂症。目下严重失眠，彻夜不寐，记忆力减退，性格偏执，总认为有人盯着或议论自己，不思饮食，烦躁焦虑，舌苔黄腻，脉滑数。证属痰热内扰，心神不宁，宜清热化痰宁神，方以十味温胆汤加减。

姜半夏、茯苓、酸枣仁、生龙骨、生牡蛎各30克，石菖蒲、丹参、胆南星、枳壳、麦冬、郁金各10克，黄连8克，陈皮、远志各6克。水煎服。

二诊：上方服8剂后诸证略有好转，夜间能睡2小时，原方加夜交藤、合欢皮各30克，柴胡10克，继服。

三诊：上方服10剂后，夜眠3～4小时，舌苔退，痰火得清，舌质略暗，脉沉弦。患病日久，络脉瘀阻，宜疏肝理气，活血宁神，方用血府逐瘀汤加减。

酸枣仁、丹参各30克，生地黄、当归、川芎、赤芍、柴胡、枳壳、姜半夏、桃仁、胆南星、石菖蒲各10克，远志、甘草各6克。水煎服。

四诊：上方服3剂后，睡眠时间增加至6小时，饮食增加，精神转佳，记忆力逐渐恢复，原方再服10剂以巩固疗效。

按：汪昂云"气有余则为火，液有余则为痰，故治痰者必降其火，治火者必先顺其气也"。痰火得清，气顺神宁，失眠诸证即可痊愈。此患者痰火清理之后，又因病久心血瘀阻，以血府逐瘀汤活血化瘀、养心宁神为治而取全功，可见痰瘀互阻在精神疾病中是常见的。可分步而治，亦可同时治疗，视具体情况而辨治。

阿尔茨海默病

右归丸加减案

任氏，女，83岁，家庭妇女，2000年5月18日初诊。

患高血压20多年，反应迟钝，记忆力差，行动迟缓，傻笑，与人对话时频笑不止，笑时小便自遗，不能自制，如此10多年，久治不愈。舌淡略胖、苔薄白，脉沉细。此耄耋之年，肾阳衰惫，精髓渐枯，脑失所养，即成痴呆，宜温阳补肾，填精补髓。方用右归丸加减。

熟地黄、山茱萸、杜仲、怀牛膝、肉苁蓉、枸杞子、银杏叶、天麻、当归、茯苓、菟丝子、鹿角胶（烊化）各10克，制附子、石菖蒲、肉桂、小茴香各6克。水煎服。

3剂后笑减，6剂后与人谈话正常，小便自知不遗。此方多服，以补肾养脑，活血宁心，缓建其功。

按：阿尔茨海默病又被称为老年性痴呆。痴呆有老年性痴呆和血管性痴呆之分，中医在防治老年性痴呆上有着广阔的前景。传统治法临床分为心脾两虚型，用归脾汤、转呆汤；心肾亏虚型，用大补元煎、河车大造丸；阴虚火旺型，用滋水清肝饮、知柏地黄汤；心血瘀阻型，用通窍活血汤、血府逐瘀汤；痰浊蒙神型，用十味温胆汤、涤痰汤。对老年性痴呆，关键是早发现，早诊断，早治疗。早期治疗要鼓励患者多动脑，乐观自信，多参加社会活动。

活血化痰案

王某新，男，76岁，工人，2006年3月8日初诊。

患高血压10年，1年前曾有短暂中风，经治疗后恢复正常。近半年来反应迟钝，寡言少语，家里来人不与交谈，总是一个人发呆，从不出门，失眠、健忘，记忆力减退，不思饮食。脉滑，舌暗、苔黄腻。此中风之后脑内瘀血未化，痰瘀胶滞，神明不清，宜活血化痰，清脑醒神。

柴胡、赤芍、生地黄、当归、川芎、银杏叶、姜半夏、茯苓、石菖蒲、黄连、桑叶、枳壳、陈皮各10克，远志、甘草各6克。水煎服。

二诊：上方服5剂后，患者饮食略有增加，但其他证候没有明显改变，原方加酸枣仁10克继服。

三诊：上方服5剂后，睡眠明显好转，精神较前好转，舌质仍暗、苔薄黄，痰湿较前减轻，瘀血还未尽除，调整原方继服，缓取其功。

丹参30克，桂枝、柴胡、赤芍、生地黄、当归、川芎、银杏叶、姜半夏、茯苓、石菖蒲、天麻、黄连、桑叶、枳壳各10克，远志、甘草各6克。水煎服。

四诊：上方连服10剂后，患者可与人交谈，痴呆表情消失，记忆力有所恢复，反应较前灵活，每天可外出遛达一圈，舌暗转红润、苔薄白，脉沉弱。此痰瘀渐祛，气虚渐显，宜补气活血化痰，调整原方如下。

黄芪30克，党参、丹参、熟地黄、山茱萸、川芎、姜半夏、茯苓、柴胡、桑叶、银杏叶、天麻、三七各10克，黄连、远志、甘草各6克。水煎服。

五诊：上方服10剂后，诸证消失，患者精神、饮食正常，生活起居完全可以自理，嘱原方继服10剂以巩固疗效。

按：此患者属中风之后的血管性痴呆，湿热壅滞，痰瘀遗留，肝郁气滞，脑神不清，故以四逆散疏肝解郁，二陈汤化痰，四物汤活血，石菖蒲、远志开窍醒神，黄连、半夏清化湿热。其中用桑叶者，因其具有养阴补肾、润肺柔肝、活血通脉、利五脏、利大小肠等功能，也有抗衰老、抗疲劳作用。《本草新编》曰：“桑叶之功，更佳于桑皮，最善补骨中之髓，添肾中之精，止身中之汗，填脑明目，活血生津，种子安胎，调和血脉……老男人可以扶衰却老，老妇人可以还少生儿。”临床可作为养生抗衰老的良药。现代药理研究表明，桑叶具有降血压、降血糖、降血脂、降胆固醇的作用；有抗凝血、抗血栓形成和抗动脉粥样硬化作用；有抗衰老、抗疲劳和提高免疫功能等作用。因此，桑叶可用于老年人心脑血管疾病及抗衰老方面。

调理胃肠案

李某仁，男，72岁，干部，2021年3月18日初诊。

患者近5年来明显感到记忆力减退，注意力不集中，近2年失眠、遗忘逐渐加重，近半年外出后找不到回家的路，容易走失。情绪低落，时常抑郁，生活邋遢，表情痴呆，反应迟钝，纳差，腹胀，矢气频频，大便较燥，小便时有自遗，血压150/95mmHg。脉沉滑，舌苔黄腻。证属湿热阻中，痰浊蒙神，宜调理肠胃，清化湿热。

姜半夏、茯苓各30克，黄连15克，枳壳、石菖蒲、陈皮、苍术、香附子、川芎各10克，栀子、甘草各6克。水煎服。

二诊：上方服5剂后，腹胀明显好转，舌苔较前转薄，原方加柴胡10克继服。

三诊：上方服5剂后，痴呆表情较前好转，反应较前灵活，舌苔变为薄白，脉象仍为沉滑。痰浊蒙神，治疗不必过急，调整上方，加入活血柔肝之品。

姜半夏、茯苓各30克，黄连、柴胡、枳壳、石菖蒲、陈皮、苍术、香附子、丹参、赤芍、川芎、桑叶各10克，远志、甘草各6克。水煎服。

四诊：上方服5剂后，饮食增加，情绪明显好转，来人知道打招呼，大便通畅，小便自知。效不更方，原方继服5剂。

五诊：经服20剂中药后，效果明显，患者外出可认识回家路，记忆力也有所恢复，可以与人聊天，夜间可以睡眠6小时。患者有了治疗的信心，调整原方继服。

姜半夏、茯苓各15克，黄连、柴胡、枳壳、石菖蒲、桑叶、苍术、香附、丹参、赤芍、川芎各10克，远志、生姜、甘草各6克。水煎服。

六诊：上方服5剂后，患者各方面表现接近正常，嘱其坚持服上方10剂以巩固效果。

按：调理肠道、清化湿热，是治疗痰浊蒙神的根本方法，也是养生抗衰的不二法门。肠道者，后天之本、健康之门、长寿之源。方中以黄连为主药，取黄连之苦味可以健胃厚肠，其对肠道的作用尤为明显，故黄连为调理肠道之圣药。

黄连最长于治疗肠胃疾患，特别是肠胃湿热所致者。《本草经百种录》云："凡药能去湿者必增热，能除热者，必不能去湿，惟黄连能以苦燥湿，以寒除热，一举两得，莫神于此。"用黄连治胃肠疾患者往往以辛温药物配合，盖辛开苦降，健胃厚肠。如治结胸配瓜蒌、半夏，治痞满配干姜、生姜，治呕吐配半夏、生姜，治吐酸下利配吴茱萸、生姜，治湿热口疮配细辛、白芷，等等。故李时珍曰："皆是一冷一热，一阴一阳，寒因热用，热因寒用，君臣相佐，阴阳相济，最得制方之妙，所以有成功而无偏胜之害也。"因此，清利湿热是治疗痴呆最常用的方法。

肠胃湿热壅滞日久形成痰浊，痰湿又致土壅木郁，肝木抑郁不畅也是影响大脑神经病变的一个重要环节。肝郁气滞又可形成血瘀，这又加重了原有疾病。因此，在清利肠胃湿热的同时，往往配合其他治法，如疏肝理气、活血化瘀等法，效果更佳。

本案治疗所用药方以黄连为主药，清除胃肠湿热，配半夏辛开苦降，分化湿热，加苍术健脾化湿，湿热清则痰浊化；二陈汤为除湿化痰之妙方，四逆散、香附为疏肝解郁之圣药；石菖蒲、远志化痰开窍，直通脑神；芎、芍、丹参活血化瘀。全方共奏清理肠道、活血化痰、理气开窍之功，故临床取得了较理想的效果。

反应性精神病

高某聪，女，23岁，农民，1988年6月15日初诊。

产后15天与丈夫发生口角，冬日雪地半夜外出，被丈夫追回后，精神即不正常，意识呈模糊状态。2 日后半夜跳入冰水窖中约 20 分钟，后被家人发现救了上来，患者表情呆滞，缄默不语，反应迟钝。在当地经多方治疗，效果不佳，故来我院住院治疗。

一诊：表情呆滞，两目失神，缄默不语，反应迟钝，记忆力减退，饮食纳呆，腹胀，大便干燥，面色苍白，有恐惧感，舌苔黄腻，脉弦细。此肝郁之象，兼有痰浊，先宜疏通三焦，和解少阳，化痰开窍，方以柴胡加龙骨牡蛎汤加减。

生龙骨、生牡蛎、法半夏、茯苓各 30 克，柴胡、党参、桂枝、生姜、当归各 10 克，大黄、石菖蒲、远志各 6 克，大枣 3 枚。水煎服。

二诊：上方服 2 剂后，诸证没有明显改善，但舌苔转薄白，腹胀减轻，三焦得通，继以解郁养心开窍为治。

小麦、炙甘草各 30 克，柴胡、枳壳、白芍、酸枣仁、茯神、徐长卿各 10 克，川芎 8 克，石菖蒲、远志、知母各 6 克，大枣 5 枚。

三诊：服上方 3 剂后，精神明显好转，原方继服 10 剂。

四诊：面色活润，两目较前灵活，问之知答，饮食增加，唯仍有恐惧惊骇，脉细弱，宜养心安神、健脾益气以善其后，方以妙香散加味。

黄芪、党参、茯苓、茯神、炒山药各 10 克，桔梗 8 克，远志、石菖蒲、炙甘草各 6 克，广木香 3 克，朱砂 1 克（分冲），麝香 0.15 克（分冲）。水煎服。

五诊：诸症消失，精神佳，可主动与人拉家常，饮食正常，后出院，带上方继服。

神经衰弱

王旭高滋肝法案

刘某忠，男，51 岁，兰州铁路局干部，1992 年 7 月 29 日初诊。

患神经衰弱，曾在兰州铁路中心医院住院半年，无任何效果，又在兰州请中医专家治疗，予归脾汤、补中益气汤等方无效，后经兰州铁路局副局长周某（曾于 1990 年患脑血栓，专程来靖远县请余治疗）推荐，求余诊治。目下：心烦失眠，心悸多梦，气短易惊，头目昏眩，四肢无力，面色萎黄，脉沉细，舌质淡、苔薄白。辨为肝血失养，心肾不交，兼有脾气虚弱，宜王旭高滋肝之法（息风潜阳法）为治。

生龙骨 30 克，生地黄、白芍、菊花、女贞子、酸枣仁、茯神、太子参各 10 克，五味子、石菖蒲、枳壳各 6 克。

上方服 5 剂后，大便溏软不成形，精神明显好转，去白芍，加葛根、砂仁，又服 5 剂，大便正常，再服一诊方。直至 8 月 22 日，又两次接余至兰州诊治。

诸证明显好转，走路较前轻快有力，但内心仍烦躁，胆怯，偶感胸腹有气上憋，脉细弱无力。此阴液有伤，兹复扰劳惊恐，志火内动，故致心烦躁动，胆怯，气冲于上，当滋养肝血，以制浮动之阳。

麦冬、太子参、生龙骨各 30 克，墨旱莲、女贞子、酸枣仁、泽兰叶、知母、生地黄、茯神木各 10 克，五味子、小远志各 6 克。

上方连服十余剂，诸症明显减轻，精神转佳。继续调治，并嘱以西洋参 3 克、三七粉 3 克开水浸泡，每日代茶饮，1 个月后完全康复。

按：王旭高为治肝病之名家，其有治肝三十法，可以说极大地丰富了肝病的治疗方法。本案是肝阴不足、肝阳上亢，导致头昏失眠诸症，但还有脾气不足之证，如四肢无力、面色萎黄、气短舌淡等症，故在滋肝养阴的基础上又加太子参、茯神等健脾而不燥的药物，共同形成了一个滋补肝阴、健脾益气、潜阳宁神之方，即滋肝健脾法。这是王旭高治肝三十法中所未载的。临床不应生搬硬套，而是要根据患者病情，制订出适合的治疗方案，方可取得最佳疗效。所谓“学我者死，似我者生”是也。

滋水清肝饮加减案

杜某芝，女，72 岁，退休干部，2003 年 9 月 17 日初诊。

失眠心悸，乏力气短，头昏半年，烦躁易怒，口干咽燥，腰困膝软，每晚仅能睡 2 小时，舌红无苔，脉沉细数。此肝肾阴虚，心火独亢，宜滋养肝肾，清心安神，方以滋水清肝饮加减。

酸枣仁、白芍各 30 克，熟地黄、山茱萸、知母、牡丹皮、茯苓、丹参、泽泻、柴胡、当归各 10 克，黄连、栀子、甘草各 6 克。

二诊：上方服 5 剂后头昏消失，睡眠转佳，每晚可睡 6 小时，效不更方，原方继服以巩固疗效。

黄连阿胶汤加知柴生地黄案

魏某芳，女，26岁，工人，1990年5月9日初诊。

因母亲去世，心情悲伤，失眠月余，口干唇红，时有口苦，手心发热，舌红、苔薄黄，脉细数。此心肾不交，宜清心火，滋肾水，疏肝解郁，方以黄连阿胶汤加减。

黄连、黄芩、生地黄、白芍、阿胶（烊化）、知母、柴胡各10克，甘草6克。水煎服。

上方连服6剂，诸证明显减轻，睡眠佳，原方加合欢皮、茯神、川芎，继服5剂，痊愈。

养血化痰宁神案

李某青，女，35岁，干部，2005年4月29日初诊。

失眠已1个月余，用多种镇静及安眠药均无效，彻夜不眠，白天头昏脑胀，心悸气短，疲乏无力，面滞神淡，几近精神崩溃。脉细数，舌质淡、苔薄白。此心血虚少，肝血不藏，阴火上扰，致使神不归宅，宜补气养血，化痰宁神。

丹参、制何首乌、酸枣仁、姜半夏、麦冬各30克，葛根、党参、当归、茯神各10克，栀子、柴胡、远志、甘草各6克。水煎服。

1剂夜能入睡，3剂后能寐6小时，神态转佳，继服5剂以巩固疗效。

养阴化饮案

王某，女，45岁，工人，1996年10月5日初诊。

心悸气短2个月，偶有失眠，经查未发现明显器质性病变，舌淡苔白滑，脉沉弦细。此为气阴虚弱，水饮上凌，宜补养气阴，化饮宁神。

党参、丹参、酸枣仁、麦冬、桂枝、姜半夏、茯苓、石菖蒲各10克，甘草6克。水煎服。

上方服1剂后心悸消失，睡眠佳，3剂后痊愈。患者大赞其效，索方收藏，以备再发时服用。

按：心悸失眠，为何能断定为心阴不足、水饮上凌？脉弦而细，弦者主饮，细者阴虚，苔白滑者，水饮过甚，故补养气阴以安神，温化痰饮以除悸，两者兼顾，补阴不碍饮，化饮不伤阴。可见，不只阳虚水饮能上凌，阴虚水饮亦能上凌。

癔症

癔症球（梅核气）

四逆散合四七汤案

李某兰，女，45岁，干部，1999年8月10日初诊。

患者与人生气后，感到咽部梗塞，咯吐不利，失眠，善太息，胸胁闷满，不思饮食，舌苔薄白，舌边有齿痕，脉弦。证属脾虚肝郁，痰气上壅，宜疏肝理气化痰，方以四逆散合四七汤加味。

柴胡、白芍、枳壳、姜半夏、厚朴、茯苓、苏梗、佛手各10克，生姜、甘草各6克，大枣3枚。水煎服。

上方服3剂后，咽部梗塞消失，睡眠佳，原方继服3剂。

疏肝化痰案

尚某苹，女，35岁，工人，2005年10月6日初诊。

精神脆弱，每因小事而烦恼，无故而悲伤，欲语泪先流，哽噎而泣不成声，咽喉如痰阻，脑内空空，恶人、恶声、恶灯光，畏惧噪声。脉弦而细，舌苔薄而白。此肝郁气滞，久则伤其阴，脾虚生痰，久则失其运，宜疏肝解郁，养阴化痰。

生龙骨、生牡蛎各30克，柴胡、白芍、茯苓、姜半夏、陈皮、枳壳、麦冬、党参、石菖蒲、泽泻、川芎、徐长卿各10克，黄连、甘草各6克。水煎服。

上方服5剂后精神转佳，诸证明显好转，继服10剂痊愈。

按：徐长卿不仅外散风寒、祛风除湿、活血止痛、调理肠胃，还具有疏肝解郁化痰的作用，可用于神经症、抑郁症、精神疾病等。《神农本草经》有徐长卿“主鬼物百精”“主易亡走，啼哭，悲伤，恍惚”的记载。对神经衰弱和抑郁症所引起的头痛、失眠、健忘、易疲劳、焦虑、精神恍惚、悲伤欲哭、呵欠频作、鬼神附体之传说等均有较佳疗效。李时珍曰：“徐长卿，人名也，常以此药治邪病，人遂以名之。”配合于疏肝解郁、养阴化痰方中，治疗脏躁证效果理想。

癔症性瘫痪

羌芍天麻案

马某花，女，30 岁，工人，1987 年 12 月 7 日初诊。

与人生气后右侧肢体瘫痪约 2 个月，去省级医院做 CT 排除脑血管病，目下可跛行，右手不能伸展，举不过头，善太息，舌质淡、苔薄白，脉虚弱无力。此系肝郁脾虚夹痰而成，宜疏肝解郁，健脾化痰。

柴胡、佛手、枳壳、徐长卿、白芍、太子参、天麻、茯苓、僵蚕各 10 克，甘草、生姜各 6 克。水煎服。

上方服 5 剂后明显好转，继服 5 剂，痊愈。

疏肝养心案

李某兰，女，19 岁，农民，1988 年 6 月 13 日初诊。

2 天前因情志不遂，突然出现左侧肢体瘫痪，随后左侧肢体不时抽动，头晕，口干，无口眼歪斜，舌苔薄白，舌稍红。针刺人中、左合谷、右三阴交后抽搐停止，继以疏肝解郁、养心宁神为治，方以四逆散、酸枣仁汤合甘麦大枣汤。

小麦 30 克，柴胡、枳壳、白芍、酸枣仁、茯苓各 10 克，知母、川芎各 8 克，甘草 6 克，大枣 5 枚。水煎服。

上方服 3 剂后诸症明显好转，加佛手再服 3 剂，可下地行走，继服 3 剂，诸证痊愈。

劝说不如激将案

贾某正，男，50 岁，乡村医生，1983 年 5 月 4 日初诊。

患者是位农村医生，笔者在大芦乡医院工作期间，他常随笔者学习。1981年底，笔者调至靖远县中医院工作，贾医生曾多次前来拜访。1983 年 5 月 4 日，贾医生来笔者家时拄一拐杖，跛行，说是“中风”半月，在大芦乡医院诊断为脑血栓形成，住院 2 周，治疗无效，前来请笔者诊治。详查之后，笔者认为是癔症性瘫痪，即向患者大声训之。“脉象舌苔均属正常，血压、肌力均无改变，你健康无病，为何前来诈我。”患者不悦：“我右腿中风，不能行走半月，经输液、针灸无效，知你医术高明，前来求诊，你反说我无病，何理？”笔者大吼一声：“站起来，丢掉拐杖，回家去。”患者猛然惊诧，嘴里唠叨着丢掉了拐杖，不悦地走出了院子。到了巷道，方才醒过神来：不是右腿瘫痪不能行走吗？怎么丢了拐杖行走正常呢？！难道真的没有病？又回过身，来到家中，拜谢笔者诊断之准确，不用一针一药治好了他的病。笔者晓之以理，动之以情，招待他午饭后，他大步回家去了。这就是暗示的作用，这就是语言的力量。

癔症性疼痛

针刺人中案

1980 年暑假，笔者在大芦乡医院工作，当时正值计划生育手术高峰时期，全院职工投入结扎工作，唯笔者负责全院诊疗工作。正午时分，一男子用人力车拉着一位三十多岁的妇女急匆匆地来到院子中间，车上的患者双手抱着腹部连声号啕大叫：“疼死我了！疼死我了！！”众人全围了过来，正好在院子的医生马某挤进人群做了检查，认为是胆绞痛，用哌替啶注射后无效，请余会诊。触诊腹部没有明显的阳性体征，查看患者眼球，左右转动灵活。“癔症性疼痛。”笔者对马某说。随即针孙真人十三鬼穴之人中穴，下针之后疼痛立止，患者大声叹了一口气后起坐于人力车上，如常人，众人皆瞠目结舌，以惊异的目光看着笔者。如此剧烈的疼痛，怎么可能针刺一下就不疼了呢？真是神奇啊！留患者于住院部观察 2 小时，一切正常，下午患者及其家属带着灿烂的笑容回家了。

调整胃肠、理气清热案

赵某英，女，60 岁，家庭主妇，2009 年 6 月 3 日初诊。

左少腹痉挛性疼痛5年，近半年加重，疼痛剧烈时向胃脘部牵引，有烧灼感。经省级医院多次检查，结肠无异常发现，但患者疼痛甚剧，每日痛苦不堪，饮食则痛甚，服药无数，均不见效，身体消瘦，前来玄真堂求治。脉弦，舌红、苔薄黄，诊脉时患者表现为极痛苦状，龇牙咧嘴，但可以从神情中看出疼痛和病情不符，可考虑为癔症性疼痛。宜调和胃肠，疏肝清热。

马齿苋30克，白芍15克，柴胡、苍术、厚朴、陈皮、枳壳、徐长卿、石菖蒲、薏苡仁各10克，黄连、广木香、甘草各6克。水煎服。

服药第2天，患者前来报喜曰：你的药真是神了，服第1剂药后肠胃有蠕动感，疼痛即刻停止。患者共服3剂，痊愈。

按：因患者对笔者的极大信任，自我暗示性强，加上诊治过程中用语言树立了患者的信心，经中药调理后很快痊愈。

癔症性抽搐

暗示按摩案

刘某刚母，76岁，家庭妇女，2002年2月23日初诊。

素患慢性支气管炎、肺气肿，1周前因感冒后咳喘加重，某医以静脉滴注抗生素等治疗无效，且出现了下颌关节快速频繁的抽搐，上下牙齿相互撞击，咯咯有声，昼夜不停，不饮不食已3天，子女们皆以为不可救，前医也让安排后事。其子前来邀笔者诊治。查患者上下牙齿不停地相撞，咯咯作响，不能言语，双目紧闭，家人皆以为昏迷不醒，查看瞳孔等大等圆，眼球左右转动灵活，诊为癔症。因未带针具，即在人中穴掐按后，又在合谷、内关穴掐按，下颌抽动停止，余大声说："看，脸色好多了。"诊脉后说："脉象也正常了。"这时患者睁开眼，开口说话了："你来了，怎么不早些来看我？你看我还有救吗？""有救，完全能治好。"患者说口干，要喝水，一个准备后事的人，就这样不用一针一药治好了。

癔症性木僵

马某，女，60岁，家庭妇女，头道水巷，2002年6月10日初诊。

患者突然不语，昏倒在地，不省人事，四肢僵硬，呼之不应，家人以为脑出血，哭声一片，因距余玄真堂不远，其子急忙请笔者前往家中诊治。救病如救火，余疾步前往，见其家人流涕长潸，忽忽承颊，悲不能自止。患者手足冰冷，气息微弱，呼之不应，推之不知，身体木僵，两目紧闭，牙关紧咬，脉细微而弦。查眼睑颤动，眼球左右转动灵活。余如释重负，此阳缓而阴急，气闭致厥，古称“尸厥”。针其人中、合谷，行强刺激手法，很快患者长叹一口气，哭啼而声出，起坐而能语，家人见此情境，“目眩然而不瞬，舌挢然而不下”。收涕擦泪，连声谢恩：“有先生则活，无先生则死。”吾言：“此看似危重，实乃癔症，调理即可痊愈。”随后以柴胡疏肝散合二陈汤加参、芪调其阴阳，顺其血气，畅其情志，舒解肝郁，服数剂而痊愈。真是：一根银针，能起僵死于顷刻；半碗汤药，能救人命于瞬间。

按：癔症在农村是常见病，在快节奏、强竞争的今天，即使在城市也是常见的。关键是要诊断正确，许多临床医生对癔症的表现不太熟悉，往往造成误诊。治疗可用语言暗示，中医以化痰、疏肝、养心等法为主，另外可配合针刺，临床疗效是比较满意的。

语言的暗示在治疗癔症中起着重要作用。11 世纪中叶，有位杰出的学者阿维森纳曾经说过：“在一切医疗手段中，最有效的是刀、草和说话。”一句好话三春暖，恶语一句三冬寒；“曾参岂是杀人者，谗言三及慈母惊”。战争前政治家的一番演说，可以鼓舞士兵爬刀山、入火海；巫医的咒语，可以使人神魂颠倒，自焚而亡。这些都是语言暗示在起作用，特别是对那些精神脆弱的人，更要注意语言的暗示作用。另外，患者的自我暗示往往是疾病反复发作的根源，也是疾病康复的重要因素，因此调整患者的情绪、心态是非常重要的。

耳鼻喉口腔

过敏性鼻炎

桂枝汤加味案

路某生，男，46 岁，干部，1991 年 8 月 19 日初诊。

患过敏性鼻炎 2 年余，经多方治疗无效，鼻塞，流清涕，打喷嚏，舌苔薄黄，脉浮缓。此乃肺经受风，宜调和营卫，祛风解表，方以桂枝汤加味。

桂枝、白芍、防风、白芷各 10 克，细辛、徐长卿、黄芩、生姜、甘草各 6 克，大枣 3 枚。水煎服。

上方服 2 剂后，鼻腔通气，清涕、喷嚏停止，患者称 2 年来未有这样好的效果。继服 3 剂，以巩固疗效。

麻辛附子甘草汤加味案

李某，男，45 岁，医生，1987 年 8 月 3 日初诊。

暑热天，突然降了一场大雨，因而受凉，喷嚏连连，流清涕如水，恶风，头痛，西药治疗无效。3 天后又感咽部微痛，口腔出现溃疡。此表寒未解，虚火上炎，欲辛温解表，恐助其虚火，欲清其火，又怕表寒复重，方取麻辛附子甘草汤加黄柏少许治之。

制附子 10 克，麻黄、细辛、甘草各 6 克，黄柏 3 克。水煎服。

1 剂效，2 剂愈。

曾有一患过敏性鼻炎 5 年的患者，遇寒遇热皆喷嚏流涕，舌苔白滑、舌质淡，处以麻辛附子汤加甘草合玉屏风散，少加黄柏，痊愈。

黄芪 15 克，制附子、防风、白术各 10 克，麻黄 8 克，细辛、甘草各 6 克，黄柏 3 克。水煎服。

苍耳散加减案

焦某兰，女，52岁，工人，2003年4月25日初诊。

患者打喷嚏，流清涕，每日数十次，每遇风冷则喷嚏连连，有时半夜醒来亦喷嚏不止，清涕如注。无寒热、头痛等表证，病程2个月余，经多方治疗效果不佳。舌苔薄白，脉浮缓。此风寒所致，宜宣肺通窍，方用苍耳散、桂枝汤合玉屏风散。

苍耳子、白芷、荆芥、桂枝、白芍、防风、黄芪、白术各10克，细辛、徐长卿、甘草、薄荷、生姜各6克，麻黄3克。水煎服。

上方服3剂后，喷嚏停止，清涕消失，嘱其继服3剂以巩固疗效。

按：过敏性鼻炎的治疗，必须从整体观念进行辨证。外感风寒者，以辛温解表治之，如升阳发表汤及苍耳散加减案方；外感风热者，以辛凉解表治之，如柴芩银翘散；阳虚外寒者，以温阳散寒治之，如拯阳理劳汤；两感证者，以助阳解表治之，如麻辛附子汤案。脾气不足者，补中益气汤；肾气不足者，金匮肾气汤。

慢性鼻炎

李某苹，女，35岁，干部，2008年2月27日初诊。

鼻塞约10年，经多方治疗无效，每遇感冒则鼻塞加重，冬季尤甚，常用鼻腔喷剂，略有缓解，但近2年用喷剂亦无效。且反复感冒，清涕如水，夜间张口呼吸，常影响睡眠，头脑常昏昏不清。患者曾在某医院诊断为慢性肥厚性鼻炎。脉浮紧，舌苔薄白。此风寒上受，宜用风药解表通窍。

白芷、川芎、桂枝、荆芥、防风、葛根、苍耳子、姜半夏、陈皮、桔梗、杏仁各10克，麻黄、细辛、生姜、甘草各6克。水煎服。

上方服5剂后，鼻塞略有缓解，清涕、头痛较前减轻。原方再服5剂，鼻塞明显好转。效不更方，原方继服10剂，鼻腔通气正常，外感诸症消失。原方加黄芪30克，继服10剂以巩固疗效。

祛风解表通窍案

李某艳，女，37岁，自由职业，2011年3月26日初诊。

鼻塞不通气2年多，在某医院诊断为“鼻甲肥大”，要求手术治疗，患者不愿手术，故前来要求中药治疗。鼻塞兼有头痛，常以口腔呼吸，口干，每感风寒则加重，脉浮数，舌苔薄白。此乃风热上扰清窍，宜祛风解表以通鼻窍。

桂枝、荆芥、防风、葛根、苏梗、白芷、牛蒡子、谷精草、苍耳子各10克，黄芩8克，麻黄6克，薄荷、甘草各6克。水煎服。

1剂气通，3剂痊愈。

按：巅顶之上，唯风药可到；诸窍之患，唯风药可通。古人谓：“鸟巢高巅，宜射而去之。”故五官诸窍之疾，必用风药治之，可见奇功。方中或配活血之品，或配温阳之味，或配清热之药，随证辨治，总以风药为主。鼻鼽、鼻塞，风寒者用羌、防、芎、芷、葛、麻、桂，风热者用银、翘、桑、菊、荆、薄之类，临床疗效理想。

鼻窦炎

清空膏合苍耳散加味

陆某花，女，28岁，经商者，2001年9月23日初诊。

鼻塞流涕2年，每遇感冒则加重，流涕黄浊量多，头痛。经抗生素等治疗效果不佳。舌苔薄黄，脉滑数。此风湿外邪上受，初感未能清解，日久化热，形成鼻渊，宜祛风清热化湿。方用清空膏合苍耳散加味。

柴胡、川芎、羌活、防风、白芷、苍耳子、辛夷、金银花、连翘各10克，黄芩8克，甘草、薄荷各6克。水煎服。

上方服3剂后头痛减轻，鼻窍通，黄涕少，连服6剂后诸症消失。

按：鼻窦炎多由感受风热，日久郁热成窠。初用柴芩银翘散，日久则用清空膏合苍耳散，临床效果较佳；黄涕成脓者加金银花、连翘。

清解热毒案

王某红，女，38岁，干部，2007年11月10日初诊。

鼻流黄涕，臭秽难闻，兼有头痛。8年来经多方治疗效果不佳，也曾经行穿刺和输液等治疗，只能见效一时，不能彻底治愈。每因感冒或受风寒，病情加重，黄涕不止，需多条毛巾轮换擦拭。脉浮数，舌苔薄黄。此风热上攻，久则聚窠成脓，非芩、柏之类不足以燥湿清热，非银、翘之类不足以解毒排脓。用方如下：

金银花、连翘各30克，苍耳子、白芷、葛根、羌活、防风、柴胡、蔓荆子、川芎各10克，拳参、路路通、黄芩、黄柏各8克，甘草6克。水煎服。

上方服5剂后脓涕减少，服10剂后头痛消失，服20剂后诸症痊愈。

前庭神经元炎

蠲饮通窍汤加黄芪案

李某，女，63岁，农民，1987年5月8日初诊。

多日前患外感，近日外感略有好转，又出现目眩、头晕，如坐舟中，闭目侧卧，头位转动则眩晕、呕吐加重，咽痛，舌体胖大、有齿痕、苔薄白，全身微畏寒。此饮邪所作，宜自制蠲饮通窍汤治疗。

泽泻60克，法半夏15克，柴胡10克，石菖蒲6克。水煎服。

二诊：上方服2剂后能下床活动，精神佳，恶心呕吐止。患者休息数日后未服药，于18日前来医院诊治。自感劳累后仍有轻微眩晕，面色苍白，气短乏力。此饮邪渐退，气虚渐露，宜前方加黄芪为治。

泽泻60克，黄芪30克，法半夏、柴胡各10克，石菖蒲6克。水煎服。

三诊：眩晕止，精神佳，活动后略有眩晕。以补中益气汤合蠲饮通窍汤治疗，蠲饮之药量渐减，补正之药量渐增，乃根据正邪进退用药。

泽泻、黄芪各30克，党参、白术、姜半夏各10克，当归8克，柴胡、升麻、陈皮、炙甘草、石菖蒲、生姜各6克。水煎服。

上方连服3剂，诸证痊愈。

按：前庭神经元炎，又称前庭神经综合征，其发病前常伴有上呼吸道感染，主要症状为突然发生眩晕，伴恶心、呕吐，头位向患侧时症状加重，无耳鸣及耳聋。预后良好，可不复发。中医按水饮辨治，笔者常用蠲饮通窍汤加减治疗，取得较好疗效。

梅尼埃病

记得在上学期间，学校教务处处长患了梅尼埃病，住某三甲医院，笔者去看他时，他已经住院十多天了，还侧卧于床，头不敢动，稍动则呕吐不止，每天输液打针不见好转。那时笔者还没有治疗梅尼埃病的经验，只能眼睁睁地看着他痛苦不堪。后来到了临床，笔者特别关注梅尼埃病的治疗，逐渐有所收获，先是《小柴胡汤合泽泻汤加味治疗梅尼埃病的体会》一文发表于《甘肃中医》1989 年第 2 期，后又参加了上海举办的“全国首届医学思维与方法学术研讨会”，所写论文《兼收并蓄，开阔思路》作为大会交流论文，文中有关梅尼埃病的治疗思路及所制蠲饮通窍汤受到了专家们的一致好评，后发表于《医学思维与方法》第六辑。

蠲饮通窍汤案

何某民，男，32 岁，干部，1986 年 5 月 26 日初诊，住院患者。

患者不慎感寒，晨起眩晕、耳鸣，恶心呕吐，面色苍白，眼球震颤，闭目侧卧，稍动则呕吐不止，舌体胖大、苔薄白，脉弦。此为痰饮上犯清窍，西医所谓梅尼埃病，宜蠲饮化湿，疏肝通窍，方用蠲饮通窍汤（自制方）。

泽泻 60 克，法半夏 15 克，柴胡、石菖蒲各 10 克。水煎服。

二诊：上方服 1 剂后眩晕减轻，呕吐停止，3 剂后可下床活动，住院 5 天，痊愈出院。

大定风珠加泽泻案

冯某兰，女，54 岁，家庭妇女，1989 年 6 月 6 日初诊。

头晕已有 2 个月之久，近 3 天眩晕加重，侧卧于床，头不敢转动，稍动则晕甚，房屋旋转，恶心欲吐，耳鸣如蝉，心悸失眠，舌苔薄白腻，脉滑。此水湿上凌清窍，宜蠲饮除湿，方用蠲饮通窍汤加味。

泽泻 50 克，茯苓 30 克，柴胡、姜半夏、酸枣仁、白术各 10 克，石菖蒲 6 克。

二诊：服上方 3 剂后，眩晕明显减轻，感觉头目清爽，唯右耳鸣、聋，身不热，口不干，舌红无苔，脉沉细。此水湿已去，阴分渐伤，宜养阴息风，方用大定风珠加味。

鳖甲、生牡蛎各 30 克，泽泻 15 克，白芍、生地黄、龟板、党参、麦冬各 10 克，阿胶（烊化）8 克，五味子、甘草各 6 克。

三诊：上方服3剂后眩晕消失，精神大有好转，面色红润有泽，唯偶有耳鸣，舌苔已布薄白，津液已复，脉沉细。此乙癸不足，肝肾亏乏，宜滋养肝肾，少加镇潜。

生牡蛎20克，泽泻15克，生地黄、山药、牡丹皮、茯苓、酸枣仁、白芍各10克，柴胡8克，山茱萸、五味子、石菖蒲各6克。

上方服3剂后诸症痊愈，患者可正常做家务。

按：养阴与化饮同用，滋阴与镇潜并施，安神而通窍，升清而降浊。从此例可悟，水饮之病亦有见于阴虚之体者，正如腹水之患亦有肝阴不足者，一贯煎加利水之药同理。

吴茱萸汤合泽泻汤案

尚某荣，60岁，工人，1987年8月17日初诊。

寒热往来，头晕目眩，恶心呕吐，耳鸣如蝉，有闷胀感，不欲饮食，脉弦，舌苔薄白。此少阳证，宜小柴胡汤。

二诊：上方服后寒热往来减轻，眩晕耳鸣、恶心呕吐如旧，此少阳水饮所致，宜蠲饮通窍汤加味。

泽泻30克，柴胡、姜半夏各10克，石菖蒲、竹茹、陈皮各6克。

三诊（8月21日）：眩晕较前减轻，但头昏、恶心、耳鸣，不欲饮食，舌苔薄白嫩，舌体胖大。饮邪不仅侵及少阳，寒浊之邪又逆厥阴，宜吴茱萸汤加味。

泽泻15克，吴茱萸、党参、生姜、柴胡、白术各10克，大枣5枚。水煎服。

四诊：上方服2剂后诸症痊愈。为防复发，原方加半夏10克，继服5剂以巩固疗效。

补中益气汤加味案

杨某凤，女，35岁，教师，1988年7月11日初诊。

眩晕、呕吐、汗出，时感身热已5天，得病初曾有耳鸣、耳痛，眩甚则卧床不起，经输液等治疗效果不佳，经人介绍求余以中药治之。舌苔薄白腻，舌体胖、略红，脉浮数。此湿蒙清窍，兼有化热，宜蠲饮通窍汤加黄连主之。

泽泻30克，法半夏、柴胡各10克，石菖蒲、黄连各6克。水煎服。

二诊（7月13日）：上方服2剂后眩晕明显减轻，可起床，但胃脘痞闷，嗳气，大便稀薄，舌苔中下脘白腻，舌略红，口干。此中焦湿热痞结，宜辛开苦降，方以半夏泻心汤加泽泻主之。

姜半夏、泽泻各15克，干姜、党参各10克，黄连、黄芩、炙甘草各6克，大枣3枚。水煎服。

三诊（7月16日）：胃脘痞闷消失，轻微嗳气，时恶心，仍有眩晕，耳闷失聪，多梦易惊，醒后多汗出，颈项强痛，舌苔白腻，舌不胖、略红，脉沉细。此肝胆不疏，中焦痰饮，宜疏肝和胃，化湿蠲饮，方以蠲饮通窍汤合四七汤加减。

泽泻30克，柴胡、姜半夏、茯苓、葛根、白术、紫苏梗各10克，天麻、厚朴各8克，生姜、石菖蒲各6克。水煎服。

四诊（7月19日）：大眩渐愈，小晕仍有，心悸气短，疲乏无力，面色苍白，舌苔薄白，舌不胖，脉细弱，多汗出。虽体虚之人，但初诊时湿饮未除，不可补正，恐助邪也。现病邪已退，可补正气，宜补中益气汤加味。

黄芪、葛根各30克，党参、白术、当归各10克，柴胡、天麻各8克，升麻、陈皮、生姜、炙甘草各6克。水煎服。

五诊（7月21日）：精神转佳，面色红润，唯感右侧头痛，遇热则甚，舌苔薄黄而燥，脉沉细数。此乃气阴两虚，宜清补之。

黄芪、生龙骨、生牡蛎各30克，赤芍15克，沙参、麦冬、山药、生地黄、桑叶、菊花各10克，柴胡、当归、川芎、天麻各8克，黄芩6克。水煎服。

六诊（7月25日）：诸症痊愈，身体恢复健康，已正常上班。

按：中医治眩晕，首先辨虚实。暴病多实，久病多虚，实者需别风、火、痰，虚者当分心与肾，但纯实、纯虚在临床并不多见。梅尼埃病常突然发作，多属邪实，但从患者体质及临床某些证候表现来说，又属正虚，因此以虚实错杂者多见。

梅尼埃病常被称为“内耳眩晕”，病位主要在肝胆，临床三大主要证候是眩晕、耳鸣、呕吐。《内经》云：“诸风掉眩，皆属于肝。”肝与胆相表里，胆经“从耳后入耳中，出走耳前”，这足以说明眩晕耳鸣与肝胆有密切关系。呕吐本属胃气不降，然胆经有病亦可致胃逆呕吐。《灵枢·四时气》云："邪在胆，逆在胃。"可见，肝胆病变是导致梅尼埃病眩晕的关键。

梅尼埃病眩晕病因多是痰湿。朱丹溪认为"无痰不作眩"。梅尼埃病除眩晕外，还伴有呕吐、胸闷、头重等症，脉滑，舌胖、苔腻，这些都表明了痰湿的存在，所以痰湿是梅尼埃病眩晕的主要原因。

故用蠲饮通窍汤治疗梅尼埃病眩晕取得了较满意的疗效，若体虚气弱者，又当以补中益气扶正治眩，此正是"无虚不作眩"的道理，临床总以辨其经纬、察其病性而论治。

蠲饮五苓散案

班某燕，女，54岁，工人，2021年8月15日初诊。

10年前曾患眩晕呕吐，笔者以中药治疗痊愈。今日下午突然出现天旋地转，恶心呕吐。恰逢笔者回乡，邀余前去诊治。患者闭目侧卧于床，稍动则呕吐，耳鸣如笛，脉弦，舌苔白厚，舌体胖、边有齿痕。证属痰饮，脾虚失运，水湿过盛，宜温阳化饮，方以蠲饮五苓散加减。

泽泻60克，白术、茯苓、葛根各30克，黄芪、柴胡、法半夏、猪苓、桂枝、党参、生姜各10克。水煎服。

1剂煎2次，夜间连续服后，次日清晨即可下床行走，诸症消失，继服剩余2剂以巩固疗效。

按：梅尼埃病是法国医生Prosper Meniere于1861年首次详细描述并通过解剖发现患者耳内膜迷路内有红黄色渗出物。此后对具有眩晕、耳鸣、耳聋症状者命名为美尼尔病，现在通称为梅尼埃病。其发病特征为耳内膜迷路积水，内淋巴容量增加，蜗管和球囊膨胀过大，影响耳的听觉和身体的平衡功能，因而发生眩晕、耳鸣、耳聋及耳闷胀感。笔者认为其病属中医的痰饮病，理由：①膜迷路积水，与中医的痰饮病相同，皆属水饮聚积。②中医的水饮病能引起眩晕。《金匮要略》："心下有支饮，其人苦冒眩，泽泻汤主之。"③泽泻汤、温胆汤、五苓散这些化痰饮的方剂对梅尼埃病均有较佳疗效。笔者根据梅尼埃病与中医水饮病的特点，配制蠲饮通窍汤与蠲饮五苓散，治疗梅尼埃病与前庭神经元炎并取得了较理想的效果。

方中君泽泻，为逐水化饮之良药，必须重用（30～60克），最大量可以用到100克；臣半夏温化痰饮，协泽泻直捣水饮之窠；佐菖蒲化饮又可开窍；使柴胡引诸药循肝胆之经上行于耳，又可泄下，使水饮下流。四味相合，对水饮上凌于清窍而致眩晕、耳鸣、呕吐、头痛诸症效果卓著。原方可加葛根，升清与降浊同用，效果更佳。寒者加吴茱萸、生姜，热者加黄芩、黄连，气虚者加黄芪、白术，血瘀者加三七、川芎，阴虚者加生地黄、麦冬，痰饮引动内风袭扰者加天麻、桑叶以平肝息风。若水饮过甚者，可选用蠲饮五苓散，加强利水湿作用。

• 耳鸣、耳聋

大定风珠案

王某兰，女，44岁，工人，1989年5月8日初诊。

一侧耳鸣如蝉，已10年之久，时重时轻，久治不愈，前医用疏肝清胆、滋补肾气等药皆无效。舌略红，少苔，脉沉细。此阴虚风动，宜滋阴息风，方用大定风珠加减治疗。

龟板、鳖甲、生牡蛎各30克，白芍、阿胶（烊化）、生地黄、党参、麦冬各10克，五味子、九节菖蒲、甘草各6克，鸡子黄1个（冲）。水煎服。

服3剂效果明显，继服5剂耳鸣消失。

通气散加味案

李某明，男，26岁，农民，2000年5月8日初诊。

突然听力下降，渐至耳聋3天，耳不鸣，不痛，无风热等表证，唯感耳部闭塞憋胀，舌苔薄黄，脉弦。此肝气郁闭，清气不能上循耳窍，宜疏肝理气通窍，方用王清任通气散加味。

葛根30克，柴胡、川芎、法半夏、香附、白芍、牡丹皮、九节菖蒲各10克，黄芩、甘草各6克。水煎服。

1剂耳能闻声，3剂痊愈。

按：耳鸣是一个耳神经学症状，有主观耳鸣与客观耳鸣之分，以主观耳鸣为常见。临床各科多种疾病均可出现耳鸣，内科疾病如高血压、动脉硬化、糖尿病、甲状腺功能亢进或甲状腺功能减退；神经科疾病如头外伤、药物毒性反应、特发性耳鸣、变态反应；耳鼻喉科疾病如噪声性聋、老年性聋、梅尼埃病、突发性耳聋、耳硬化症等。中医常分为虚实两类，如张景岳云："耳鸣当辨虚实，凡暴鸣而声大者多实，渐鸣而声细者多虚。"实者多由风热侵袭、肝火上扰、肝郁气闭、痰火壅结；虚者多见肾精亏损、中虚气弱所致，临床当详察何病，明辨何证，进行具体的治疗。

龋齿、牙龈炎

乌梅丸案

张某武，男，28 岁，司机，1987 年 8 月 31 日初诊。

牙痛 3 天，左下牙龈肿，舌苔薄白，舌不红，无龋齿。此风火牙痛，若纯以苦寒则疼痛更甚，冰伏其邪，龈肿不消；若纯用辛温则红肿暴胀，化火成脓。仲景乌梅丸寒热并调，辛麻酸苦有清火止痛作用，稍作加减，可治牙痛。

乌梅、白芍、桂枝各 10 克，制附片、当归各 8 克，黄连、黄柏、细辛、川椒各 6 克，食醋 50mL。水煎服。

1 剂后痛减，2 剂后肿痛消失，效果非常理想。

按：乌梅丸不仅治蛔虫、下利，还可以治龋齿牙痛、慢性扁桃体炎、慢性咽炎等，可参见慢性扁桃体炎按语。

养阴柔肝案

张某英，女，46 岁，干部，1997 年 9 月 28 日初诊。

右下牙齿疼痛 1 周，牙齿发黑，口腔科诊为龋齿，用牙钻打开之后又填补，仍感疼痛，口服消炎药及高乌甲素，3 天后仍无效，且连及牙周皆痛。脉细数，舌边红、苔薄黄。此为虚火上炎，宜用养阴柔肝方（自制方）止痛。

熟地黄、生地黄、白芍、玄参各 30 克，女贞子 12 克，怀牛膝、甘草、柴胡各 10 克。水煎服。

上方服 1 次后，大便泄泻 1 次，色黑如水，再服再泻，牙痛缓解，2 剂服完后疼痛消失，饮食正常。

患者于 1998 年 3 月 16 日牙痛又作，牙龈微肿，疼痛无歇止，昼夜难眠，于上方去熟地黄，加黄柏、肉桂各 3 克。

玄参、生地黄、白芍各30克，女贞子15克，怀牛膝12克，甘草10克，黄柏、肉桂各3克。水煎服。

服1次痛止，2次后再未发作，饮食如常，未见腹泻。

按：前次牙痛方中无黄柏、肉桂，有疏泻之柴胡，服后腹泻多次，系因养阴增液药量较大且有润滑作用而致腹泻，虚火随腹泻而清，牙痛立止。此次少佐苦味黄柏健胃厚肠，又清火燥湿，肉桂引火归元又可健肠，故未出现腹泻，这也是“三两三钱三”的具体运用。本方可用于各种牙痛及面神经疼痛，效果理想。

疏肝清火案

张某，女，71岁，退休干部，2023年3月7日初诊。

患者长期失眠，近3天满口牙痛，自服布洛芬、牛黄甲硝唑无效，痛极难忍，不思饮食，手捂口周，辗转不安，夜不能寐，在室内来回转圈，口干不欲饮，大便干燥。察其舌质暗红、苔薄黄，脉弦数。此心肾、胃火上炎，宜疏肝清火，酸甘养阴，麻辛止痛。

生石膏60克，白芍30克，麦冬15克，柴胡、半夏、黄连、黄柏、牡丹皮、桑叶、徐长卿各10克，花椒、甘草各6克。水煎服。

二诊：上方服1剂后疼痛缓解，3剂后疼痛消失，停药2天疼痛又作，夜间为甚，冷热刺激均使疼痛加重，并且扩散至两侧头面部疼痛。患者前去口腔科检查，诊断为急性牙髓炎（左上两颗牙，右上两颗牙），患者拒绝钻补，前来要求中药治疗。舌质红无苔，脉沉细数。此阴虚于下，火炎于上，宜补水滋阴，上清心火，方宜养阴柔肝方加味。

熟地黄、生地黄、白芍、玄参、麦冬各30克，金银花、连翘各15克，女贞子12克，黄连、怀牛膝、柴胡各10克，甘草6克。水煎服。

三诊：上方服3剂后疼痛缓解，继服5剂疼痛消失，饮食正常。继以知柏地黄丸善后。

按：患者忧虑过度，长期失眠，心火上炎，久则引动相火，不思饮食，大便干燥，胃火亦动，加之肝郁不舒，肝阴耗伤，故暴发于口腔，满口牙痛。此等疼痛，大胆清火，火清则痛止，兼以疏肝解郁，酸甘柔阴，佐以辛麻止痛，又防苦寒腹泻。方中石膏清胃火，黄连清心火，黄柏清肾火，桑叶、牡丹皮清肝火；麦冬养心阴，柴胡疏肝郁，芍药、牡丹皮、甘草酸甘柔肝止痛；徐长卿、花椒、半夏辛麻止痛，又健胃防苦寒伤胃致泻。全方清火养阴，疏肝止痛，牙痛火盛者效果甚捷。若服此方后痛止又作者，是肾水不足，心火上扰，宜滋水养阴，上清心火，方以养阴柔肝方加味可愈。

• 复发性口腔溃疡

增液三黄案

滕某芳，女，60 岁，农民，2001 年 5 月 4 日初诊。

口腔溃疡 6 年，反复发作，疼痛口臭，两目黏热，舌少苔、质暗红，脉细数。此日久伤阴，肝胃有火，宜养阴清热，方用增液三黄汤（自制方）。

石膏 15 克，生地黄、麦冬、玄参、连翘、茯苓各 10 克，黄连、黄芩、黄柏各 5 克，木通 3 克。水煎服。

3 剂痊愈。

按：初病多实，久病多虚，初病在阳，久病归阴，故口舌糜烂者，初用清胃理脾汤，以治湿热壅结于脾胃；久则用增液三黄者，以治阴亏火旺于脾胃，是“胃之不足，唯湿物能滋养”(《脾胃论·用药宜禁论》)。

附子理中汤加苓桂黄芪案

李某，男，45 岁，干部，2003 年 5 月 2 日初诊。

口腔溃烂 2 年，反复发作，经多方治疗无效。舌质淡、苔薄白，脉沉弱无力，口舌有多处溃烂发白，疼痛。此日久服苦寒之药伤阳，宜温中健脾，则口腔肌肉可生新，方用附子理中汤加味。

制附子、党参、白术、茯苓、黄芪、干姜各 10 克，甘草 6 克，肉桂 3 克。水煎服。

上方服 3 剂后疼痛消失，溃烂面有新生组织，继服 3 剂，痊愈。

按：口疮初病多火，久病多寒。病初多用苦寒之药，损伤脾胃阳气，致使气血流行不畅，口疮经久不愈，即所谓冰伏其邪。用附子理中者，温中以化寒饮，健脾以行气血，加肉桂引火归元，加茯苓导心经之热，加黄芪托疮生肌。《疡医大全》云：“更有脾元中气不足，不能按纳下焦阴火，以致口糜生疮，宜附子理中汤者，不可不知。”

化湿清热案

安某万，男，55岁，农民，2006年11月2日初诊。

口腔内反复溃烂8年，经多方治疗效果不佳。脉濡缓，舌苔薄黄略腻。此中焦湿热壅滞。古人云：“唇口属脾舌属心，口舌疮糜壅热深。”湿热不清，则脾胃生化机能不复，宜芳化湿浊，运化中焦，复其生化之机，口疮可愈矣。

藿香、佩兰、羌活、防风、藁本、苍术、厚朴、陈皮、姜半夏、茯苓、石菖蒲各10克，黄柏、生姜、甘草各6克。水煎服。

上方服5剂后口疮消失，继服10剂以巩固疗效。

急性喉炎

麻黄汤加味案

陈某海，男，32岁，农民，1988年11月20日初诊。

反复外感风寒，全身恶寒，少汗，头痛，声音嘶哑，咽不肿、微红，舌苔薄白，脉浮紧。自服六神丸后，音哑更甚。暴病失音，金实不鸣，有表者解表，则声可出也。宜麻黄汤加味辛温解表，宣肺扬声。

麻黄、桂枝各8克，杏仁、桔梗、法半夏各10克，枇杷叶、蝉蜕、木蝴蝶、甘草各6克。水煎服。

上方服2剂后，全身微微出汗，发音正常，全身症状消失。

血府逐瘀汤案

刘某蓓，女，36岁，教师，1991年5月31日初诊。

发音嘶哑30余天，在某医院住院治疗无效，咽喉微痛，无发热、恶寒等表证，舌暗、苔薄白，脉沉弦涩。时轻时重，病已月余，会厌有瘀血。取王清任活血化瘀法。

柴胡、赤芍、枳壳、桃仁、桔梗、当归、牛膝、川芎、生地黄各10克，红花、甘草各6克。水煎服。

二诊：上方服2剂后声音较前清楚，但患者因饮食滋腻，舌苔转厚，内湿渐起，有湿者先宜化湿，而后再行活血化瘀法，方宜三仁汤宣肺化湿。

杏仁、薏苡仁、厚朴、法半夏、桔梗各10克，豆蔻、枇杷叶、柴胡、石菖蒲各6克，通草3克。水煎服。

三诊：上方服2剂后，舌苔退，继以血府逐瘀汤加减治疗，发音正常。

按：久病入血，久病多瘀，声哑1个月余，舌质暗，脉弦涩，可知咽部有瘀血，用活血化瘀法治疗。中途湿浊又起，暂缓活血，先化湿浊，湿邪化后，继以活血宣肺，随证辨治，终收全功。治疗之灵活性由此可知。

慢性扁桃体炎

厥阴咽痛

路某斌，男，52岁，干部，1988年1月18日初诊。

咽部疼痛1个月，扁桃体Ⅱ度肿大，经大剂量消炎药静滴仍然疼痛，用清热解毒中药治疗不效，咽干夜甚，无发热恶寒等表证，舌苔薄白，舌质暗，脉沉而弦。证属厥阴，用乌梅丸调理寒热。

乌梅8克，党参10克，当归、细辛、干姜、桂枝、制附子各6克，川椒、黄连、黄柏各3克，食醋50mL。水煎服。

2剂后肿痛消失。

按：乌梅丸为仲景治疗厥阴病方。多年来，笔者扩大了它的应用范围，不局限于蛔厥及久利二证，并且对本方的配伍有了更深一步的认识。方中乌梅、醋、当归滋阴养血，敛肝之体；川椒、桂枝助肝之阳，行肝之用；附片补肾之阳，细辛润下；黄柏泻肾阴火而燥湿；人参、干姜健脾温中，黄连泻中焦之热而燥湿。诸药合用，肝肾脾同调，三阴同治，三补而三泻，补气行血，燮理寒热，敛阴和阳，其配伍之精当、效果之显著，为历代医家所称赞。

足厥阴肝经“循喉咙之后”，足少阴肾经“循喉咙”，足太阴脾经“挟咽”，咽喉为三阴经脉会聚之地，因此，脾有痰湿，肝肾浮火，皆可导致咽喉干燥肿痛，特别是慢性咽痛更为多见。高血压的主要表现——眩晕与头痛二证，多见肝阴不足，肝阳上亢，或肾脏阴阳失调。更年期综合征的主要表现属中医肝肾冲任失调。肝经“上额与督脉会于巅”，两头角又多属肝经所主，故血管神经性头痛又多与肝有关。牙者骨之余，肾主骨生髓，肾脏虚火上浮，常致牙痛龈肿。以上诸病均与肝肾二脏相关，特别是肝肾水火失调、寒热错杂多见，而乌梅丸肝肾同治，燮理阴阳，调和寒热，宣通气血，柔肝止痛，故对以上诸病均能取得明显效果。笔者所写《乌梅汤的临床新用》一文发表于《陕西中医》杂志 1988 年 7 期 。

少阴咽痛

张某，男，38 岁，干部，1990 年 5 月 20 日初诊。

素体阳虚，近日又似外感，鼻流清涕，全身有畏寒之象，咽部疼痛，夜间为甚，口干咽燥，睡眠中常咽干而醒，须以凉开水润之。舌苔薄白，舌质淡，脉沉细紧。此少阴兼表咽痛，宜温阳解表，方用麻辛附子汤加半夏治疗。

姜半夏 10 克，麻黄、附子、细辛各 6 克。水煎服。

服药 1 剂后，肿痛消失。

6 月 15 日咽部又感疼痛，咽喉干燥，扁桃体Ⅱ度肿大，舌苔薄白，舌边略红。是为少阴咽痛，兼有阴火，宜麻辛附子汤少佐清火之药。

姜半夏 10 克，麻黄、附子、细辛、黄柏、甘草各 6 克。水煎服。

上方服 2 剂后痊愈。

按：慢性扁桃体炎属中医虚火乳蛾，因脏腑亏损，虚火上炎所致。若肺阴亏虚者用养阴清肺汤，肾阴亏虚者用知柏地黄汤，偏寒者用麻辛附子汤，若寒热不调者用乌梅丸。

慢性咽炎

解毒润肺案

许某，男，52 岁，经商者，2011 年 11 月 23 日初诊。

咽痛 2 年多，经多方治疗效果不佳，查咽后壁暗红，有粟状颗粒，自觉干痒疼痛，有噎塞之感，舌红、苔薄黄。此风热上受，形成慢性热毒，留恋不去所致，宜清热解毒，疏散风热。

白花蛇舌草、半枝莲各 30 克，桑叶、菊花、桔梗、荆芥、重楼、大青叶、牛蒡子、麦冬、玄参各 10 克，黄芩、薄荷、甘草各 6 克。水煎服。

上方服 1 剂后咽部明显感觉舒适，5 剂后疼痛消失，继服 5 剂后痊愈。

按：病毒性咽炎系病毒所引起的咽部急性感染，若日久不愈或反复发作，则形成慢性咽炎，冠状病毒或腺病毒等都可以引起咽炎。中医多以清热解毒、苦寒降火、养阴润肺等法治疗，效果优于西药。本方以清热解毒药为主，配黄芩清肺经火，荆芥、薄荷疏散风热，玄参、麦冬养阴润肺，诸药配合，具有较好的清热解毒、疏散风热、养阴润肺作用，故取得了较好的疗效。

柴芩升降汤案

景某彩，女，35 岁，教师，2002 年 8 月 26 日初诊。

咽喉疼痛半年，经多方治疗效果不佳，常因讲课而疼痛加重。查咽后壁红，有小疹点，咽干疼痛，大便干燥，脉浮数，舌苔薄黄、质燥。此风热上受，久则气血瘀积，化燥伤阴，方宜柴芩升降汤（自制方）。

柴胡、黄芩、桔梗、玄参、牛蒡子、金银花、连翘各 10 克，僵蚕、大黄、薄荷、蝉蜕、甘草各 6 克。水煎服。

二诊：上方服 3 剂后疼痛消失，原方加姜黄 10 克，继服 6 剂，诸症痊愈。

按：慢性咽炎与慢性扁桃体炎病因相近，治疗相似，肺阴不足者常用养阴清肺汤，肾阴不足者用知柏地黄汤。唯此病多有病毒感染者，中医可辨证加入柴胡、僵蚕、青果、重楼等清热解毒之品。余常用增液汤合升降散合桔梗汤加柴芩之类，效果极佳。火毒不甚者，可去大黄，加金银花、连翘。亦有养阴清热不效者何？此虚火上炎，可用引火归元法，如六味地黄汤加肉桂或知柏地黄汤加肉桂之类。《疡科纲要》对虚火咽痛论述甚为详尽，引以参考：“更有阴虚于下，阳浮于上，气火泛溢，上凌清窍，每有咽喉燥痛，哽塞失音等证。与风热外乘，闭塞喉嗌者绝不相同，而其见证亦大有区别。这往往是痛而干涸，虽哽塞，必不肿，亦必不红，喉关内外，皆作淡红色，时有红丝，缭绕而已，帝丁（悬雍垂）虽亦垂长，望之无痰涎盘旋之状，舌亦不红无苔，甚者其人必足冷，脉多弦细，此必不可疏风、清热、消痰等方法治疗，宜柔剂养阳，引火归元法，轻剂七味都气，甚者并用桂附八味丸。”余曾治疗一例，咽痛半年，咽部淡红，舌苔薄白质嫩而滑，用养阴清热之法不效，改以桂附八味汤加黄柏 3 克，服 3 剂疼痛消失，服 6 剂痊愈。

儿 科

急性支气管炎

宣白承气汤加味案

蒲某霞孩，1岁3个月，1988年7月21日初诊。

喘，痰声漉漉，发热，面赤气粗，大便两日未行，腹微胀，舌红少苔。此痰热阻肺，腑有热结，宜宣肺化痰，泄热攻下，宣白承气汤主之。

石膏20克，杏仁、瓜蒌、桑白皮、川贝母各6克，生大黄3克。水煎服。

二诊：上方服1剂后热退，便通，仍有喘（两肺仍有哮鸣音），宜杏苏枳桔二陈汤（自制方）加味。

杏仁、瓜蒌、川贝母、枳壳、桔梗、荆芥、陈皮、姜半夏、茯苓各6克，紫苏子、甘草各3克。水煎服。

3剂喘平，诸证痊愈。

柴芩麻杏甘石汤案

王某辉，男，3岁半，2003年4月15日初诊。

发热咳嗽3天，经抗生素治疗，效果不佳，前来求中医治疗。患儿面赤少汗，体温38.5℃，舌尖略红、苔薄白。证属风寒外感，有化热之势，宜解表清热化痰。

石膏15克，柴胡、杏仁、荆芥、桔梗、陈皮、姜半夏各6克，黄芩、麻黄、僵蚕、甘草各3克。水煎服。

上方1剂热退，3剂咳平。

按：麻杏甘石汤对外感风寒兼内热或化热的咳喘效佳，加柴胡、黄芩，加强了清热作用，且柴胡止咳效果很好。《寿世保元》在治疗外感兼咳嗽时，于解表方中常加柴胡、杏仁。陈皮、半夏化痰止咳，僵蚕亦是止咳化痰的良药，荆、桔协麻、柴解表宣肺，又能止咳，因此，本方具有良好的清热止咳作用，对急性支气管炎发热咳嗽者效果很好。

急性肾炎

越婢加半夏汤案

张某娟，女，4岁，1988年6月16日初诊。

眼睑浮肿1周，扁桃体Ⅱ度肿大，轻度发热，小便化验有红细胞与蛋白，舌不红、苔薄白。此外受风寒，上肿多风，宜发汗解表，方以越婢加半夏汤主之。

白茅根、石膏各30克，麻黄、姜半夏、生姜、炙甘草各6克。水煎服。

二诊：上方服3剂后眼睑肿胀明显消退，扁桃体肿大消失，原方加味继服。

白茅根30克，石膏20克，麻黄、生姜、姜半夏、防己、泽泻、山药各6克，甘草3克，大枣3枚。水煎服。

三诊：上方服3剂后眼睑浮肿完全消退，舌苔薄黄，舌略红。此表证已解，表邪化热，水湿未能尽除，宜解表清热，利水化湿。

石膏、白茅根各15克，茯苓皮10克，桑白皮、陈皮、大腹皮各6克，麻黄、生姜各3克。水煎服。

四诊：上方服后眼睑浮肿消退，精神转佳，小便化验正常，原方加生地黄、泽泻各6克，继服3剂以善其后。

抽动秽语综合征

李某鸿，男，9岁，学生，2002年12月14日初诊。

两眼频频眨动2周，近2日口唇亦有抽动，不能自主，偶有上肢不自主地划圈抽动，舌边略红、苔薄白。此乃古人所谓“目劄”，肝阴不足，不能柔筋，肝风内动，故见抽搐，宜养阴柔肝，镇潜祛风。

石决明15克，防风、钩藤、菊花、生地黄、白芍、当归、党参、姜半夏、甘草各 6 克，黄芩 3 克。水煎服。

上方服 3 剂后诸症消失，继服 3 剂以巩固疗效。

按：抽动秽语综合征是以面部、四肢、躯干部肌肉不自主抽动伴喉部异常发音为特征的综合征。多发生于 5 ～ 15 岁人群，男多于女。临床表现为面部小肌肉群收缩，如挤眉弄眼、咧嘴缩鼻等；头颈部肌肉抽动则为点头、扭颈、耸肩等；躯干部则为挺胸、扭腰、腹肌抽动；上肢抽动表现为搓手指、握拳、甩手等；下肢则表现为抖腿、踮脚，甚至步态异常；喉部抽动则表现为异常发音，如干咳、吼叫等。此病中医称为“目劄”，多见于肝肾阴虚、肝风内动者。另有湿热或风热上扰者，须辨证治疗，中医治疗效果优于西医。

剥脱性唇炎

银翘三黄汤案

李某，男，10 岁，学生，1990 年 3 月 9 日初诊。

口唇四畔红赤溃烂，疼痛，无脓液，舌苔黄腻，脉滑数。此乃湿热火毒，蕴滞脾胃，宜清火化湿解毒。

板蓝根 10 克，黄连、黄芩、黄柏、苦参、金银花、连翘、苍术、藿香各 6 克，大黄 3 克。水煎服。

2 剂后赤烂收敛结痂，继服 2 剂，结痂脱落，痊愈。

清胃理脾汤加味案

樊某，男，13 岁，学生，2002 年 3 月 6 日初诊。

口唇四周鲜红疼痛 3 天，逐渐破裂溃烂，有少量分泌物，未溃烂处如剥皮之状，时时抽动，舌略红、苔薄黄。先用龙胆泻肝汤加金银花治疗，3 剂后略见效，6 剂后渐收敛，9 剂后痊愈。但停药 3 天后口唇四周又红赤溃烂，痛如火燎，且范围较前扩大，溃烂连及左侧面颊，此脾胃湿热上蒸，宜清胃理脾汤加味。

苍术、厚朴、陈皮、金银花、连翘、当归各 10 克，黄连、黄柏、黄芩、苦参、甘草各 6 克，木通 3 克。水煎服。

上方服 1 剂后溃烂收敛，3 剂后痊愈，观察 1 周，再未复发。

按：龙胆泻肝汤虽有效，但终不如清胃理脾汤加银、翘等效佳，为何？唇口属脾，脾胃湿热则唇口肿胀溃烂疼痛，龙胆泻肝汤乃清肝胆湿热之方，用于脾胃，虽为苦寒清湿热之药，亦可见效，但不如清胃理脾汤效果更快。前者湿热在下焦，后者湿热在中焦，同一湿热，病位不同，用方有异。

遗尿

补肾固气醒神案

杨某武，男，17岁，学生，1987年9月7日初诊。

遗尿6年，近2年明显加重，每夜均尿床，不能自知，面色萎黄，疲乏无力，舌质淡红、苔薄白，脉沉弱。此肾虚不固，心气虚弱，宜补肾醒神为治，肾气补则小便固，心神醒则能自知。

黄芪30克，熟地黄、山茱萸、山药、当归、茯神、沙苑子、覆盆子、桑螵蛸各10克，远志、九节菖蒲各6克。水煎服。

二诊：上方服2剂后，遗尿明显好转，每隔3～5日尿床1次，原方再服7剂，痊愈。

夜尿警觉汤加味案

欧某平，男，11岁，学生，2002年1月28日初诊。

遗尿5年，每夜尿床2～3次，即使晚上不多饮水，睡后仍遗尿，小便清长，大人夜间呼唤之后，入睡后仍遗尿不自知，其脉弱而无力。此肾气不固，心神困钝，心肾不交所致，宜补肾固气，醒神开窍，方用夜尿警觉汤加味。

黄芪15克，桑螵蛸、当归、熟地黄、山药、党参各10克，麻黄、远志、九节菖蒲、甘草各6克。水煎服。并嘱大人夜间勤呼叫。

二诊：上方服5剂后，每日夜间尿床1次，明显见效。原方加桂枝10克以助气化，继服10剂。

三诊：夜间再未出现尿床，患儿精神转佳，原方再服10剂，以巩固疗效。

妇 科

盆腔炎

解毒四物汤加减案

张某琴，40 岁，农民，1997 年 6 月 4 日初诊。

月经量多，色黑如水下注，有秽臭味，腹痛腰困，舌红、苔薄黄，脉细数。B 超检查诊为盆腔炎。此乃热毒下注血海，兼有湿浊，宜清热除湿解毒，方用《丹溪心法附余》解毒四物汤加减。

益母草 30 克，黄连、黄芩、黄柏、生地黄、当归、川芎、白芍、茯苓、泽泻各 10 克。水煎服。

二诊：上方 3 剂后腹腰疼痛消失，月经量少，血色正常，上方加牡丹皮 10 克、甘草 6 克继服，痊愈。

按：解毒四物汤即四物汤合黄连解毒汤，热毒盛者加金银花、连翘，湿浊盛者加苍术、薏苡仁、泽泻，乃妇科热毒下注之良方。

暖肝煎加味案

陈某蓉，女，35 岁，工人，2001 年 4 月 4 日初诊。

小腹脐下至耻骨联合以上疼痛 1 周，兼有闷胀，白带较多，在某医院 B 超检查诊为盆腔炎，经静滴抗生素等治疗仍有胀痛，夜间为甚，舌苔白滑，脉沉弦。此阴寒直中下焦，宜暖肝行气，活血止痛，方宜暖肝煎加味。

乌药、桂枝、当归、川芎、青皮、陈皮、茯苓、枸杞子、厚朴各 10 克，吴茱萸、生姜各 6 克，小茴香 3 克。水煎服。

1 剂后腹痛减轻，3 剂后白带消失，继服 5 剂以巩固疗效。

习惯性流产

路某琴，女，24 岁，农民，1990 年 4 月 18 日初诊。

曾妊娠 50 多天滑胎 2 次，第 3 次怀孕已 50 天，又出现腹痛下坠、阴道流血，患者心情紧张，担心再次流产，故前来求中医诊治。舌苔薄白，脉细弱。此脾肾虚弱不能固摄，宜补肾固冲，健脾统摄，方以寿胎丸加味。

煅龙骨、煅牡蛎各 30 克，桑寄生 20 克，菟丝子、川续断、阿胶（烊）、黄芩、白术、生地黄、白芍、山茱萸各 10 克。水煎服。

二诊：4 月 23 日，上方服 5 剂后，流血停止，腹痛减轻，已见效果，加强健脾固蒂之力，原方加减继服。

煅龙骨、煅牡蛎各 30 克，桑寄生 15 克，川续断、阿胶（烊化）、菟丝子、熟地黄、山茱萸、当归、白芍、白术、党参、茯苓各 10 克，砂仁 6 克。水煎服。

三诊：4 月 28 日，上方服 5 剂后出血停止，腹痛消失，自感恢复正常。为巩固疗效，予二诊方加黄芩兼清血热，以防胎动出血。

煅龙骨、煅牡蛎各 30 克，桑寄生 20 克，川续断 15 克，菟丝子、阿胶（烊）、熟地黄、山茱萸、党参、白术、黄芩、当归各 10 克，砂仁 6 克。水煎服。

上方连服 5 剂，诸症平，胎安定，足月分娩一女婴。

按：寿胎丸固肾气，又加地黄、山茱萸加强固冲补肾之力，参、术健脾补中，如瓜有蒂方可生；砂仁理气，当归活血，气血调和胎自安；龙骨、牡蛎、山茱萸收涩固脱；黄芩清其余热，与白术为安胎之圣药，合生地黄、阿胶又可止血。诸药合用，补肾以调冲任，固脱防滑；健脾以治后天，气血同调，为安胎防滑之良方。

堕胎

张某英，女，36 岁，教师，1988 年 3 月 21 日初诊。

平素经期准确无误，每逢 28 天即来，本月过期 8 天未来潮，疑为怀孕，查早孕试纸为弱阳性，患者要求以中药破之，处以活血破血之剂试服。

益母草、枳实各 30 克，桃仁、红花、川牛膝、当归、川芎、生水蛭、天花粉各 10 克，急性子 8 克，肉桂 6 克，麝香（冲）0.2 克。水煎服。

二诊（3 月 22 日）：上方服 1 剂后，不见反应，原方水蛭与急性子为末各 2 克，与麝香同装入胶囊，分 2 次冲服，再加芒硝 3 克，搅于药汁中服之。

三诊（3 月 23 日）：1 剂后经水来潮，量适中，有小血片，4 天干净。以上堕胎方共服 2 剂，未发现任何不适。

乳腺炎

杨某，女，36 岁，教师，1988 年 4 月 26 日初诊。

发热（39℃），恶寒头痛，全身骨节疼痛，口唇红紫，恶心，口干不思饮，左侧乳房红肿疼痛，舌苔薄黄，脉浮数，患者正在哺乳期。此三阳合病，先以柴葛解肌汤加半夏、生姜解表清热。

石膏 60 克，柴胡、葛根、羌活、白芷、桔梗、黄芩、白芍、姜半夏各 10 克，生姜 8 克，甘草 6 克。水煎服。

服上方 1 剂后，体温正常，诸症好转，全身微有汗出，2 剂后诸症消失，但乳房肿结发红，触之乳腺肿块发热，宜消毒饮加荆防治之。

当归、柴胡、天花粉、白芷、金银花、荆芥、防风各 10 克，青皮、浙贝母各 8 克，甘草、僵蚕各 6 克。水煎服。

服上方 2 剂，乳结散开，肿痛消失。

乳腺增生

疏肝理气活血案

魏某，女，41 岁，无业，2013 年 4 月 22 日初诊。

两乳房胀痛已 3 年，每遇经期来临，两乳房胀痛加重，乳房有肿块（乳腺增生），牵引两腋及胁下，脾气急躁易怒，经多方治疗无效。脉沉弦，舌苔薄白，舌质暗。证属肝郁气结，痰血凝滞，宜疏肝理气、化痰活血为治。

益母草、瓜蒌、蒲公英、茯苓各 30 克，陈皮、姜半夏、三棱、莪术、川芎、枳壳、桔梗、白芷、紫苏梗、香附各 10 克，甘草 6 克。水煎服。

5 剂胀痛消失，连服 20 剂，肿块消散。

按：结节者多为痰血瘀阻凝结而成，古人称之为痰核。究其根源为肝气郁滞、气机条达不畅所致，故多见于心胸不宽广，易发脾气之人。治疗以疏肝理气、活血化痰为主。方中三棱、莪术、枳壳、苏梗、香附疏肝解郁而畅气机；瓜蒌、桔梗、陈皮、姜半夏化湿消痰；益母草、川芎、三棱、莪术理血行血；白芷、蒲公英散结消肿，为疮家痰核之圣药。全方理气解郁，活血化痰，散结消肿，对乳腺增生有结节者效果较好。

三两三方加味案

种某芳，女，35 岁，工人，2002 年 3 月 7 日初诊。

两侧乳腺结节疼痛 2 年，经多方治疗效果不佳，经期胀痛为甚，饮食欠佳，四肢困乏，舌苔薄白，舌边有瘀斑，脉弦涩。此病久气虚，血结痰凝，宜补气活血化痰，方以神效托里散加味。

黄芪、当归、蒲公英各 30 克，金银花、桔梗、浙贝母各 10 克，白芷、乳香、没药各 8 克，川芎、甘草各 6 克，白酒为引。水煎服。

服上方 5 剂后疼痛消失，结节变小变软，再服 5 剂结节基本消失，继服 5 剂，痊愈。

按：三两三方又称“三两三钱三”，指方中君臣佐使四味药物的用量，即君、臣、佐三味各用一两，共三两；使药用三钱；另有一味用三分，即“三两三钱三”。另外一种说法是君药三两，臣药三钱，使药三分。房定亚用神效托里散三两三治天疱疮、结节性血管炎、过敏性皮炎。周平安用三两三钱三（川芎、白芍、赤芍三两，甘草三钱，龙胆草三分）加味治偏头痛；另有酸枣仁、桔梗、生地黄各一两，当归三钱，川芎三分加味治顽固性失眠。这只是用药的一种方法，不必生搬硬套，也可用二两三钱三，也可用五两三钱三。如笔者常用治牙痛方：熟地黄、生地黄、玄参各一两，牛膝三钱，黄柏三分，再加白芍、女贞子等；治便秘方：黄芪、生地黄、玄参、当归、蒺藜各一两，甘草三钱，大黄三分，再加半夏、陈皮等。因此，根据病情的需要用药，掌握好轻重缓急，恰当配伍，临床可取得较好疗效。

乳腺癌

王某玲，女，43 岁，教师，2012 年 2 月 20 日初诊。

右侧乳房胀痛，触诊右乳房右上方有一约 3 厘米 ×4 厘米硬块，不易推动，无明显压痛，曾在省级医院诊为乳腺癌，患者不想手术，故前来寻中医治疗。精神忧郁，心情紧张，易发脾气，不思饮食，失眠多梦，脉沉弦数，舌苔白腻，舌质有瘀斑。此乃肝郁气滞，痰血凝结，宜疏肝理气，活血化痰。

白花蛇舌草、半枝莲各30克，当归、川芎、茯苓、姜半夏、陈皮、王不留行、佛手、桔梗、枳壳、香附、青皮各10克，黄连、甘草各6克。水煎服。

二诊：上方服5剂后乳房胀痛减轻，失眠明显好转，乳房肿块如旧，原方加强化痰散结之品继服。

蒲公英、瓜蒌、白花蛇舌草、半枝莲各30克，山慈菇、当归、川芎、茯苓、姜半夏、陈皮、柴胡、浙贝母、白芷、枳壳、香附、王不留行各10克，黄连、甘草各6克。水煎服。

三诊：上方服5剂后乳房胀痛消失，肿块变软变小，腻苔已退，脉沉弦不数，心情也有所转好，鼓励患者树立信心，坚持治疗，原方稍做调整继服。

蒲公英、瓜蒌、白花蛇舌草、半枝莲各30克，连翘、山慈菇、当归、川芎、茯苓、姜半夏、陈皮、柴胡、浙贝母、白芷、枳壳、香附、王不留行各10克，甘草6克。水煎服。

四诊：上方服10剂后，肿块仅有1cm大小，质地变软，嘱患者再服上方10剂，肿块完全消失。患者心情愉悦，精神大振，睡眠饮食正常。为防复发，嘱患者继服10剂以巩固疗效，前后共服40剂。

按：乳腺癌，中医称为乳岩，《疡医大全》有“乳中有小块不消不痛不痒，即名乳岩，宜早治，至六七年后，溃烂不救”的记载。治疗当以清热解毒、化痰散结、活血化瘀为治。

特发性水肿

补中益气汤加味案

宋某迎，女，45岁，农民，2002年4月9日初诊。

反复肿胀半年，肝、肾、心脏功能正常，经多方治疗效果不佳。面部眼周及手足明显肿胀，下肢压之有凹陷，小便较少，气短乏力，头昏，舌质淡、苔薄白，脉濡缓。患者云前医曾用过补中益气汤、归脾汤等方，均未见效，余思之良久，认为还是中焦虚弱，无力运化水湿，仍以补中益气汤加味治疗。

益母草、黄芪、白术、茯苓、葛根各30克，当归15克，党参、桂枝、柴胡、升麻、枳壳、生姜各10克，甘草6克。水煎服。

上方服1剂后小便增多，3剂后肿胀消退，精神转佳，原方继服5剂以巩固疗效。

按：《内经》云："诸湿肿满，皆属于脾。"盖水虽属肾主，但若脾虚不运则水湿泛滥。《丹溪治法心要》云："因脾虚不能行浊气，气则为水，水溃妄行，当以参术补脾，使脾气得实，则自能健运，自然升降，运动其枢机，而水自行，非五苓神佑之行水也。大抵宜补中行湿利小便，切不可妄下。"朱丹溪治疗脾虚水肿的经验是"二陈汤加人参、苍术、白术为主，佐以黄芩、麦冬、栀子制肝木，土气得平，以制其水。若腹胀，少佐厚朴，气不运加木香、木通，气陷下加柴胡、升麻，随证加减可也"。朱丹溪反复强调脾虚致肿，治疗以大补中气为主，他说："水肿本自中宫，诸家只知治湿利小便之说，而类用去水之药，此速死之兆也……治宜大补中宫为主，看所夹加减，不尔则死。"实属经验之谈。笔者重用东垣补中益气汤，以三两三法应用，再加行气的枳壳、健脾利水的茯苓、升阳的葛根、活血的益母草，临床取得了较理想的效果。

更年期综合征

一贯煎加味案

刘某兰，女，55岁，农民，1987年4月10日初诊。

头疼失眠，烦躁易怒，两目干涩，口干面热，手足麻木，自感冰凉等诸症已有5年之久，其脉细数，舌质略红、少苔。此属围绝经期肝肾阴虚，虚火上炎，阴阳失调之证，宜乌梅丸调理阴阳、燮理寒热。

乌梅10克，党参、当归、桂枝各8克，黄柏、黄连、干姜各6克，细辛、川椒、制附片各3克，醋为引。水煎服。

二诊：上方服3剂后，头痛眩晕减轻，手足麻木与冰凉感好转，但头面烘热、目涩羞明、失眠依旧。王冰云："寒之不寒是无水也，壮水之主以制阳光。"宜养阴安神、交通心肾法。

酸枣仁、合欢皮、夜交藤、川楝子、泽泻各15克，茯神、墨旱莲、女贞子、生地黄、知母、天冬、麦冬各10克，五味子6克。水煎服。

三诊：上方服3剂后，晚上能较好地睡眠，目涩羞明减轻。停药4天后，诸症复燃，心烦目困，大便干燥，身热，脉沉细数，此肝肾阴虚，血燥气郁，宜疏肝养阴润燥，方以一贯煎加味。

白茅根30克，川楝子、沙参、麦冬、当归、生地黄、白芍、酸枣仁各10克，枸杞子、桑叶、菊花、黄芩各8克，甘草6克。水煎服。

四诊：上方服5剂后诸证消失，大便通畅，继服上方5剂以巩固疗效。

燮阴阳汤合纯阴汤加味案

万某连，女，50岁，干部，2004年9月13日初诊。

月经紊乱，面部烘热，心烦不寐，牙痛头昏，口干不欲饮，舌苔薄黄，舌略红，脉细数。此乃女子七七之后，肝肾阴亏，精血虚少，天癸欲竭，龙雷之火外浮，宜养阴清热，引火归元，方用燮阴阳汤合纯阴汤加味治疗。

生地黄、玄参、麦冬、白芍各15克，牡丹皮、地骨皮、知母、泽泻、茯苓各10克，黄柏、甘草各6克，肉桂3克。水煎服。

3剂诸证减轻，6剂诸证消失，继服5剂以巩固疗效。

按：更年期综合征，中医称之为绝经前后诸证，临床表现多种多样，治疗须随证辨治，总以调理阴阳、滋养肝肾为主。燮阴阳汤对更年期综合征效果很好，可随证加味，或与增液汤合用，或与知柏地黄汤合用，或与滋水清肝饮合用，只要辨证清楚，临床疗效理想。

希恩综合征（黏液性水肿）

张某，女，37岁，农民，1987年7月2日初诊。

患者于1980年因产后大出血导致休克，经某医院抢救后幸存。但自此之后绝经，性欲低下，全身反复肿胀，疲乏无力，曾先后在省级医院检查，诊断为希恩综合征，长期间断服用甲状腺片、泼尼松等药，近半年停服上述药物。入院前20天又全身肿胀，极度疲乏无力，全身无汗，口唇肿胀疼痛，食欲不振，精神有恐惧感，门诊以“浮肿待查”收住。

一诊：全身肿胀，按之无明显凹陷，面色㿠白，口唇肿胀疼痛，纳呆，疲乏无力，动作迟缓，舌质红嫩，舌面无苔，口干不欲饮，小便较少，略黄，大便软，脉沉细数。此产后出血过多，肾脏阴阳损耗，精血亏虚，偏于阴虚火旺，宜滋养肾阴，清热利水，方用知柏地黄汤加白茅根。

白茅根30克，知母、生地黄、山茱萸、山药、牡丹皮、白芍、茯苓、泽泻各10克，黄柏6克。水煎服。

二诊：上方服5剂后感觉舒适，口唇肿胀消退，疼痛减轻，但全身又有畏寒感觉，无汗。此龙雷之火稍安于宅，命门阳亏渐有显露，方用二仙汤与阳和汤合方加减。

仙茅20克，泽泻15克，淫羊藿、知母、当归、巴戟天、桂枝、茯苓、鹿角、熟地黄各10克，麻黄、黄柏各6克。水煎服。

三诊：上方服5剂后患者精神大振，肿胀消退，饮食增加，面色转红润，脉沉细弱，舌质微红，有薄白苔。宜继续培补肾气，缓取其功，用大补元煎善后。

熟地黄、肉苁蓉、山药、山茱萸、杜仲、枸杞子、菟丝子、当归、茯苓各10克，泽泻、鹿角胶（烊化）各8克，炙甘草、生姜各6克。水煎服。5剂后患者精神倍增，带方出院。

1987年10月25日，患者又因感冒，引起恶寒发热，头痛嗜卧，全身肿胀，小便少，面色萎黄，脉沉。此太少合病，宜先助阳发汗，方以麻辛附子汤加味。

赤芍、白茅根各30克，姜半夏、芦根各10克，麻黄8克，细辛、制附片各6克。水煎服。

上方服3剂后外感诸证消失，唯有畏寒肿胀、乏力嗜卧未解，脉沉弱无力，舌质暗、苔薄白。此气虚阳微，景岳所谓“气不足便是寒……寒从中生而阳衰之病”，宜补气温阳，宣通三焦。

黄芪、党参、白术、茯苓、当归、陈皮、肉苁蓉、制附子各10克，麻黄、细辛、炙甘草、生姜各6克。水煎服。

上方服3剂后畏寒、肿胀消失，精神转佳，原方继服10剂以补气壮阳，以防复发。

按：希恩综合征多发于产后大出血，因休克时间过长，导致脑垂体前叶功能减退而致。中医主要从肝肾亏虚、冲任失调、胞脉失养、血枯经闭等方面论治，或补肾阳，或补肾阴，当视患者具体表现而论。

卵巢囊肿

加减大吴茱萸汤案

王某芳，女，35岁，干部，2002年9月16日初诊。

患者腹痛，月经不调半年，经B超诊断为卵巢囊肿，左侧6.2cm×4.5cm，右侧4.5cm×4.0cm，小腹疼痛，月经先后无定期，舌苔薄白，质滑略暗，脉弦。证属气滞血瘀，寒湿凝滞，宜活血理气，温经利湿。

益母草、茯苓各30克，牡丹皮、当归、川芎、白芍、桂枝、香附、法半夏、乌药、怀牛膝、泽泻各10克，吴茱萸、甘草各6克。水煎服。

上方治疗1个月，B超复查示左侧囊肿消失，右侧为3.4cm×3.2cm。原方继服1个月，B超复查示囊肿全部消失。

前庭大腺炎

四妙散加味案

张某，女，50岁，干部，2003年10月4日初诊。

外阴左侧疼痛1周，行走困难，经妇科检查诊断为前庭大腺炎，局部红肿，压痛明显，有少量血性分泌物，同侧腹股沟淋巴结肿大，脉沉滑数，舌苔薄黄。此湿热下注，宜四妙散加味。

金银花、蒲公英、当归各30克，黄柏15克，苍术、怀牛膝、薏苡仁、茯苓、泽泻、连翘、生地黄各10克，甘草6克。水煎服。

外用方：苦参、黄柏、蛇床子各30克，大黄10克，水煎外洗。

上方服5剂后疼痛及血性分泌物消失，继服5剂，痊愈。

三两三方案

蒋某，女，52岁，农民，2004年12月2日初诊。

外阴部疼痛，周围淋巴结肿大，白带兼黄20余天，年内曾反复发作多次，妇科诊为前庭大腺炎、阴道炎。脉滑数，舌苔薄白。证属气虚不能御邪，湿热下注，宜三两三方。

黄芪、当归、金银花各30克，连翘、黄柏、泽泻各10克，甘草8克。水煎服。

服上方3剂后诸证消失，继服5剂以巩固疗效。

子宫癌（大小便出血）

谭某雄母，60岁，家庭妇女，1987年8月27日初诊。

曾在陕西某医院诊为子宫癌，已3年，经烤电等治疗，症状基本得到控制。近5天小便鲜血，夹有小瘀块，大便黑与鲜血并存，前医用止血等法无效。患者精神恐惧，面色萎黄，口舌不干，饮食尚可，舌苔薄白，脉弱。宜温中健脾摄血。

白花蛇舌草、半枝莲、大蓟、小蓟各30克，生地黄、黄芩、阿胶、白术、藕节、侧柏叶、牡丹皮各10克，炒蒲黄8克，制附片、甘草、栀子、三七粉（冲）各6克。水煎服。

二诊：服上方1剂后，小便清长无血，大便无鲜血，患者赞效果如神。大便略带黑色，气短困乏，脉虚弱无力。此久病气虚，调整上方继服。

白花蛇舌草、半枝莲各30克，黄芪15克，黄芩、阿胶（烊化）、生地黄、白术、当归各10克，赤小豆、制附片各8克，三七粉（冲）、甘草各6克。水煎服。

上方服5剂后，大小便正常，精神转佳。

外（骨）科

甲状腺肿大

苏某珍，女，35岁，农民，1987年11月30日初诊。

发现甲状腺肿大约1个月，质软，渐有增大之势，近期易发脾气，舌苔滑白，脉弦。此为肝郁气滞痰凝，宜理气活血，化痰散结。

生牡蛎30克，夏枯草、连翘、昆布、浙贝、玄参、当归、柴胡各10克，海藻、丹参各8克，陈皮、青皮各6克。水煎服。

服6剂后，肿大的甲状腺逐渐变小，继服10剂，甲状腺肿大消失。

清热解毒案

杨某江，男，45岁，司机，2012年3月16日初诊。

甲状腺处疼痛2个月，略有肿大，牵引颈项疼痛。患者以为是落枕，日久不愈，去省级医院检查，诊断为亚急性甲状腺炎。舌尖略红、苔薄黄，脉浮数。此风热外感日久，未能清解，结于颈前喉旁，以致疼痛，宜清透解毒法治之。

白花蛇舌草、连翘各30克，桑叶、菊花、荆芥、牛蒡子、桔梗、大青叶、玄参、拳参各10克，黄芩、薄荷、甘草各6克。水煎服。

服上方5剂后疼痛减轻，10剂后肿胀消失，继服5剂以巩固疗效。

脂肪瘤

王某子，38岁，男，工人，1993年4月10日初诊。

近半年来全身皮里肉外出现数十个小包块，不红肿，不疼不痒，大者如小枣，小者如大豆，扪之质地柔软，悬于皮下，边界清楚，推之可活动。舌苔白腻，脉滑。此乃痰浊，结于脘腹则为痰痞，结于皮下则为痰核，宜理气化痰，方以茯苓指迷丸加味。

法半夏、炒莱菔子、茯苓、海藻各100克，枳壳、山楂、浙贝母、僵蚕各50克，陈皮、胆南星、风化硝各30克。

诸药为末，每服6克，每日2次，开水冲服。1个月后肿核减少变小，2个月后基本消失。

按：本病属痰核为患，全身上下皆有，说明痰浊之盛。聚液为饮，积湿成痰。治痰须理气，气行痰自化；治痰须化湿，湿化痰无巢。方中枳壳、陈皮、莱菔子理气，陈皮、法半夏化湿，胆南星、浙贝母、僵蚕、海藻、风化硝除痰，山楂活血。诸药合用，理气化湿除痰效果明显。

肠梗阻

焦某库，男，53岁，教师，1988年10月31日初诊。

2天前因饮食不当而腹胀疼痛，疼如刀切，辗转难忍，伴有大便不通、恶心呕吐，在当地治疗无效，故前来我院住院治疗，初步诊断为单纯性肠梗阻。

患者持续性腹痛腹胀、拒按，矢气不通，口干欲饮，舌苔黄燥，脉滑。此阳明腑实，先以大承气汤通泄胃肠。

厚朴、枳实各10克，大黄（后下）、芒硝（纳入）各6克。水煎服。

二诊（11月1日）：上方服1剂，大便未通，有欲便感，腹痛较前减轻，疼痛以右腹季肋下与脐平处为主。虽是阳明腑实，但影响少阳之地，治宜疏肝胆，通阳明，方用用大柴胡汤加味。

柴胡、黄芩、姜半夏、枳壳、大黄、白芍各10克，青皮、生姜、木香、甘草各6克。水煎服。

三诊（11月2日）：大便仍未通（已4日未大便），腹胀痛，偶有矢气，但不通畅，肠鸣音亢进。药虽对证，但病重药轻，上方加重药量服之。

大黄、莱菔子各30克，柴胡、黄芩、姜半夏、枳壳、白芍各10克，青皮、生姜、木香、甘草、芒硝（冲服）各6克。水煎服。

四诊（11月5日）：上方服3剂后大便通，腹部仍隐隐作痛，大便化验有蛔虫卵，此蛔虫作祟，原方调整泻虫。

柴胡、黄芩、法半夏、枳壳、白芍、乌梅、使君子各10克，木香、槟榔、川椒、大黄、甘草各6克。水煎服。

五诊（11 月 7 日）：患者诉昨日大便内有一条蛔虫，大便干燥坚硬，舌中下脘苔厚燥黑。虽经数次泻下，但燥热未尽，病邪有轻重，个体有差异，患者火热之盛，非再清热泻下不能去其邪。去邪务尽，单刀直入，再以大承气汤原方加大用量下之。

大黄（后下）、枳实、厚朴各 30 克，芒硝（纳入）15 克。水煎服。

六诊（11 月 9 日）：上方服第 1 次后，大便通，稀水样便 6 次，腹痛消失。服药第 2 次后又泻 2 次。大下之后，调和脾胃，清其余热，方用香连和胃汤。

白芍、当归、白术、陈皮各 10 克，木香、黄连、黄芩、砂仁、甘草各 6 克。水煎服。

七诊（11 月 11 日）：腹胀腹痛消失，饮食正常，大便略干，舌苔中下部略腻。此大热已去，肠中津液不足，宜调胃润肠，以防燥结，方以麻子仁丸治之。

火麻仁 30 克，厚朴、枳实、杏仁、白芍、当归、柏子仁、郁李仁各 10 克，大黄 8 克。水煎服。

八诊（11 月 14 日）：大便通畅，诸症消失，饮食正常，痊愈出院。

慢性阑尾炎

理气活血解毒案

贺某芳，女，36 岁，农民，1988 年 4 月 16 日初诊。

半年前右下腹疼痛，经确诊为阑尾炎，输液治疗半个月后减轻，但偶因饮食不当则疼痛，近 5 日来右下腹疼痛，无明显发热，麦氏点压痛（+），舌苔薄白微腻。此毒气腐蚀小肠，气滞血瘀，宜理气活血解毒为治。

败酱草、赤芍各 30 克，枳实、当归、香附、金银花、连翘各 10 克，柴胡、甘草各 6 克，青皮 8 克。水煎服。

上方服 3 剂后疼痛消失，继服 5 剂以巩固疗效。

理气温中案

苏某诚，男，52 岁，干部，2000 年 6 月 18 日初诊。

患慢性阑尾炎3个月余，经各种抗生素治疗效果不佳，前医用活血清热等方治疗略见其效，但仍有闷痛不适，大便不成形，每日2～3次，舌苔薄白，脉沉紧。虽为阑尾炎，实乃肠道失调，气滞不行，又寒凉过度，腑气凝滞不通，以理气温中、调理肠道为正治之法。

马齿苋30克，厚朴、青皮、陈皮、枳壳、赤芍、苍术各10克，木香8克，甘草、砂仁、豆蔻、小茴香各6克。水煎服。

上方服3剂后矢气频频，胀痛消失，大便正常，每日1次，饮食增进，效果佳，继服5剂以巩固疗效。

胆结石

大柴胡汤加味案

马某，男，78岁，农民，2009年1月9日初诊。

右上腹疼痛1个月，1周前住某医院，诊断为胆管结石（直径>2cm）。患者全身皮肤黄染，不思饮食，疼痛剧烈时呃逆不止，经输液等治疗效果不佳，因年龄较大，不宜手术，患者要求出院，前来玄真堂求中医治疗。患者疼痛呻吟，呃逆，皮肤黄染，舌苔黄腻焦黑、质红，脉滑数。此湿热壅滞，侵及肝胆，宜疏肝利胆，清化湿热，方用大柴胡汤加味。

金钱草、赤芍、柴胡各30克，姜半夏、枳实、厚朴、鸡内金各15克，大黄、木香、郁金、青皮、陈皮、石菖蒲、黄芩各10克，甘草6克。水煎服。

服上方5剂后疼痛减轻，呃逆停止，黄疸渐退；10剂后疼痛消失，黄疸退；15剂后饮食正常，诸证皆愈。

泌尿系结石

补气养阴排石案

李某林，男，32岁，农民，1995年6月15日初诊。

突然腹痛，呈放射性，沿少腹向下，小便有血，脉弦细，舌质淡、苔薄黄，B超示左肾结石。此乃气阴不足，湿热壅结，宜补气养阴，通淋排石。

金钱草、鳖甲各30克，海金沙、黄芪各15克，白芷、鸡内金、泽泻、桃仁、佛手各 10 克，木通、大黄各 6 克。水煎服。

此方服后疼痛消失，小便正常，全身感觉良好，共服 15 剂，疼痛再未发作，B 超检查示右肾结石消失。

四妙散加味案

马某忠，男，48 岁，干部，1996 年 8 月初诊。

患者尿糖（++），B 超示右肾结石，前列腺肥大。小便不畅，腰痛，口渴引饮，住我院内科治疗 1 周无效，请余以中药治之。舌苔黄腻而厚，脉象滑数。此湿热下注，宜清热理气利湿，方以四妙散加味。

白茅根 30 克，苍术、黄柏、怀牛膝、薏苡仁、泽泻、茯苓、桃仁、石菖蒲、王不留行各 10 克。水煎服。

上方服后效果极佳，小便通利，腰痛消失，1 周后 B 超复查示肾结石消失，尿糖（－），痊愈出院。

清利湿热、化石排石案

王某俭，男，56 岁，教师，2006 年 4 月 27 日初诊。

小腹部阵发性疼痛，向下放射，B 超示输尿管内有一结石。脉滑数，舌苔黄腻。此湿热壅滞，炼结成石，宜清利湿热，化石排石，方用四妙散加味。

白茅根、金钱草、石韦、白芍各 30 克，苍术、黄柏、薏苡仁、川牛膝、桂枝、泽泻、茯苓、陈皮各 10 克。水煎服。

3 剂痛止，服至 15 剂时，小便中排出一结石，如沙枣核大，长约 1cm，直径 0.3cm，结石已被化成空虚如虫蛀之状。

按：形成结石的主要原因是湿热壅阻，炼结成石。结石形成之后，往往有气滞血瘀，亦有结石形成之前即有气滞血瘀，致使下焦湿热不能疏泄而成石者，因此在清化湿热的同时，必须考虑到理气活血的问题。实践证明，在清化湿热、通淋化石的同时，加入理气药与活血药对增强化石排石有着良好的作用。人体有虚实之不同，虽结石本属实证，但体虚之人亦可患之，形成虚实夹杂，或久淋必虚，故同时酌用补气养阴之品，如黄芪、鳖甲、白芍之类，助正驱邪，增强排石的作用。具体方法有清化湿热法、活血化瘀法、理气通淋法、养阴益气法等。可在辨证的基础上适当加入金钱草、海金沙、威灵仙、鸡内金之类化石排石药物，效果甚好。

胆总管瘤（阻塞性黄疸）

张某存，男，83岁，农民，1987年11月27日初诊。

一诊：皮肤黄染、瘙痒2周，时有寒战高热，纳呆，形体日瘦，遂卧床不起，右侧胁腹痛胀。B超显示：①胆总管内强回声（考虑胆总管结石、胆管癌）；②肝内胆管扩张，并有胆囊炎。此为阻塞性黄疸。患者皮肤白睛黄染，全身肌肉消瘦，语声低弱，纳差，恶心，寒热往来，肤痒，舌体胖大、苔灰白而腻，脉滑，大便软。此为湿蒙肝胆，宜芳化湿浊，疏肝利胆，方用大柴胡汤加减。

赤芍15克，柴胡12克，姜半夏、生姜、郁金、佛手各10克，枳实、广木香各8克，黄芩、石菖蒲、豆蔻各6克，木通3克。水煎服。

二诊：上方服2剂后精神较前转佳，可下床活动，寒战高热再未出现，皮肤痒甚，舌体大、多津色暗、有少量裂纹，苔灰腻，大便软，2日一行，小便黄。黄病时日已久，由气入血，血脉瘀阻则水湿不行，瘀蒸发黄，宜膈下逐瘀汤加味以活血化瘀。

赤芍15克，川芎、当归、桃仁、牡丹皮、香附、枳壳各10克，延胡索、五灵脂、乌药各8克，炙甘草、柴胡、红花各6克，生姜3克。水煎服。2剂。

三诊：上方服后舌体胖大色黯、多津，苔灰黑而腻，眩晕。此湿邪较甚，须于活血之中加入化湿之品，原方加减如下。

泽泻30克，川芎、当归、桃仁、赤芍、柴胡、香附、佛手、枳壳、白术、姜半夏各10克，红花6克。水煎服。

四诊：上方服2剂后精神转佳，饮食较前增加，但眩晕成为目下主要症状，舌体暗而胖大多津、苔灰黑，痰湿较甚。《金匮要略》云："其人苦冒眩者，泽泻汤主之。"以泽泻汤合半夏白术天麻汤加大黄服之。

泽泻30克，白术、姜半夏、天麻、枳壳、茯苓各10克，竹茹、陈皮、大黄、炙甘草、生姜各6克。水煎服。

五诊：上方服1剂后眩晕明显好转，夜间睡眠佳，大便通畅，第2剂服完，眩晕消失，精神转佳，皮肤轻度黄染，患者带药（四诊方）出院回家治疗。

1988年3月10日第2次治疗。

一诊：患者腹疼剧烈已1周，恶心呕吐，水米不进，面色灰暗，只见张口，不能闻其声，目睛视物无光，呆滞不动，白睛黄染，目陷鼻歪，嗜睡状态，腹胀，不大便6日，腹呈板状，疼痛拒按，舌干黄苍老燥裂，口燥咽干，气息微弱。家属请邻近医生诊视后，认为年事已高，病危无救，急言准备后事，儿女们为其剃头洗脚，裁缝老衣。又请余会诊，余曰：目前是病危阶段，恶病质已现，病入膏肓，失神状态，恐难治疗。倘若要治疗，是有风险的，但若治疗得当，尚可存活一段时日。其子女要求再治疗，以尽最后之孝心，一切风险由他们承担。在场的医者劝说：还是算了吧！若确要治疗，用参附汤急救回阳，是否有救？吾言：不然。腹部胀痛剧烈，大便六七日不行，目不了了，睛不和，腹中必有燥屎六七枚，此仲景所谓“伤寒六七日，目中不了了，睛不和，无表里证，大便难，身微热者，此为实也，急下之，宜大承气汤”。仲景又云：“少阴病，六七日，腹胀不大便者，急下之。”患者整体病机已入少阴，属危重阶段，但局部症状仍在阳明。仲景有阳明三急下证，有少阴三急下证，非下不能去其结，非急不能救其阴。况六腑以通为补，至理名言。为解除痛苦，可背水一战，以冀生机，虽正气欲竭，但邪实壅结，所谓“大实有羸状”。因阳明壅结阻塞肝胆，故不用大承气汤，而以大柴胡汤加芒硝急泻存阴以救急。即使这样，只能救得了一时，恐难救得了一世。医者云：听君一席话，胜读十年书。吾即处方如下：

大黄（后下）、枳实、赤芍各30克，柴胡、姜半夏、广木香、郁金各10克，生姜、黄芩各8克，芒硝（分冲）6克。水煎服。

二诊：上方晚7时服后，晨5时便下黑硬如石者五六枚，随后便下黑黄水2次，舌转润、苔白灰腻，津液得救，腹软，疼痛消失，病危转为平安。患者目睛可转动，可与人交谈，但疲乏无力，气短纳差，面黄，眼窝内陷，皮肤松弛（重度营养不良，脱水）。此乃年老之人本就正气不足，又病久，加之攻伐之药，正气更伤，津液不足。然有形之血不能速生，无形之气所当急固，以补中益气汤补气扶正以救急。

黄芪30克，红参、白术、当归各10克，陈皮、柴胡、枳壳各8克，升麻、炙甘草各6克，生姜2片。水煎服。

三诊：上方服3剂后，舌苔转燥，黄黑苔，舌略红，口渴喜饮，大便3

日未行。此乃补气之后，正气有复，邪热又起，气有余便是火。在正气不支、邪气又实的情况下，须行一补一攻、一攻一补，或九补一攻，视正邪转变而用，这就是应变。再施大柴胡汤疏通肝胆，缓泻肠胃。

柴胡、黄芩、姜半夏、枳壳、赤芍、郁金各10克，木香8克，炙甘草、生姜各6克，大黄5克。水煎服。

四诊：上方服3剂后，大便1次，成形不硬，舌苔退尽，舌质转润，面色黄中带润，生机已存，饮食略有增加，可起床。病在肝胆，治在胃肠，下后脾虚，再培土疏木，以丹栀逍遥散善后。患者经以上调治，又存活了半年，于1988年9月下旬因胆管癌死亡。

按：治疗急性病、危重症需要的是有胆有识，当机立断，往往可以救人性命于一时，若优柔寡断，迟疑不决，必误人命。“若无胆识，而药不及病，亦犹杯水车薪，尚恐弗济，矧可以执两端而药有妄投者，其害又将何如？”临床当去邪还是当补正，必须心中有数，不可轻率孟浪。这正是：病之当服，附子、大黄皆是至宝；病之不当服，参、芪、鹿茸都是砒霜。患者一诊后第二日，会诊医生前往探其用药效果后评曰：非胸中有百万之兵者，不敢斩将夺关，非深谙仲景心法者，不敢如此用药，效果神奇，实为折服。

骨髓炎

康某，男，23岁，某学校实习生，1988年1月7日初诊。

左小腿患骨髓炎8年之久，曾行手术治疗，局部疼痛，有破溃，周围青肿，但可行走。舌苔白厚腻多津，脉细。治宜温阳补肾，活血解毒，方以阳和汤加减治疗。

黄芪、连翘各15克，熟地黄、鹿角胶（烊化）、炮姜、当归、赤芍、薏苡仁、怀牛膝、知母各10克，川芎8克，肉桂3克。水煎服。

二诊：上方服5剂后，腿部明显舒适，精神好转，舌苔略灰微腻。湿邪较重，原方去知母，加豆蔻3克，继服5剂。

三诊：以上共服10剂，左腿局部溃疡逐渐痊愈，腿脚感觉有劲，疼痛消失，效不更方，以二诊方继服5剂。

四诊：疮口痊愈，局部青紫，舌苔薄黄腻，加健脾活血之品继服5剂。

黄芪30克，熟地黄、鹿角胶（烊化）、当归、薏苡仁、怀牛膝、连翘、炒山药各10克，炮姜8克，丹参6克，肉桂3克。水煎服。

五诊：诸证消失，病情稳定，原方继服5剂，以巩固疗效。

颈椎病

补中益气汤合升陷汤案

白某明，女，58岁，退休教师，2001年4月26日初诊。

原患有颈椎病、高血压，经服降压药治疗，血压稳定，近1周，感冒后出现全身乏力，气短，眩晕，两上肢麻木，走路如踩棉花，头脑不清晰，偶感一片空白，血压150/80mmHg，面色萎白，脉弱，舌苔薄白。此中气不足，清阳不升，脾不为四肢运，故有诸证，方用补中益气汤加味。

黄芪30克，葛根15克，肉苁蓉、党参、当归、白术、陈皮、柴胡、桔梗各10克，升麻8克，甘草6克。

上方服3剂后精神转佳，气短乏力消失，头脑清晰，每日清晨外出运动，继服5剂以巩固疗效。

羌活胜湿汤加味案

张某，男，52岁，医生，2004年6月2日初诊。

患颈椎病多年，近日不时眩晕，随颈部活动而加重，伴恶心，偶有昏厥感，腰困膝软，肩背疼痛。考虑为椎基底动脉供血不足，虽有肾虚之证，但脉浮濡缓，舌苔白腻，湿气较重，补肾恐滋腻恋湿，先以祛风胜湿、补气活血为治，方以羌活胜湿汤加味。

黄芪、葛根各30克，羌活、独活、藁本、蔓荆子、防风、川芎、白芷、白术、当归各10克，甘草6克。水煎服。

上方服3剂后，肩背疼痛消失，仍有晕厥感，腰困膝软，脉沉细弱。此肝肾精亏，宜补肾养肝，缓图其功。

熟地黄、山茱萸、肉苁蓉、黄芪、三七、川芎、当归、银杏叶、茯苓、葛根、天麻各10克，炙甘草6克。水煎服。

上方服3剂后晕厥消失，继服6剂，诸症平息。

养阴化痰案

张某刚父，男，77岁，农民，2007年3月12日初诊。

头目眩晕2个月，行走转身则加重，颈部活动则晕甚，X光片示颈椎病。多方治疗无效，口干，夜眠差，舌质红、苔薄白腻，脉弦细数。此肝阴不足，风阳上扰，夹有痰湿，治宜养阴清热，化痰息风。

葛根30克，泽泻15克，柴胡、白芍、生地黄、丹参、黄芩、姜半夏、陈皮、茯苓、党参、白蒺藜各10克，栀子、甘草各6克。水煎服。

上方服1剂后眩晕明显好转，5剂后眩晕消失，睡眠佳。继服5剂以巩固疗效。

按：颈椎病是临床常见病，一般都具有颈项肩背僵硬、强痛、活动不便等症状。临床分为四型。神经根型：伴有单侧或双侧上肢走窜性发麻或疼痛、灼痛等；椎动脉型：主要表现为眩晕，甚或猝倒，症状的轻重常与颈部活动相关；颈交感神经型：主要表现为头晕头痛，心率、血压、汗腺分泌等方面异常；脊髓型：主要表现为步态不稳等不完全瘫痪、颤抖等症状。因为颈椎对心脏和脑血管等有较大影响，一部分久治无效的心绞痛、心律不齐、高血压等与颈椎病有关，一部分脑血管病的根源也在颈部，因此有“病在脑，根在颈”之说。

中医认为颈椎病主要与虚、痰、瘀、风四个方面有关，因为颈椎病属骨质退行性病变，多在中年之后发病，这与肾气虚衰是分不开的，且与伏案劳作、颈椎姿势不正等职业劳损因素相关。劳倦则伤脾，脾为气血之源，故多有气血不足者。颈肩疼痛、眩晕、肢麻又多与痰湿有关。《内经》云：“诸痉项强，皆属于湿。”张璐云：“（痰饮）随气升降，遍身上下无处不到。”如忽患手足胸背头项腰膝疼痛不可忍，连及筋骨牵引吊痛，坐卧不安，走易不安，头痛困倦，手足重坠痹冷、脉伏，此乃伏饮顽痰，发为此病，非风非毒，导痰汤加羌、防、白芷、姜、竹沥。颈椎病多为慢性久病，多发于中老年，老年多血瘀，久病多入络，故活血化瘀，可治疗颈椎病。风邪变化，无处不到，项背为太阳之地，太阳受风，或血虚风动，皆可致项背疼痛，肢麻眩晕。《内经》云：“诸风掉眩，皆属于肝。”祛风药不仅能祛风舒筋，且有通络活血作用。头项之地，唯风药可到，故祛风药在颈椎病的治疗中占有很重要的地位。根据以上中医对颈椎病的认识，在治疗过程中应从滋补肝肾、补气养血、祛风化痰、通络活血等方面综合考虑，方可使治疗丝丝入扣，从而取得较好的疗效。

腰椎间盘突出症

身痛逐瘀汤案

黄某长，男，40 岁，工人，1988 年 4 月 20 日初诊。

腰部疼痛，左侧为甚，沿大腿后侧、小腿外侧，下至足侧疼痛麻木，活动受限。X 光片示腰椎骨质增生、腰椎间盘突出。舌苔白微腻，舌质暗。此寒湿血瘀，宜祛风除湿，活血化瘀，方以身痛逐瘀汤加减。

羌活、独活、秦艽、防风、当归、川芎、怀牛膝、地龙、五灵脂、桃仁、薏苡仁、透骨草各 10 克，香附 8 克，红花 6 克。水煎服。

二诊：上方服 3 剂后，疼痛明显减轻，原方加味继服。

羌活、独活、秦艽、防风、当归、川芎、黄芪、怀牛膝、地龙、桂枝、徐长卿、桃仁、薏苡仁、香附、透骨草各 10 克，红花、甘草各 6 克。水煎服。

三诊：上方连服 5 剂，腰腿疼痛消失，患者要求出院，带原方 5 剂继服。

针刺治腰痛

刘某兴，女，42 岁，干部，1998 年 6 月 20 日初诊。

慢性腰痛史多年，今年 3 月以来逐日加重，5 月初疼痛沿右腿向下放射，生活不能自理，建议去省级医院做 CT 检查，诊断为腰椎间盘突出症（L_{3-4}，L_{4-5}），服腰痛宁，按摩及牵引，疼痛逐渐缓解。6 月初因久坐及活动过多，疼痛再次发作，疼痛之剧不能下床，腿不能动，身不可移，昼夜哭泣而不能眠，牵引、按摩治疗无效，欲去省级医院做手术，临行前请余前去诊查。患者疼痛哭号，侧卧于床不能动，情绪异常，精神极为恐惧，余观察数分钟，感觉有癔症性疼痛表现，对患者云：“兰州不用去了，我给你针刺一下就会好的。”随即针刺人中，行强刺激，并大声向患者云：“病已好转，大胆转身活动。”患者果真疼痛缓解，即可下床行走，然后以补肾活血安神方剂治疗，疼痛消失。

熟地黄、白术、酸枣仁各 30 克，当归、怀牛膝、杜仲、徐长卿、续断、狗脊、补骨脂各 10 克，远志、小茴香、香附、生姜各 6 克。水煎服。

按： 患者精神脆弱，对疼痛过度敏感，又对去兰州做手术有恐惧感，故精神过度紧张，造成了心理障碍，连续几天失眠。因此，对疼痛的耐受性降低。腰椎疼痛十有其三，而心理应激疼痛十有其七，因此临床表现极为严重。这使得在原有疾病的基础上又产生了癔症性疼痛。临床许多慢性疾病是心理因素与生理因素相互作用而形成的，心理脆弱、焦虑对原有的腰部疼痛有放大作用，使病变加重。针刺人中穴，疏通任督二脉（督脉循腰脊而过，古人称人中穴治“腰痛如折”），解除焦虑所引起的异常兴奋，使大脑（督脉循大脑及百会穴而过）处于安静状态。再加上心理干预，配合语言暗示，形成潜意识的改变，解除心理障碍，提高机体免疫力，疼痛随之减轻。患者当夜睡眠很好，第 2 天下床外出逛公园。再服中药治疗，临床症状随之痊愈。真是悠悠苦香解百疾，细细银针驱病魔。

金匮肾气汤加麻黄案

李某，男，49 岁，干部，2001 年 11 月 2 日初诊。

旧有腰椎间盘突出症，近日疼痛又作，复感寒邪，喷嚏咳喘，背恶寒，舌淡、苔薄白。此肾阳虚又兼外感，仿阳和汤之法，用金匮肾气汤加麻黄、细辛，以壮阳补肾、解表止喘。

熟地黄、山药、山茱萸、牡丹皮、泽泻、茯苓、桂枝各 10 克，制附子、麻黄、细辛、炙甘草各 6 克。水煎服。

上方服 3 剂后腰痛减轻，喷嚏、咳喘消失，继服 5 剂，腰痛消失。

按： 患者云服此方后，不但对腰痛效果好，还使原患之阳痿有明显好转，可见麻黄、细辛加入金匮肾气汤中有助阳之功，增强了兴奋性；麻黄与桂枝相合又调和营卫，扩张血管，通过金匮肾气汤引入肾间有强肾兴阳之作用，此乃偶然之发现。余曾于用麻辛附子汤过程中发现有助阳之功，故金匮肾气汤合麻辛附子汤再加甘草，可治两感，又可壮阳。

补肾壮骨案

陈某，男，57 岁，自由职业，2009 年 8 月 18 日初诊。

旧有腰椎间盘突出症，近日因劳作引发疼痛，牵引左腿，活动受限，平素有阳痿，大便干燥如羊矢，舌淡苔白，脉沉细。此精血亏虚，筋骨不用，宜填精补髓，健肾壮骨。

熟地黄、杜仲、肉苁蓉、锁阳、白术各30克，黄芪15克，桂枝、三七、川续断、骨碎补、怀牛膝、狗脊、制附子各10克，鼠妇、吴茱萸各6克。水煎服。

上方服1剂后大便通利，3剂后腰痛明显减轻，继服5剂后腰痛消失，阳痿好转。

按：熟地黄、杜仲、肉苁蓉、锁阳等填精补髓；白术、黄芪健脾补气，《名医别录》云白术“利腰脐间血”。陈士铎云：“白术善通腰脐之气。”《日华子本草》谓白术“补腰膝……及筋骨弱软”。黄芪不只补脾气，且能补肾气。桂、附、吴茱萸温阳通气，以助气化。吴茱萸一味，不仅温脾胃，且能入肝肾，逐冷行气止痛。《医宗金鉴》治寒性腰痛，用五积散加吴茱萸。三七、鼠妇活血定痛。诸药合用，治肝肾虚寒、精血亏虚之腰腿疼痛、阳痿诸症效佳。

补肾活血案

武某芳，女，70岁，农民，2009年9月21日初诊。

曾因腰椎间盘突出症多方治疗无效，近日加重，腰腿疼痛，行走困难，生活不能自理。舌苔薄白，脉沉弦。此肾虚血瘀，宜填补活血止痛。

熟地黄、川续断、怀牛膝、杜仲、狗脊、骨碎补、白术、桂枝、当归、赤芍、独活各10克，没药、乳香、甘草各6克。水煎服。

上方服5剂后疼痛略有减轻，原方加鼠妇6克，再取5剂，服2剂后疼痛若失。已是收玉米季节，患者为生活所迫，亲自到田地收玉米，连续3天劳作，其间中药也未能连续服用，未出现疼痛，随后服完剩余3剂，前来报告效果神奇，嘱其再取5剂以巩固疗效。

按：鼠妇是一味良好的活血止痛药，临床可用于多种疼痛，如骨折疼痛、筋骨疼痛、肌肉疼痛、关节疼痛、内脏疼痛、神经疼痛、癌症疼痛，效果非常理想，常用量为3～10克，一般3～5克即能见效，研末冲服效果更佳。

• 半月板损伤

魏某芳，女，41岁，自由职业，2013年12月11日初诊。

2年前不慎跌倒，致右膝受伤，此后膝关节疼痛，活动受限，局部肿胀，多方治疗效果不佳，在某医院行核磁共振检查示：右膝半月板损伤，侧副韧带损伤。关节间隙压痛，活动偶有响声，行走有滑落感，脉沉细，舌苔薄白。此肝肾虚弱，气血受挫，筋骨失养，治宜补肝肾，强筋骨，活血止痛。

半枝莲、黄芪各 30 克，熟地黄、白术、川续断、当归、三七、独活、防风、桂枝、狗脊、骨碎补、怀牛膝各 10 克，甘草 6 克。水煎服。

二诊：上方服 5 剂后肿痛减缓，外伤时日已久，缓取其效，原方继服 5 剂，嘱服药期间尽量减少活动。

三诊：上方共服 10 剂，肿胀消失，疼痛明显减轻，原方略加调整继服。

半枝莲、黄芪各 30 克，徐长卿、熟地黄、白术、川续断、当归、三七、独活、杜仲、桂枝、狗脊、骨碎补、怀牛膝各 10 克，甘草 6 克。水煎服。

四诊：上方服 5 剂后，疼痛消失，活动正常，无滑落感。筋骨之患，守方多服，以收全功。上方继服 10 剂后，用六味地黄丸合抗骨质增生丸坚持服 1 个月以巩固疗效。

按：半月板损伤多因急性创伤或老年慢性劳损造成半月板结构破坏而出现膝关节疼痛、肿胀、交锁、活动受限等。西医多以手术治疗，中医以补肝肾筋骨、活血化瘀、健脾益气等法治疗，效果理想。

皮肤科

神经性皮炎

杨某庆，男，40 岁，干部，1999 年 8 月 4 日初诊。

左侧大腿有 5cm×5cm 大小皮疹，色红痒痛，多方治疗无效。此湿热内郁，外受风邪，宜祛风燥湿。

当归、荆芥、防风、牛蒡子、生地黄、金银花、连翘、威灵仙各 10 克，甘草、黄柏、蝉蜕、苦参各 6 克。水煎服。

外用：苦参、黄柏、地肤子、威灵仙、蛇床子各 30 克，川椒 10 克，白矾 6 克，水煎外洗。

3 剂后诸症消失。

凉血祛风除湿案

苗某娟，女，16 岁，学生，2002 年 5 月 28 日初诊。

左肩颈部先有瘙痒，因搔抓和衣领摩擦，逐渐出现皮疹，随后融合成片如苔藓，高于皮肤，色红紫，6cm×8cm 大小，病灶上有抓痕及血痂，舌质略红、苔薄白，脉浮数。此血燥受于风湿，泛于皮肤，宜凉血祛风除湿。

地肤子 30 克，生地黄、苍术、荆芥、防风、当归、牛蒡子、威灵仙各 10 克，苦参、蝉蜕、蛇蜕、甘草各 6 克，木通 3 克。水煎服。

上方服 3 剂后皮疹基本消失，局部淡红色，不痒。湿邪渐退，原方去地肤子、苍术、威灵仙，加金银花、连翘各 10 克，黄柏 6 克。水煎服。3 剂后痊愈。

湿疹

除湿祛风案

石某峰，男，35 岁，干部，2003 年 9 月 19 日初诊。

全身湿疹多年，以背部及四肢为多，疹子大如麦粒，奇痒，每年于夏秋发作，体胖，喜饮酒，舌苔白腻，舌体胖，脉滑。此内外之湿相合发病，宜化湿渗利，兼以透发湿毒。

黄柏、苍术、薏苡仁、威灵仙、藁本、防风、羌活、当归、牛蒡子各10克，苦参、甘草各6克，木通、蝉蜕各3克。水煎服。

上方连服5剂，疹痒全失，继服5剂以防复发。

扫癞汤加减案

杜某海，男，54岁，农民，2003年5月23日初诊。

两手背部有少量红斑及丘疹，发痒，搔破后有糜烂、渗出及结痂，反复发作后逐渐形成表皮肥厚、粗糙、结痂及皲裂，已8年。多方治疗效果不佳，故前来求治。舌苔薄白，脉细数。患病日久，气虚血弱，不养于肌肤，仅祛风燥湿，枉见其效，宜补气养血。气血足，肌肤润，何有干燥皲裂之证？宜扫癞汤加减。

黄芪60克，当归30克，白术、茯苓、麦冬、白芍、熟地黄、玄参、川芎、荆芥、天花粉、防风各10克，黄柏、山茱萸、甘草各6克。水煎服。

上方服3剂见效，6剂后皲裂痊愈，12剂后皮损恢复正常，继服5剂以巩固疗效。

按：陈远公谓“人一身发癞，皮厚生疮，血出如疥，或痛或痒，或湿或干，似虫非虫”。顾世澄云“火癞如灼之疮，大小不一，或形如癣，裂断皮肤，愈而复发，乃心经受毒，病深七年方盛”。从上可见，中医的癞疮与现代麻风病相似，但与慢性湿疹的病机也有相同之处。临床治疗宜分虚实，急性者多实，慢性者多虚，实者宜清热祛风、燥湿解毒，如消风散之类；虚者以补养气血，佐以燥湿散热，如扫癞汤之类；外用塌痒汤合地肤、白矾外洗。

• 荨麻疹

王某珍，女，42岁，干部，2006年2月1日初诊。

全身皮肤奇痒，如云团密布，彼伏此起，夜间尤甚，舌体略胖、苔薄白腻，脉浮滑。此脾胃有湿，外受风寒相引而发于皮肤，宜运脾化湿，祛风解表。

苍术、厚朴、陈皮、姜半夏、当归、白蒺藜、防风、荆芥、浮萍、桂枝、威灵仙各10克，甘草6克，姜枣引。水煎服。

1剂见效，3剂痊愈。

养血祛风、清利湿热案

樊某琴，女，40岁，干部，2016年5月27日初诊。

面部红疹，瘙痒脱皮，呈红赤斑片，日光、风吹均能加重，多方治疗效果不佳。脉沉细，舌红、苔薄黄。证属血虚受风，兼有湿热，宜养血祛风，清利湿热。

生地黄、当归、川芎、赤芍、制首乌、白蒺藜、黄芪、荆芥、防风、牛蒡子、白芷各10克，蝉蜕、黄柏、苦参、甘草各6克。水煎服。

1剂见效，3剂痊愈，继服3剂以巩固疗效。

白癜风

杨某勤，男，40岁，农民，2004年10月1日初诊。

颈部有白色斑片3处2个月余，约2cm×3cm大小，无痛不痒，舌苔薄白，脉细。此血虚气弱、内风所致，宜养血祛风。

何首乌、地肤子各30克，当归、川芎、赤芍、生地黄、黄芪、牡丹皮、茯苓、陈皮、补骨脂、蒺藜各10克，甘草6克。水煎服。

5剂后白斑色泽变淡，10剂后白斑基本消失，继服10剂以巩固疗效。

补肝肾养精血案

张某惠，女，17岁，学生，2014年10月3日初诊。

左侧面部有两处2cm×3cm大小的色素脱失白色斑，发病3个月余，无痒无痛，无其他不适。舌苔薄白，脉沉细。考虑血虚生风，宜补肝肾养精血。

补骨脂、生地黄、当归、牡丹皮、制何首乌、鸡血藤、茯苓、益母草、墨旱莲、女贞子、防风各10克，黄柏、甘草各6克。水煎服。

上方服10剂后白斑逐渐缩小，20剂后面部皮肤恢复正常，继服10剂以巩固疗效。

按：中医对年龄较轻的早期白癜风患者效果较好，对久病和全身性的效果不明显。对于本病的治疗有待进一步研究。

银屑病

养阴活血搜风案

魏某芳，女，36岁，农民，1988年1月10日初诊。

最初头皮白屑结痂，干燥、瘙痒、痂落成屑，脱去又生，浸润增厚，有10年之久，近2年逐渐加重，腹背四肢皆有出现。此内湿合外湿，浸于肌肤，宜祛风除湿，方用《本草纲目》白花蛇酒方。

小白花蛇2条（另包为末）、羌活、当归、天麻、秦艽、防风、荆芥各6克，酒为引。水煎诸药，冲服白花蛇末（每次3克），每日2次。

二诊：上方服3剂，头皮及全身癣脱落后，未有新癣出现，脱落后皮肤呈鲜红色，红色褪后皮肤变白，已见功效，原方加减再进。

羌活、当归、天麻、秦艽、防风、徐长卿、荆芥各6克，小白花蛇2条（另包为末），酒引，水煎诸药，冲服白花蛇末（每次3克）。

三诊：服上方5剂后，白屑再未出现，患处皮肤与正常皮肤接近，以杞菊地黄丸养阴善后。

活血祛风化湿案

王某红，男，19岁，学生，1993年3月23日初诊。

患者去年曾有受湿史，今年2月开始发病，皮肤有大小不一的红斑，上覆有白色鳞屑，瘙痒，以四肢伸侧及腹部为甚，衣襟一掀，白屑飞扬，曾多处就医无效。舌质暗、苔薄白。宜活血祛风化湿为治。

浮萍草、当归各15克，防风、威灵仙、羌活、川芎、白鲜皮、生地黄、乌蛇各10克，蝉蜕8克，苦参、甘草各6克。水煎服。

另配外洗方塌痒汤加味。

蛇床子、当归各30克，威灵仙、鹤虱各15克，艾叶、花椒、狼毒、苦参各10克，水煎取汁，加猪胆汁1枚，每日2次外洗。

二诊：上方服10剂后，病情好转十之八九，原方加制何首乌10克，继服痊愈。

清解火毒案

张某燕，女，16 岁，学生，2015 年 4 月 17 日初诊。

患银屑病 8 年之久，多方治疗效果不佳，四肢腹背头面部均有红赤色疹片，上有白色鳞屑，搔之大量脱落，脉浮滑，舌苔黄腻。证属风湿夹热，侵袭皮肤，宜祛风清热化湿，方以消风止痒汤加味。

半枝莲 15 克，生地黄、制首乌、苦参、威灵仙、当归、黄柏、蒺藜、荆芥、防风、牛蒡子、浮萍、白芷各 10 克，甘草 6 克。水煎服。

二诊：上方服 5 剂，效果不明显，病久入血，原方加赤芍、牡丹皮各 10 克继服，外用下方洗之。

蛇床子、当归、威灵仙、艾叶、花椒、苦参、地肤子、半枝莲各 30 克，白矾 10 克，加猪胆汁 1 个，纳入煎好的中药中外洗。

三诊：经以上治疗虽有收敛，但仍有新的丘疹不断出现，这些小丘疹不断扩大浸淫，融合成片。再查舌质红、苔黄燥，此乃湿热火毒外发，非重剂苦寒解毒之品不能取效。处方如下：

白花蛇舌草、半枝莲、大青叶、金银花各 30 克，拳参、苦参、黄柏、黄芩、当归、防风、牛蒡子、生地黄、白芷、桑叶、地肤子各 10 克，甘草 6 克。水煎服。

四诊：上方服 6 剂后效果非常明显，鳞屑全部脱落，赤红色的疹片明显变淡，再没有出现新的丘疹。继服 6 剂，病情进一步好转。上方服 12 剂后，再加连翘 10 克，继服 6 剂，患者头额部、上下肢、腰背部鳞屑全部退尽，皮肤由赤红变淡变白，无瘢痕，皮肤平滑。再服上方 6 剂后皮肤由白转为正常，前额已经完全恢复如初，继服 10 剂以巩固疗效。

活血解毒案

马某军，男，34 岁，农民，2018 年 6 月 2 日初诊。

患者全身出现大片红斑，红斑上有小如针尖的黄白色小脓疱，相邻红斑融合成片，浸润增厚，表面有白色鳞屑，瘙痒，搔之鳞片脱落后呈赤红发亮，皮肤有灼热感，发热，头痛，口干，便燥，无汗，关节疼痛，行走困难。患病 2 个月，当地住院治疗效果不佳，慕名从青海专程前来兰州求治。舌质红、苔黄腻，脉滑数。此为湿热成毒重症，治以祛风除湿，活血解毒。

地肤子 30 克，当归、川芎、生地黄、赤芍、柴胡、防风、拳参、金银花、连翘、菊花、白芷、黄芩、黄柏、黄连、苦参、徐长卿各 10 克，甘草 6 克。水煎服。

上方服 8 剂后，全身鳞屑脱尽，皮损明显好转，口干头痛消失，关节疼痛好转，原方加女贞子、旱莲草各 15 克，继服 10 剂后痊愈。

按：银屑病，西医认为是由多种原因引起，如遗传因素、感染因素、免疫因素、精神因素、代谢因素等，临床常见分型有寻常型、红皮病型、脓疱型、关节病型四种。中医称之为牛皮癣。牛皮癣之名在中医古籍中早有记载，但论述简略，又散见于各种癣中，如干癣、湿癣、头癣、手癣、白屑癣等，而当代名医赵炳南认为牛皮癣与古籍中的“白疕”相似。疥、癞等病都可以参考为治。总之，中医重证不重病，以病机为主，从风、湿、热、毒、血瘀、阴虚、气虚等病因进行辨证论治。

虽然有“外科不治癣”之诫，但余所治牛皮癣效果都较满意。牛皮癣大多是由湿热之毒所致，湿热之毒所在的病位是肠道。湿热黏滞于肠道，则肝气不升（肝主情志，肝郁则情志不畅），肺气不降（肺主皮毛，肺气不宣则皮肤发病），三焦不通，湿热泛滥于皮肤，发为癣疥或痈疮。最新研究表明，肠－脑－皮轴概念表明胃肠道调节介导了情绪和神经状态对皮肤的影响（肠－脑轴参见阿尔茨海默病的按语）。肠道湿热主要造成肠道菌群失调，因此治疗皮肤病主要是清理肠道湿热。故方中苦参、黄芩、黄柏、黄连清理肠道湿热为君药；金银花、连翘、菊花、拳参清热解毒为臣药，助其清热解毒；防风、白芷、徐长卿、地肤子走表祛风；柴胡疏肝解郁、四物汤活血化瘀；甘草调和诸药。全方共奏清热解毒、祛风除湿、疏肝活血之功，对牛皮癣有较好疗效。

痤疮

苦寒清火案

陈某香，女，20 岁，学生，2001 年 3 月 10 日初诊。

面部粉刺 2 年，经多方治疗无效，满面皆是红色小疙瘩，中心逐渐化脓，脱落后局部变黑，羞于见人。舌红苔黄，脉洪数。此火毒过盛，血脉壅热，宜苦寒直折，清热解毒。

黄连、黄芩、黄柏、大黄、栀子、苦参、金银花、连翘、当归、生地黄各 10 克，甘草 6 克。水煎服。

二诊：上方服 5 剂后面部粉刺明显减少，患者说药太苦，无法入口，原方略加调整继服。

白花蛇舌草、蒲公英各 30 克，黄连、黄芩、黄柏、大黄、栀子、金银花、连翘、当归、生地黄各 10 克，甘草 6 克。水煎服。

三诊：上方服 5 剂后粉刺基本消失，黄苔已退，脉象滑数，原方去栀子，继服 10 剂以巩固疗效。

清热活血解毒案

刘某园，女，21 岁，学生，2010 年 8 月 21 日初诊。

面部小痘满布，成熟后顶部发白，有黏液外溢，结痂脱落后局部变黑，羞于见人，反复出现多年，大便干燥，舌质略红、苔薄黄，脉象滑数。治宜清热解毒凉血。

白花蛇舌草、半枝莲、大青叶、蒲公英各 30 克，苦参、黄柏、黄芩、金银花、连翘、地肤子、生地黄、当归、牛蒡子、白芷、荆芥各 10 克，甘草 6 克。水煎服。

上方服 3 剂后小痘渐退，10 剂后全部消失，15 剂后黑斑点变淡转红，继服 5 剂，皮肤光洁如初。

按：小儿为稚阳，老年为衰阳，青年为壮阳。阳壮气盛，气有余便是火，再加体内湿气较重，则湿热壅滞成毒，发于皮肤，可形成痤疮。故治疗以大剂清热解毒之药，白花蛇舌草、半枝莲、大青叶、蒲公英、金银花、连翘、牛蒡子、甘草即其用也；苦参、黄柏、黄芩燥湿清火，协助解毒之药尽除火毒之老巢；生地黄、当归引解毒之药深入血分；白芷、荆芥祛风走表，透湿热之毒从表而解；地肤子利水，使湿毒从膀胱而出。诸药合用，清热解毒，燥湿清火，活血化瘀，祛风排毒，对皮肤疮疡效果理想。

扁平疣

樊某，男，10 岁，学生，2006 年 2 月 11 日初诊。

面部满布扁平小丘疹 1 个月，色略暗，有痒感，以西药聚肌胞等外用无效，舌质红、苔薄黄干燥。此乃湿毒为患，宜祛风化湿解毒。

内服方：蚕沙、制何首乌各 10 克，浮萍、荆芥、防风、牛蒡子、薄荷、威灵仙、当归、黄柏、苍术、蒺藜、甘草各 6 克。水煎服。

外用方：地肤子、鸦胆子、石榴皮、露蜂房各 30 克，花椒、白矾各 10 克，开水浸泡或煎汁，每日外涂疣瘊处。

二诊：上方服 3 剂后，扁平丘疹消退近半，色变淡，原方调整继服。

马齿苋 30 克，蚕沙、制何首乌各 10 克，浮萍、荆芥、防风、香薷、薄荷、黄柏、地肤子、苍术、威灵仙、甘草各 6 克，麻黄 3 克。水煎服。

三诊：上方连服 5 剂，并外涂药水，扁平丘疹消尽。

按：外涂方对扁平疣及寻常疣效果均较理想。

祛风解表、清除湿毒案

高某，男，10 岁，学生，2008 年 5 月 2 日初诊。

面部满布扁平丘疹，无痛无痒，经多方治疗无效，故前来求中药诊治。舌质略红、苔薄黄腻。此乃湿热夹风而成毒，宜清热祛风解毒。

荆芥、防风、黄柏、苍术、麻黄、浮萍、牛蒡子、制何首乌、蚕沙、马齿苋、威灵仙、香薷各 10 克，薄荷、甘草各 6 克。水煎服。

上方服 5 剂后消失过半，10 剂后基本消失，继服 5 剂，肤色平滑如常。

按：扁平疣中医称为瘊或扁瘊，乃湿热之毒从皮肤外感而入所致，故治以解表祛风、清除湿热之毒。麻黄、浮萍、荆芥、防风、薄荷、香薷、威灵仙解表以祛外侵之风湿；二妙清除体内之湿热；马齿苋、蚕沙、牛蒡子、何首乌清解热毒，其中蚕沙与何首乌均有祛风除湿、解毒止痒作用，用于本方中效果更佳。

黄褐斑

韩某，女，22 岁，工人，1996 年 8 月 10 日诊。

面部两颧出现黑斑2个月，约2cm×3cm大小，患者情绪郁闷、烦躁，偶有失眠，脉弦。此乃肝经郁热，宜疏肝解郁、活血化瘀，方以丹栀逍遥散加味治疗。

柴胡、牡丹皮、白术、茯苓、当归、赤芍、生地黄、三七、川芎、佛手、白芷各10克，栀子、薄荷、甘草各6克。水煎服。

上方服3剂后黄褐斑开始变淡，15剂后黄褐斑消失。

养肾活血化痰案

刘某红，女，22岁，学生，2005年1月5日初诊。

颜面青紫斑片满布，已有3年，经多方治疗无效。脉弦细，舌质暗、苔薄白。此乃肝郁血虚，痰浊凝阻络脉，使气血不能荣华于面，宜补肾养肝，活血化痰。

鸡血藤、制首乌、益母草各30克，生地黄、当归、赤芍、川芎、姜半夏、茯苓、陈皮、丹参、白芷各10克，红花、甘草各6克。水煎服。

5剂后青紫斑片变淡，10剂后面部白洁润泽。

按：此等病证，多由肾水虚于下，痰瘀结于上，发于颜面，显于颧颊。故当治以活血化痰、滋养肾水。方中鸡血藤、红花、益母草、丹参合四物汤活血化瘀，二陈汤除湿化痰，何首乌、生地黄补肾养血，白芷引诸药行走于皮肤，与茯苓配伍有美颜润肤作用。全方活血化瘀，除湿化痰，对皮肤色素沉着者效佳。

带状疱疹

张某瀛，男，72岁，干部，1992年10月12日初诊。

左侧背部及左乳侧出现疱疹两簇，各六七个，呈闪电样剧痛，半边身子有麻木感，舌苔薄黄，脉滑数。此风热外受，湿毒内攻，宜辛凉透表，清化湿毒。

外用：大黄、黄连、青黛、黄柏、苦参各10克，白矾3克，为末，芦荟捣汁，与药末和成膏状外贴。

内服：连翘30克，金银花、荆芥、防风、桔梗、牛蒡子、柴胡、桑叶、菊花、白芷各10克，黄柏、升麻、薄荷、甘草各6克。水煎服。

1剂疼痛缓解，疱疹干枯，3剂痊愈。

其 他

虚劳

秦某，男，52岁，干部，2004年10月6日初诊。

全身瘦削，四肢乏力，稍有劳作则气喘吁吁，常有头晕目眩，耳鸣如蝉，健忘，饮食纳少，食后腹胀，大便稀溏，脉虚右关尤弱，舌淡、苔薄白。此乃后天虚弱，运化无力，精微不能吸收，五脏无以滋养，宜健脾运肠，滋补后天，则乏力气喘、头晕健忘诸证可愈。

黄芪50克，太子参、人参、三七、白术、山药、当归、茯苓、姜半夏、枳实各30克，陈皮、厚朴各20克，木香、砂仁、黄连、甘草、生姜各10克，诸药为末，炼蜜为丸，每丸重10克，每服一丸，每日2次。

服药5天，饮食增加，腹胀减轻，10天后精神大振，诸证消失。继服数剂以巩固疗效。

阳虚畏寒

樊某峰，男，24岁，煤矿工人，1987年5月27日初诊。

感冒2个月余，面色苍白，疲乏无力，发热畏寒，四肢发凉，骨节疼痛，头脑昏昏，多汗出，舌尖红、苔薄白，脉沉细弱。前医用小柴胡汤、竹叶石膏汤等，热不能退。此患病日久，劳力劳作，正气不足，阳气虚弱，加之井下工作受阴寒之气，虽有外感，但久病邪入少阴，宜桂枝加附子汤。

桂枝、赤芍各12克，生姜、制附子各10克，炙甘草6克，大枣5枚。水煎服。

二诊：上方服5剂后，自感精神略有好转，口有渴意，但仍有发热畏寒，此表邪未尽，阳气内虚，服再造散原方2剂。

三诊：再造散服2剂后，发热消失，畏寒更甚，以背部畏寒为主，身体疼痛，纳呆，口中和，疲乏无力。此为少阴真阳不足，经脉凝滞，表邪已解，不可再强发其汗，宜温补少阴真阳，改用附子汤温补之。

制附子、白术、茯苓、赤芍各30克，党参15克。水煎服。

四诊：上方服1剂后，全身畏寒更甚，寒战。是日天气正热，患者穿棉衣，盖棉被，床上铺有电褥子。坚持服2剂后，畏寒逐渐减轻，全身略有温感，面色白中微红，全身汗出，烦躁心悸。此战汗之后，阳气渐复，虚阳上浮，夹水气逆上，故烦躁心悸，宜温阳补虚，降逆行水，方以茯苓四逆汤主之。

茯苓60克，制附子30克，干姜、炙甘草各15克，红参10克。水煎服。

五诊：上方服5剂后烦躁心悸消失，仍有畏寒，经大剂量补阳之品不能退寒者何？再细察其舌，苔白如积粉，舌体胖，舌边尖红，不思饮食，身痛虽解，但身重困疲，双下肢尤甚，脉濡缓，虽有阳虚，但湿浊渐显，先清其膜原，化其湿浊，宜雷丰宣透膜原法。

槟榔、草果、豆蔻各6克，厚朴、姜半夏、藿香、佩兰、苍术各10克，石菖蒲、柴胡、黄芩、生姜各8克。水煎服。

六诊：上方服3剂后，舌苔已退，转为薄白苔，舌体较前为小，饮食增进，唯腰部右侧有寒冷感，出汗较多，脉弱缓。湿遏热伏渐化，阳虚之本须护，再以桂枝加附子汤调和营卫，温阳敛汗。

制附子、桂枝各15克，赤芍、生姜各10克，生龙骨、生牡蛎各30克，炙甘草6克，大枣10枚，水煎服。

七诊：上方服5剂后诸症渐有好转，小便后有白浊，原方加萆薢、薏苡仁、茯苓各10克。水煎服。

八诊：上方服5剂后仍有轻微畏寒，腰部发冷，阳事不举，舌苔白厚，病愈十之八九，宜温肾补阳，培补其本。

制附子、茯苓、山药、熟地黄、肉苁蓉各30克，干姜、桂枝、巴戟天、枸杞子、山茱萸、参须、白术、杜仲各10克，甘草6克。水煎服。

九诊：上方服5剂后，畏寒基本消失，诸证痊愈，精神转佳，继以金匮肾气汤加味培本善后。

制附子、茯苓、山药、熟地黄、肉苁蓉各30克，山茱萸、黄芪、参须、白术、太子参、怀牛膝、泽泻各10克，肉桂、炙甘草、生姜各6克。水煎服。

按：此患者阳虚至极，前后共治2个月余，用附子共计1200克，未见任何副作用，可见体质阳虚亏损之重。人体阳气之根在命门，阳气一衰则阴气盛行，非大剂补命门之药不足以复原真阳。张介宾曰："阳惟畏其衰，阴惟畏其盛，非阴能自盛也，阳衰则阴盛矣。凡万物之生由乎阳，万物之死亦由乎阳，非阳能死物也，阳来则生，阳去则死矣。试以太阳证之，可得其象。夫日行南陆，在时为冬，斯时也，非无日也，第稍远耳，便见严寒难御之若此，万物凋零之若此。然则天地之和者，惟此日也；万物之生者，亦惟此日也。设无此日，则天地虽大，一寒质耳，岂非六合尽冰壶，乾坤皆地狱乎？"因此"天之大宝，只此一丸红日；人之大宝，只此一息真阳"。人是小乾坤，得阳则生，故凡通体之温者，阳气也；四肢之运动者，阳气也；五官、五脏之神明莫测者，阳气也。失阳则死，故身冷如冰，寂然不动，灵觉尽灭，一死尸耳。可见死生之本，全在阳气。故欲固其阳，须培根本。根本者何？命门是也。附子大辛大热，补命门之要药，危急时刻，可起死回生。但附子的用量，或多或少，必须视病情轻重、患者体质辨证而定。如果用生附子，必须先煎1小时后再入其他药。

天有一定之常理，病有一定之常形，治有一定之常法。有些慢性病临床治疗要知常守常，方不至于朝令夕改。谨守病机，谨守方药不变，直至患者痊愈，这就是守常。

内伤发热

气虚发热

段某祥母，70岁，家庭妇女，1988年11月17日初诊。

全身发热，皮肤痒，气短，胃中闷胀下坠，饮食欠佳，乏力，舌质淡，脉虚弱无力。此气虚发热也，东垣云："甘温可除大热，补中益气汤主之。"

黄芪30克，党参、白术、当归各10克，柴胡8克，升麻、陈皮、生姜、炙甘草各6克。

二诊：上方服3剂后精神大振，身热肤痒消失，偶有心悸失眠，胃中时有气凝不畅之感，舌质淡、苔薄白，舌边有瘀斑。此气虚胃胀，宜涩因涩用，归脾汤为对证之方，加丹参安神以活血，加肉桂温阳理气以行血。

黄芪30克，白术、党参、茯苓、酸枣仁、当归、丹参各10克，远志、广木香、甘草各6克，肉桂3克。

2剂后诸症消失，饮食倍增，体力有加，可料理家务。

按：“甘温除大热”是李东垣治疗劳倦内伤发热的方法，发热主要由脾中元气不足而下陷所致，即所谓“脾胃之气下流”。中虚气陷则虚阳上浮外越而发热，即所谓“阴火上冲”。这种“阴火上冲”又和朱丹溪“阴虚火旺”有着本质上的不同（阴血亏损所致肝肾阴虚）。“劳者温之，损者益之。”甘药多补，补气之药多温，甘补于中，气足阳回，虚浮之热自敛，故谓“甘温除大热”。中虚则阳浮，中实则阳回矣。

中虚下陷之发热多见倦怠嗜卧、四肢乏力、少气懒言、大便溏泻等；当有阴火上乘时，就会出现身热喘促、口渴心烦、时有面如火燎等症。可于补中益气汤中加入麦冬、黄柏之类，不可妄用辛热以助阴火上逆，亦不可滥用苦寒逼迫清阳下陷。

肾虚发热

刘某坤母，64岁，农民，1989年6月12日初诊。

自去年10月感到全身发热，内心发烦，皮肉阵发性发热如火烤，测体温正常，心情不畅，失眠多梦，发作无定时，一日数犯或数日一犯，发热时夜间小便量多，一夜十余次，小便清长，有一洗脸盆之多，兼有耳鸣、头晕，不热时有怕冷畏寒，口干黏，发热时则揭被而坐，从未感冒，血压170/105mmHg，口不渴，舌苔薄白，舌质略红。此肾气不足，龙雷之火上游，宜引火归元，方以七味都气汤加味。

生地黄、山药、牡丹皮、茯苓、泽泻、知母各10克，山茱萸、黄柏各8克，肉桂5克。水煎服。

二诊：上方服3剂后，明显见效，发热止，原方加五味子3克，肉桂改为3克，黄柏改为10克，继服3剂。

三诊：又感发热，发热时呵欠连连，舌略红、苔薄白，夜不成寐，宜安神疏肝以观其效。

合欢皮、夜交藤各15克，柴胡、白芍、酸枣仁、茯苓、知母各10克，枳壳8克，石菖蒲、甘草各6克。3剂，水煎服。

四诊：仍有发热，舌苔白厚略燥，齿龈红，似有出血之象，予黄连解毒汤加肉桂，一可引火归元，二可防其苦寒伤胃。

黄连、黄芩、黄柏各 10 克，栀子 8 克，肉桂 1.5 克

五诊：上方服 3 剂后略感有效，但仍有发热，夜间有汗，其脉沉细，舌苔白。此乃阴虚阳浮，用大定风珠养阴清热以观其效。

龟板、鳖甲、生牡蛎各 30 克，白芍、阿胶、生地黄、麦冬、乌梅各 10 克，五味子、甘草各 6 克，黄连 3 克，鸡子黄 1 个（冲）。水煎服。

六诊：上方服 1 剂后发热更甚，全身尽裸仍感热甚，夜不成眠，遂停上方。反复琢磨，百思不得其解，发热如此之盛，苦寒直折，略感有效，但终不能尽退其热。虽感热甚，但不热时又感畏寒；虽热甚而小便清长，舌苔白，舌边有齿痕，舌体较胖。此乃寒证，内寒外热，真寒假热。阳不化气，故口渴而不饮；肾不固摄，故小便清长。但终因一个“热”字，使医生不敢妄用热药，越清越寒，越寒则外热越甚，阴阳分离，内外不和，宜补肾回阳，养生化之机，方以金匮肾气汤加味。

生地黄、山茱萸、山药、牡丹皮、茯苓、泽泻、制附片、女贞子各 10 克，肉桂、五味子各 6 克。水煎服。

服 1 剂明显见效，患者当夜睡眠佳，小便少，身不热，心情转佳，继服 5 剂，发热再未出现，生活恢复正常。前后多次辨证易方，用尽清热、养阴、滋液、疏肝、安神诸法而不效者，还是未抓到病的本质。有些疑难杂症，明确诊断需要有个过程，认真观察，反复辨证，方能探到病源本质。

按：此病以发热为主症，且患发热约有 8 个月之久，小便清长而多，尤以夜间为甚，兼有耳鸣、头晕、失眠等症，当排除表证之后，应肯定为内伤发热；再排除气虚发热之后，又无血瘀、血虚，当考虑为肝郁或肾虚；伴有耳鸣、头晕，虽似肝郁血虚，但小便清长，尤以夜间为甚，佐证为肾虚无疑。初诊用七味都气汤明显见效，说明辨证接近病的要害，首先是定位在肾，这是对的，但加用清热药不大适合病机。二诊又加大了黄柏用量，减少了肉桂用量，因此服后发热又甚。后来三诊、四诊、五诊辨证治疗均不见效，直到第六诊又回到了肾的病位，定性为肾阳不足，虚阳外浮，避免寒药，用金匮肾气汤取得效果，说明辨证已经十分到位，最终取得了佳效，患者康复痊愈。噫！兵无常势，医无常形，能因敌变化而取胜者，谓之神将；能因病变化而取胜者，谓之神医。

阳虚发热

刘某，男，60岁，农民，2013年8月20日初诊。

近半年来疲乏无力，反复发热（体温38～39℃），经多方治疗无效，病情逐渐加重，卧床不起。前后在兰州某军区医院、省级某医院住院治疗，效果不佳，诊断不明，未查出器质性病变。住院期间仍然间断性发热，身体逐渐消瘦，患者要求出院，前来玄真堂诊治。患者面色青黄，纳差，极度疲乏无力，气短，发热39℃，舌苔白、质淡体胖，脉虚弱无力。证属气血不足，中气下陷。此阳气外浮而发热，宜引火归元，甘温除大热，方以补中益气汤加味治之。

黄芪15克，党参、白术、陈皮、枳壳、柴胡、当归各10克，升麻、甘草、生姜各6克，肉桂3克，大枣3枚。水煎服。

二诊：服上方3剂后，热退身凉，体温37℃，患者感觉头脑清爽，精神较前有好转，但仍然感到全身困乏无力，畏寒，面色青黄，不思饮食，脉虚无力，两尺尤为沉伏虚弱，若有若无，舌苔白、舌淡体胖。患者不仅脾气虚，还有肾阳虚，“阳气者，若天与日，失其所，则折寿而不彰”，阳衰一分，身体机能衰减一分，故阳来则生，阳去则死。宜补气回阳，脾肾同治。

黄芪30克，生附子（先煎1小时）、红参须、熟地黄、干姜、山茱萸、白术、当归、茯苓、葛根、陈皮、枳壳各10克，炙甘草、肉桂各6克。水煎服。

三诊：上方服5剂后，精神明显好转，体温正常，舌胖苔白，阳气虽有恢复，但仍显不足，温阳之药用量显轻，原方加重附子用量，再加小茴香6克继服。

黄芪、生附子（先煎1小时）各30克，红参须、熟地黄、山茱萸、白术、干姜、当归、茯苓、葛根、陈皮、枳壳各10克，炙甘草、小茴香、肉桂各6克。水煎服。

四诊：上方服5剂后，患者面色红润，精神大有好转，畏寒消失，可以外出行走，体温正常。原方继服5剂，诸症痊愈，患者可以下地干农活。

按：患者间断性发热近半年，前后在省级不同医院住院2次，住院费及检查费用近2万元，均未查出病因，身体逐渐衰弱消瘦，实属疑难杂症。此类患者，若辨证有误，则很难取效。初用补中益气汤加肉桂补养中气，引火归元，体温很快恢复正常。然脏腑虚弱，元阳不足，必须在补气的基础上再予补阳，补下焦元阳、真阳，元阳恢复，诸证消失，身体才能恢复正常。此病老百姓称为“慢阴伤寒”，大多因房事过度，亏损肾精，劳倦过度，损伤脾气而引起。查无器质性病变，西医确实没有好的办法。中医通过整体调节、脏腑功能的调整、气血阴阳的调适，就可以治愈此类疾病。整体调节是中医的精髓，这个整体是指活的人体，即有生命的整体：有气血、有阴阳、有魂魄、有精神的人体，也就是有信息和能量的人体。

小结胸证

安某明，男，70岁，干部，2022年6月30日初诊。

近1个月来大便秘结如羊矢，排便时用尽全力方可排出，近1周上腹胀满，连及左少腹疼痛，按之，心下沿左少腹硬痛（横结肠、降结肠触诊硬如条索，有压痛），饮食如常，脉沉滑有力，舌苔厚腻。证属结胸，虽从心下至少腹硬满而痛，但还可以触按，未达痛“不可近者”，虽按之硬，但未如“石硬者”。证属小结胸证，非水热互结，实痰热互凝，病位在肠而不在胃，用小结胸汤加枳实、生姜清热化痰，辛苦开结。

瓜蒌、枳实各30克，法半夏、黄连各15克，生姜6克。水煎服。

服上方1剂后胀痛消失，2剂后大便通畅，按压腹部软而不痛，患者感觉腹部非常舒适。

痞证

附子泻心汤案

张某英，女，54岁，干部，2006年5月15日初诊。

饮食不慎，损伤胃阳，剑突下痞满闷胀，嗳气频频，恶心，饮食不进，畏寒，脉濡，舌苔薄白而滑，舌不红。此素体阳虚，但无形之热聚于胃中，故心下痞而畏寒，宜扶阳泄泻，方以附子泻心汤加味调之。

制附子10克，姜半夏、枳壳各10克，黄连、黄芩、大黄各6克。水煎服。

1剂效，3剂愈。

健脾理气化湿案

张某菊，女，72岁，农民，2004年11月2日初诊。

腹胀近10年，饮食纳少，食后腹胀甚，大便稀黏不畅，腹呈蛙状，按之胀满疼痛，腹部平片示：肠胀气。舌质暗、苔白腻，脉沉弦。证属脾虚气滞，湿阻血瘀。治宜健脾理气，活血化湿。

党参、当归、白芍、厚朴、陈皮、姜半夏、茯苓、蒺藜、莱菔子、干姜、麦芽各10克，木香、甘草各6克。水煎服。

二诊：上方服3剂后大便次数增加、通畅，矢气多，腹胀明显减轻，腹诊示较前变软，饮食增加。原方加枳实10克、吴茱萸6克，水煎服。

三诊：上方服5剂后腹胀消失，大便通畅，继服6剂，腹平如常人，大便正常，饮食增加，精神转佳。

脱肛

关某芬，女，23岁，干部，1996年3月19日初诊。

脱肛2周，经多方治疗无效，舌体胖大、边有齿痕，苔白腻，脉弦紧。此寒湿为甚，中阳不升，宜补气化湿，温阳升提。

枳壳30克，黄芪、薏苡仁各15克，升麻12克，羌活、防风、佛手各10克，甘草、制附片、黄连、豆蔻各6克。水煎服。

上方服3剂后，脱肛痊愈。

健脾升阳活血案

许某，男，40岁，经商者，2000年3月4日初诊。

过度劳作，饥饱无度，劳心劳力，积年成疾。面萎黄而体倦怠，善遗忘而气不继，小腹微胀，便溏脱肛，经年不愈，虽经补中益气汤等治疗，效果不佳。此系后天劳倦，病本在脾，中气下陷，肛脱而出。但日久必有气滞，补中不行气，清气不能升；日久必有瘀，补中不行瘀，肛脱不可复。脉沉弦，舌苔薄白。治宜健中升阳，理气活血。

黄芪、益母草各30克，桂枝、党参、白术、柴胡、当归、厚朴、枳实、防风各 10 克，升麻 8 克，陈皮、生姜、炙甘草各 6 克。水煎服。

服 5 剂痊愈，继服 5 剂以巩固疗效。

按：世医皆谓脱肛为中气下陷，然用补中益气汤不效者多，何也？一者，不辨寒热。同为中气下陷，有寒热之不同，寒者加干姜、附子、肉桂；热者加黄连、黄柏、黄芩。二者，升清须行气活血。若一味升补中气，清气未能升提，而浊气反而阻滞，故升清同时配以行气理气，使补而不滞，升而有力，如佛手、木香、枳壳之类；活血化瘀能助升提，如益母草、桂枝之类。三者，风能燥湿。中气下陷致使气滞，气滞致使水湿潴留，因此在升补中气同时加入祛风药如羌活、防风、藁本之类。风药能燥湿，风药能厚肠，风药能升阳也。

痿证

孔某兰，女，55 岁，经商者，2009 年 3 月 5 日初诊。

双下肢软弱无力 8 年，经省级医院多次检查，病因不明，治疗效果不佳。步态不稳，感觉踩在棉花上，有跌倒之势，上下台阶更是困难，全身乏力，大便溏泻，饮食不当则腹泻不止，脉细弱，舌苔薄白。此肝肾不足，筋骨痿弱，脾湿不运，四肢无力，宜补肝肾精血，运脾胃水湿。

熟地黄、炒山药、菟丝子、枸杞子、山茱萸、川续断、怀牛膝、桂枝、牡丹皮、泽泻、茯苓、厚朴、枳壳、陈皮各 10 克，甘草 6 克。水煎服。

上方服 5 剂后，两腿有力；服 10 剂后，走路稳健；服 20 剂后，上下台阶正常，大便成形，饮食增加，精神佳；继服 10 剂以巩固疗效。

阳痿

李某，男，50 岁，干部，2003 年 5 月 2 日初诊。

腰困乏力、阳事不兴 5 年余，经多方治疗效果不佳，舌质暗、苔薄白，脉沉弦。此久病多虚，脾肾双亏，久病多瘀，肝郁不疏，宜脾肾双补，活血化瘀，兼以疏肝。

白术 30 克，熟地黄、肉苁蓉、巴戟天、三七、桂枝、徐长卿、柴胡、白芍、佛手各 10 克，小茴香、麻黄、鼠妇、炙甘草各 6 克。水煎服。

上方服 3 剂后，阴部有发热冲动感，继服 6 剂后，阳事恢复正常。

按：治疗阳痿，一察有火无火。有火者清之，无火者补之。但龙雷之火上浮外越者为多，这是因为阳事不如人意，意动而肾动，肾动而火浮，阳痿早泄尽见其中，知柏地黄汤为治阳痿之神方。二察有邪无邪。如湿热下注者，四妙散、龙胆泻肝汤均可施用。三察有无精血瘀阻。有则宜活血化精，精血活则阳事兴，自过其度。四察有无肝郁。肝经环绕阴器，肝主宗筋，肝为罢极之本，故肝气疏泄条达，对肾脏的精血通畅起着重要作用，若肝郁则肾精瘀，肾脉不通，易于疲劳，影响肾功能的正常发挥。《内经》云：“思想无穷，所愿不得，意淫于外，入房太甚，宗筋弛纵，发为筋痿。”此处的筋痿就是阳痿。因此，疏肝解郁在治疗阳痿过程中也是很重要的。掌握了这几方面，阳痿是不难辨治的。

脱发

赵某芳，女，32 岁，干部，2006 年 12 月 15 日初诊。

头发脱落明显，每次洗发皆有大量头发脱落，头发稀疏、干枯，脉沉细，舌苔薄白。此肾水不足，不能上荣于发，宜养肾滋水，补血生发。

熟地黄、桑叶各 30 克，制首乌、女贞子、菟丝子各 15 克，川芎、防风各 12 克，山茱萸、枸杞子、天麻、五味子、黑芝麻、银杏叶、覆盆子各 10 克。水煎服。

上方服 5 剂后头发脱落减少，10 剂后已无脱落，继服 10 剂以巩固疗效。

按：此方滋补肝肾，养血行血而生发养发。用川芎而不用当归者，川芎除补血以外，有行血之功，且能上达于头巅，一派滋养润静之中，加以行血补血的川芎，既可动静结合，又可引诸药上行。方中更妙者，用两味祛风之药，因血虚则生风，风又能燥血，用天麻者以息内风，防风者以除外风；风药又能上行外达，活血通络，配伍于滋补肝肾之中，有补而不腻、生化无穷之效。

白发

魏某理，男，10 岁，学生，2010 年 11 月 12 日初诊。

近 2 年白发逐渐增多，脱帽后白发明显，其他方面无异常，脉细数，舌苔薄白。发为精血之余，肾之华在发，肝肾虚弱，或兼有血热，往往会引起白发脱发，故白发者宜补肾养阴，滋血清热。

生地黄、制首乌、牛蒡根、怀牛膝、补骨脂、墨旱莲、鸡血藤、赤芍、当归、谷精草各10克，黄柏、甘草各6克。水煎服。

上方服15剂后白发逐渐变黄变黑，患者爷爷说："15剂药吃完后，白发先变黄后变黑，牙齿也变得有点黑，因此我们停药10多天观察，牙齿逐渐恢复正常后再来取药。"观察发现孩子白发已寥寥无几，而黑发黑得发亮，效果理想，原方再服10剂以巩固疗效。

按："牙齿也变得有点黑"仅为患者爷爷的说法，不可全信，因为药液是黑色的，可能服药后把牙齿染黑了。但本方对青少年的白发效果还是比较理想的。

• 疝气

李某，男，38岁，工人，1987年4月11日初诊。

睾丸疼痛，牵引小腹，已数年之久，局部无红肿等变化，舌苔薄白，脉沉弦。此下焦寒热不调，宜温阳理气，调理寒热，方以乌头栀子汤加味。

白芍30克，川楝子15克，茯苓、当归、萆薢各10克，荔枝核8克，制川乌、栀子、吴茱萸各6克。水煎服。

上方服3剂后，疼痛消失，患者云："数年遍服很多药，从来没有此药的效果好。"嘱继服原方数剂。

暖肝煎加味案

张某泰，男，48岁，干部，1993年5月27日初诊。

睾丸困疼，牵引小腹，前往兰州等地检查，结果无异常，曾服用知柏地黄丸，后效果不明显，近日疼痛加重，查脉沉细，舌苔薄，舌淡，舌边有瘀斑。此厥阴寒凝气滞，宜暖肝理气行滞，方用暖肝煎加味。

茯苓15克，桂枝、乌药、枸杞子、当归、川楝子、石菖蒲各10克，生姜8克，小茴香、沉香各6克，吴茱萸5克。水煎服。

二诊：上方服3剂后诸症消失，继服5剂巩固疗效。

升阳理气案

武某宁，男，65岁，农民，2004年11月25日初诊。

左腹股沟直疝5年，用力或咳嗽则突出如半球状，休息或平卧后回复如常。近日因劳作过度，过度举重，突出如鸡蛋大，按之硬如石，疼痛，脉弦，舌苔薄白。此古人所谓狐疝者，宜升补脾阳，理气行滞。

黄芪、地肤子各 30 克，党参、白术、川芎、乌药、枳实、白芍各 10 克，木香、小茴香、肉桂、升麻、甘草各 6 克，生姜为引。水煎服。

连服 10 剂，腹股沟直疝再未突出，继服 20 剂以巩固疗效。

痔疮

李某军，男，45 岁，农民，2008 年 9 月 27 日初诊。

患痔疮多年，近日加重，每次大便有一痔核外露，疼痛不已，痔疮偶有破裂出血，舌苔黄腻，脉弦数。此湿热壅滞肠道，久则血脉不畅，形成痔疮，宜健脾化湿，清热理气。

内服：苍术、厚朴、陈皮、枳壳、姜半夏、黄柏、白芍、玉片、大腹皮、青皮、防风各 10 克，木香、甘草各 6 克。水煎服。

外用：苦参、石榴皮各 30 克，黄柏、枳实、生地黄、椒目各 15 克，白矾 5 克，水煎，坐浴，每日 2 次。

上方服 5 剂后，疼痛消失，痔核变小，继服 5 剂后基本痊愈。

二十二味中药新解

白花蛇舌草

味甘、淡，性微寒。归胃、肺、大肠、膀胱经。清热解毒，消痈散结，活血止痛，利尿除湿。主要用于：

一、上呼吸道感染如扁桃体炎、咽峡炎、急慢性支气管炎、肺炎、肺脓疡等疾病的治疗，可以清肺火，泻肺热，平咳喘。可与牛蒡根、草河车、黄芩等药加入银翘散、桑菊饮等方中应用。

二、黄疸型肝炎、慢性乙型肝炎及胆道感染的治疗，有较好的利湿退黄、清热解毒作用。可与半枝莲、牛蒡根等药加入茵陈蒿汤、清肝解毒汤等方中治疗。

三、急慢性泌尿系统感染、肾炎，特别是慢性肾炎血尿长期不能消退者，用本品加入其他方药中治疗有较好疗效。张淇说："治疗此类血尿，必须用清热解毒之品，如白花蛇舌草、公英、地丁、金银花、连翘等解毒清热，血尿即止。此类药无苦寒伤胃之弊，可以大剂量使用。白花蛇舌草有清热解毒之功，主治各种感染，如尿路感染、扁桃体炎、咽峡炎、阑尾炎，用于治疗急慢性膀胱炎、肾盂肾炎，以及急性肾炎，疗效较佳。一般用量为 50 ～ 100 克。"

四、妇科感染如盆腔炎、附件炎、阴道炎等病，用本品与五味消毒饮加入四妙散、龙胆泻肝汤等方中，临床疗效较为满意。

五、对各种肿瘤有抗癌止痛作用。广泛用于治疗食管癌、胃癌、直肠癌、肝癌、宫颈癌、绒毛膜癌、膀胱癌、鼻咽癌、肺癌、淋巴肉瘤，以及白血病等多种癌症，均可使临床症状得到改善或基本消失，可与半枝莲、牛蒡根、重楼等药配合应用。

另外，可用于阑尾炎、菌痢、毒蛇咬伤、小儿疳积等病的治疗。

白花蛇舌草能解毒，肝炎肾炎咽喉痛，妇科炎症利水道，消痈散结治肿瘤。

半枝莲

味微苦、辛，性凉。归肺、肝、肾经。清热解毒，活血化瘀，消肿止痛，利水抗癌。临床主要用于：

一、上呼吸道感染如支气管炎、扁桃体炎、咽峡炎、肺脓疡等病，可与白花蛇舌草、重楼、黄芩等药加入银翘散、桑菊饮等方中。

二、吐血、衄血、齿龈出血。本品有凉血止血的作用，常与藕节、侧柏叶、栀子等药配合使用。

三、治疗肝炎，特别是慢性乙型肝炎，可与白花蛇舌草、虎杖、牡丹皮、黄柏等清热解毒药物配合使用，也可加入清肝解毒汤等方中使用。

四、跌打损伤可单独使用，也可与其他活血化瘀药物配合使用，有着良好的活血化瘀、消肿止痛的作用。据传韩信用大锅煎煮半枝莲，让受伤的士兵服用，士兵们的伤势很快痊愈，后来人们把半枝莲取名为韩信草。

五、泌尿系感染引起的尿痛、尿急、尿频、血尿，用本品与白花蛇舌草、瞿麦、萹蓄、栀子、甘草配合使用，效果显著。

六、治疗各种癌症，如鼻咽癌、肺癌、食管癌、胃癌、子宫癌、膀胱癌、肝癌、白血病等，可与白花蛇舌草、半边莲、重楼等药配合运用。

另外，可用于治疗疔疮、瘰疬、毒蛇咬伤。

半枝莲治吐衄血，肝炎上感扑打跌，尿频尿急和癌症，疔疮瘰疬可活血。

蒲公英

味苦、甘，性寒，入肝、胃经，李杲谓入少阴肾经。蒲公英有良好的清热解毒、活血凉血、散结消肿、利尿通便、美容乌发等功效。

一、治风热感冒、瘟疫。如发热、扁桃体炎、急性咽喉炎、腮腺炎、急性支气管炎、鼻炎、鼻窦炎等呼吸道感染性疾病。

二、治痈疽疮疡。蒲公英有着良好的清热解毒、抗菌消炎作用，对各种痈、疮、疖肿等感染或化脓性疾患（如乳腺炎、阑尾炎、胆囊炎、骨髓炎、疮疖肿毒、尿路感染等）有较好效果。朱丹溪用“蒲公英、忍冬藤煎汤，入少酒佐服，治乳痈”效佳。“蒲公英与金银花，同是消痈化疡之物，二物毕竟孰胜？夫蒲公英止入阳明、太阴二经，而金银花则无经不入，蒲公英不可与金银花同于功用也。然金银花得蒲公英而其功更大”(《本草新编》)。

三、活血化瘀，消肿散结。朱震亨曰蒲公英“解食毒，散滞气，化热毒，消恶肿结核”。可治疗各种瘰疬结核、流火、肿瘤，如乳腺结节、乳腺癌、淋巴癌、其他肿瘤等。蒲公英临床用量要大，30～60克活血散结作用明显。陈士铎曰：“蒲公英，至贱而有大功，惜世人不知用之……泻胃火之药，但其气甚平，既能泻火，又不损土，可以长服久服而无碍。凡系阳明之火起者，俱可大剂服之，火退而胃气自生。但其泻火之力甚微，必须多用，一两，少亦五六钱，始可散邪辅正耳。”在清热解毒的同时能散结消瘀，这是蒲公英最大的特点。

四、入肾养阴，乌须发。《本草纲目》曰蒲公英“乌须发，壮筋骨”。《随息居饮食谱》曰：“养阴凉血，舒筋固齿，通乳益精。”《瑞竹堂经验方》有还少丹，言能“固齿牙，壮筋骨，生肾水。凡年未及八十者，服之须发返黑，齿落更生，年少服之，至老不衰”。还少丹用蒲公英、解盐、香附子配方，服之久久见效。《滇药录》：“治小儿黄瘦，老人体弱。”傣药用于美容：蒲公英100克，绿豆50克，蜂蜜10克，煎蒲公英、绿豆汁，入蜂蜜调和，内服外涂效佳。

马齿苋

味酸，性寒，入大肠、肝经。其叶青、梗赤、花黄、根白、子黑，故名五行草。其耐旱耐涝，生命力极强，故又被称为长命菜。因其可以食用，《本草纲目》归于菜部。药用全草，有清热利湿、解毒消肿、活血利尿、止渴明目、美肤养生等作用。

一、治肠道感染。马齿苋“能肥肠”“利大小肠”，治疗各种肠道感染，如急慢性肠炎、痢疾、阑尾炎，以及肛门肿痛、痔疮出血等，效果甚佳，可单味或配其他药物服用。

二、治泌尿系统感染。李时珍谓之“通淋”，可用于急、慢性泌尿道感染。《滇药录》记载：“全草治肾炎浮肿。”可用于急慢性肾炎所致血尿、蛋白尿、浮肿等症。

三、治疗各种皮肤病。《本草纲目》曰马齿苋可“散血消肿”，因此可用于痈肿恶疮、丹毒、带状疱疹、湿疹、扁平疣、脓疱疮、足癣、疮疖红肿及无名肿毒，可外敷亦可内服。

四、治妇科疾患。《本草纲目》谓其治“赤白带下……阴肿痛极”。多用于妇女附件炎、盆腔炎、阴道炎等病，以及乳腺炎、乳腺增生等。

五、治疗糖尿病。《本草纲目》曰：“止消渴。”现代多用于治疗糖尿病，可配合养阴清热益气等药应用。

六、治疗各种肿瘤。马齿苋，陈藏器曰“破痃癖”，李时珍曰“破血癖癥瘕”。马齿苋有着良好的活血化瘀、散血消肿的作用，又可以清热解毒，因此可用于各种肿瘤及癌症。

七、养生抗衰，美容养颜。《太平圣惠方》有马齿苋还黑散，治血脑虚，发白早。由马齿苋子、白茯苓、泽泻、卷柏、人参、熟干地黄、松脂、桂心为散，每日2次，空心以酒调下二钱。现代药理研究表明，马齿苋富含蛋白质、脂肪、多种维生素和氨基酸，还含有丰富的微量元素铜。体内的铜离子是酪氨酸的重要组成成分，缺铜会导致黑色素减少，使头发变白。因此马齿苋可治头发变白，《开宝本草》曰“服之（头发）长年不白”。《圣惠方》曰治“身面瘢痕”。《本草纲目》曰“明目”“延年益寿”。这些都说明马齿苋能润肤美容、明目、抗衰老。马齿苋可以当菜食用，也可以用开水浸泡代茶长期饮服用以保健养生。

桑叶

味甘、苦，性寒，归肺、肝经。甘味七八，苦味一二，浸泡后碧绿清澈，气味芳香四溢。具有外疏风热、内消虚火、清肺润燥、凉肝明目、滋水涵木、活血通脉之功效。不仅可以用于外感风热所致寒热出汗、肺热咳嗽，还可用于内热虚火所致喉痛牙痛、头晕头痛、目赤昏花等症。另外还具有养生抗衰、美容养颜的作用，故《本草图经》和《本草纲目》中均赞之为“神仙叶”。

一、轻清上浮，疏散风热。外感风热、头痛、咳嗽等证可用。《神农本草经》云：“除寒热。”如桑菊饮等方，可用于普通感冒，也可用于流感。

二、清肺润燥，止咳化痰。桑叶苦寒清泄肺热，甘寒益阴，凉润肺燥，可用于燥热伤肺、干咳少痰，轻者可配杏仁、沙参、川贝母等同用，如桑杏汤；重者可配石膏、麦冬、阿胶等同用，如清燥救肺汤。单味桑叶，或与菊花、麦冬、川贝母开水冲泡饮服，止咳效佳。

三、清肝明目，治肝阳上亢。可用于目赤疼痛，青盲失明，烦躁失眠，如《普济方》治青盲洗法：“用桑叶阴干烧存性，于瓷器内煎二分，倾出澄清，温热洗目至百度，屡试屡验。”内服效果更好。高血压所引起的头痛头晕、烦躁、身热出汗，配菊花、石决明、夏枯草、白芍等同用。

四、凉血止血。本品甘寒，对血热妄行之吐血、衄血、脑出血等病症可用，具有养阴清热、凉血止血的作用。《本草求原》曰：“止吐血、金疮出血。”《重庆堂随笔》曰治“肝热妄行之崩漏”。

五、养阴清热，消虚火，利五脏。虚火上炎可致口舌干燥，虚火弥漫三焦可致消渴。桑叶养阴清热消虚火，“清肺泻胃，凉血利五脏”，故消渴、出汗、盗汗、便秘者均可应用。《本草备要》谓“代茶止消渴”，可用治糖尿病。

六、活血化瘀，调和血脉。桑叶清透可以入营，甘苦可以活血，《本草纲目拾遗》曰“去老风及宿血”。《日华子本草》曰“扑损瘀血”。《本草新编》曰“调和血脉”。可广泛用于动脉硬化、高血脂、高血压、心脑血管疾病。

七、祛风痹，通关节。桑叶具有疏风通络、活血化瘀的作用，因此对风痹引起的关节疼痛也有一定效果。《日华子本草》曰：“利五脏，通关节。”《本草图经》曰：“去风痹。”《本草蒙筌》曰：“下气，利关节。”

八、抗衰老，养容颜。桑叶具有养阴补肾、润肺柔肝、活血通脉、利五脏、利大小肠等功效，因此有抗衰老、抗疲劳、美容颜的作用。《千金方》曰治“头发不长”。《神农本草经逢原》曰：“桑叶同黑芝麻蜜丸久服，须发不白，不老延年。”《本草纲目》曰：“明目长发。”《本草新编》总结更为全面：“桑叶之功，更佳于桑皮，最善补骨中之髓，添肾中之精，止身中之汗，填脑明目，活血生津，种子安胎，调和血脉……老男人可以扶衰却老，老妇人可以还少生儿。”对面部痤疮、黄褐斑亦有佳效。作为养生抗衰老的良药，桑叶还具有提高人体免疫力的作用。

胡僧认为“蚕食吐丝，织成锦绣，人食生脂，延年除咎”。古代养生家用它来代替茶叶作饮料，借以长葆青春。古有歌赞曰：“扶桑扶桑高拂云，海东日出气氤氲。沧海变田几亿载，此树遗根今尚存。结子如丹忽如漆，绿叶英英翠可扪。真人采窃天地气，留与红霞共吐吞。濯磨入鼎即灵药，芝米区区未许群。餐松在人已仙去，我今朝夕从此君。叶兮叶兮愿玉汝，绿阴里面有桃源。”

菊花

味甘、微苦，性微寒。入肺、肝二经。外疏散风热，用于风热感冒；内清肝明目，用于目赤多眵；平息肝风，可治头目眩晕；清解热毒，用于疮疡疔肿；活血通脉，胸痹、中风可选用；补阴益肝，抗衰延年能驻颜。古人称花中四君子中有菊花，世界四大切花中也有菊花。

一、其体轻清上浮，外散风热。对风热感冒、头痛目痛、发热咳嗽等效佳，常配桑叶、连翘、薄荷等同用，如桑菊饮。

二、养肝明目，平肝息风。菊花柔肝养阴、清肝明目。目不明者，有外因风热毒气所伤，有内因肝肾阴虚所致。菊花既可清热散风，又能滋水养肝，既治目赤疼痛多泪者，又治眼目昏花不明者。甄权曰："治头目风热。"言其风热所致。朱震亨曰："能补阴血，故养目。"言其血不养肝所致。

三、清肝火，镇肝阳，息肝风。菊花有平息肝阳、清解肝火的作用，对阴虚阳浮、气火升腾、肝风上扰之眩晕头痛诸证有较好效果。《本草正义》曰："阳焰直升，其势最暴。凡是头风作痛，无非内火内风震撼不息，而菊花能治之，非肃降静镇迥异寻常者，殆难有此力量。"故《本草经疏》曰菊花为"去风之要药"。高血压等病常配伍应用，如羚羊钩藤汤等方。

四、活血化瘀，通利血脉。《名医别录》曰："利五脉，调四肢。"甄权曰："利血脉。"菊花清香气散，苦辛宣络，入心通脉，能清血中热毒，消化血中瘀结，治胸中烦热，疗胸痹心痛。临床可用于冠心病、中风等。

五、治痈疽疔疮。菊花既能清血中热毒，又能通利血脉，故外科疮疡疔毒常用，方如五味消毒饮。

六、养生抗衰，驻颜美容。《神农本草经》曰菊花治"皮肤死肌……轻身耐老延年"。陶弘景曰："能令头发不白。"陈藏器曰："益颜色。"古方配巨胜、茯苓蜜丸服之，令发须变黑，肌润肤美。常服菊花，可增强免疫力，使人肢体轻松，醒脑提神。

草河车

草河车又名拳参、红蚤休；蚤休又名白河车、重楼、七叶一枝花。本草书多将两者混为一谈，实际是两个品种。草河车指的是红重楼，药材断面为红褐色，价格较低；重楼的药材断面为粉白色，价格昂贵。二者功效大致相同，但前者长于活血止血，后者长于清热解毒。

味苦、辛，性寒，无毒。归心、肝、肺经。具有清热解毒、活血止血、消肿止痛、平喘止咳、定惊息风等功效。临床主要用于：

一、治疗风热上受或时疫外感所致咽痛、痄腮、气喘等病证。《本草正义》曰：“能退肿消痰。”可加入银翘散、桑菊饮等方中，效果理想。

二、治疗虚火上炎所致咽部疼痛、牙龈肿痛、肺痨咳嗽等病证，具有滋阴清火的作用。《生草药性备要》曰：“壮精益肾，能消百毒。”可加入养阴清肺汤、百合固金汤、知柏地黄汤等方剂中。

三、治疗跌打损伤、瘀血肿痛等，有较好的活血止血、消肿止痛作用。据资料记载，本药是云南白药的主要成分之一。

四、治疗疮疡疔肿，可内服亦可外敷，具有较好的清热解毒、消肿止痛作用。民间有“七叶一枝花，深山是我家，男的治疮疖，女的治奶花（乳痈）”的说法。另外，《滇南本草》曰：“治妇人奶结，乳汁不通。”还可用于骨髓炎的治疗。

五、可用于小儿胎风、慢惊风、大人癫痫等疾。正如《本草正义》所云：“蚤休能治此症，正以苦寒泄降，能熄风阳而清气火，则气血不冲，脑经不扰，而癫疾惊痫、摇头弄舌诸证可已。”

六、可用于多种癌症的治疗。如咽喉部肿瘤、鼻咽癌、肺部肿瘤、淋巴癌、结肠癌、直肠癌等病症，可与白花蛇舌草、半枝莲等药物配合，具有抗癌消肿止痛的作用。

另外还可用于湿热下痢、蛇虫咬伤。

重楼能治热上感，喉痛痄腮咳气喘，虚火上炎喉牙痛，癌症疮疡跌打蹫。

虎杖

味苦，性平，归肝、胆经。清热解毒，活血通经，消肿止痛，祛风利湿，通利二便。临床主要用于湿热火毒和瘀血阻滞经脉不通所致诸证。

一、治流感（偏于风热火毒）所引起的咽喉肿痛、身热咳嗽，及手足口病所引起的口舌糜烂、手足起疱痒痛，以及风火实火牙痛诸证。《肘后方》有“时疫流毒攻手足，肿痛欲断，用虎杖根剉，煮汁渍之”的记载。可与黄芩、重楼、牛蒡根、金银花等配伍煎服。也可加入银翘散或桑菊饮中，治疗风热感冒及流感。

二、治疗黄疸型肝炎、慢性乙型肝炎、肝硬化、胆结石、胆道不通等病症所引起的胁痛、黄疸、腹胀、癥瘕等，可与白花蛇舌草、重楼、鳖甲、牡丹皮、赤芍等药配伍。

三、治疗泌尿系统感染所引起的石淋、热淋、血淋，可与白花蛇舌草、萹蓄、瞿麦、栀子等药煎服。

四、治疗关节炎（如风湿性关节炎、类风湿关节炎）、骨关节病、腰椎骨质增生等病症，可与桂枝、独活、防风、黑蚂蚁等药配合使用。

五、治疗烧伤、烫伤，用虎杖粉外敷或煎液外用，有明显的止痛消肿和防止感染作用，并可使创面愈合加速。

六、治妇女经脉不调、月水不通、赤白带下、小腹胀痛诸证（附件炎、盆腔炎等病），具有良好的活血化瘀、清利湿热和通经止痛作用。

七、虎杖性滑下行，可用于习惯性便秘，与白蒺藜、蜂蜜、冰糖配伍沏泡代茶饮，有滑肠通便的作用，此方也可用于暑热烦躁口渴等证，但脾胃虚寒者慎用。甄权曰："暑月以根（指虎杖根）和甘草同煎为饮，色如琥珀可爱，甚甘美。瓶置井中，令冷澈如冰，时人呼为'冷饮子'，啜之且尊于茗，极解暑毒。"现代不必放入井中，放入冰箱即可。

另外，湿热下痢、痔疮下血也可应用。

牛蒡根

味甘、苦、微涩，性寒，无毒。归肺、心、肝经。祛风清热，消痈解毒，润肺止咳，养心除烦，清利咽喉。临床主要用于：

一、风热外感引起的身热、咳嗽、头痛、咽喉肿痛诸症，或天行时疾（流感）所引起的诸证，均可应用。本品加入银翘散、桑菊饮、麻杏甘石汤之类方中效果显著。风寒外感出现咽痛咳嗽者，亦可用本品加入风寒诸方中。

二、治热攻心，烦躁恍惚。本品有较好的养心清热除烦作用，治心热烦躁，心神恍惚，失眠健忘，神情忧郁等症，可用本品加入栀子豉汤、天王补心丹、归脾汤、滋水清肝饮之类方剂中，有较好疗效。

三、治疗实热或虚火上炎所引起的咽喉肿痛、唇舌肿胀、糜烂生疮、齿龈肿痛、耳鸣耳聋、两目赤痛生翳诸疾有较好疗效。

四、治疗肾阴不足、肝阳上亢所致头痛眩晕、耳鸣耳聋诸证，如镇肝息风汤、天麻钩藤饮等方可以加入。

五、治疗肝胆湿热型黄疸或无黄疸型肝病所引起的胁痛、黄疸、恶心、乏力等症，可以加入茵陈蒿汤、茵陈五苓散、清肝解毒汤等方中。

六、治疗中风。治疗中风的方药中可以加入本品，对恢复肢体功能、纠正口眼歪斜有效。对小中风（面神经炎），口目瞤动（面肌痉挛、小儿抽动秽语综合征），可用本品加入祛风养血柔筋方中。

七、保健抗衰。本品是一味清补滋润之品，具有滋养肝肾、润肺养心、健脾通便、清脑怡神之作用。补中益气汤、益气聪明汤、六味地黄丸、滋水清肝饮等方中均可加入。也可以代茶长期服用，有保健、抗衰老作用。“久服轻身耐老”（《名医别录》）。甄权常作菜食，令人轻身；孟诜拌面饭食，能消胀壅。

另外，牛蒡根还可以用于消渴、瘾瘕及痈疽诸疮等病证。

牛蒡根在日本有“东洋参”之称，一直被日、韩、欧美和我国台湾地区公认为营养价值极高的特种保健型蔬菜。牛蒡根是一种粗纤维植物，它能清除体内垃圾和毒素、改善体内循环，防止人体过早衰老、润泽肌肤、防止中风和高血压，清肠排毒，降低胆固醇和血糖，并适合糖尿病患者长期食用（因牛蒡根中含有菊糖）；对肥胖症、风湿、类风湿、肝病、便秘等有一定疗效；对癌症、肾炎及尿毒症也有很好的预防和抑制作用，因此被誉为大自然的最佳清血剂。美国著名的保健专家艾尔·敏德尔博士在《抗衰老圣典》一书中将牛蒡形容为“一种可以帮助人体维持良好工作状态（从幼年到老年）的温和营养药草，牛蒡可日食而无任何副作用，且对体内系统的平衡具有复原功效”。

地肤子

味甘，性寒，无毒，归肾、膀胱、脾经。甘味可补，淡味可渗，寒可清热利湿。上行首阳，治耳目头面诸疾；下行二阴，治湿热壅积之患；入后天以补气，入先天以填精；补而不增热，泄而不伤气，实廉价补养之妙品。

一、甘淡渗泄，利小便，清湿热。常用于膀胱湿热，小便不利，淋证，癃闭诸证。张锡纯治阳虚气弱小便不利，配人参、麦冬；阴虚血亏小便不利，配地黄、白芍。《子母秘录》曰治“妊娠患淋，小便数，量少，忽热痛酸索，手足疼烦”，单味地肤子12两，水煎频服。

二、补中益气，健脾厚肠。治疗脾虚气弱，中气下陷，乏力气短，头眩耳鸣，皮肤萎黄衰老，疝气等证。《神农本草经》曰：“补中益精气。”《名医别录》曰：“去皮肤中热气，使人润泽。”甄权曰：“补气益力。”《必效方》认为狐疝等病的形成是“超越举重，卒然得之”，用地肤子、白术、桂心为末，酒服三钱。余常用补中益气汤加地肤子、枳实治疗中气下陷，头昏耳鸣，小儿疝气等病效果较佳。

三、补肾填精，益肝养血。治耳鸣耳聋、眼目昏花、阳痿早泄，有抗衰老作用。《神农本草经》曰：“久服耳目聪明，轻身耐老。”《药性论》曰：“主丈夫阴痿不起，补气益力。”因能补肾养肝，故治视物模糊、目赤不明等眼病。《圣惠方》中配生地黄治“风热赤目”。临床可用本品加入六味地黄汤、知柏地黄汤、桂附地黄汤、杞菊地黄汤等方中，治疗肝肾亏虚引起目视不明者效果较佳。

四、祛皮肤风热风湿所致的湿疹、皮炎、扁平疣等病证。可内服，亦可外洗。如《寿域神方》治肢体疣目，用地肤子、白矾等分，煎汤频洗。余治疣瘊，再加鸦胆子三味为末外涂，效佳。

另外，地肤子还可用于痔疮、血痢、妇女带下湿浊、阴部瘙痒等。

谷精草

味辛、甘，性平。归肺、胃、肝经。辛能上行走表，甘能健脾补中。谷可补中益气，精可补肾益肝。李时珍云：“谷田余气所生，故曰谷精。”历代本草对谷精草的功效及治疗作用记载不是太多，现代应用也多限于头风头痛、目睛翳膜。

笔者经多年对谷精草的应用和临床观察，认为谷精草除对各种头痛和眼目不明有治疗作用外，还具有祛风解表、健脾益气、理气宽肠、补肾益精、平息内风、活血止血、利尿通便等作用，具体叙述如下：

一、祛风解表。谷精草辛甘性平，风寒感冒和风热外感都可应用，性柔而不烈，走表不伤气，对外感所引起的发热恶寒、头痛、咽痛、喉痹、喷嚏、清涕、咳嗽诸症均有明显的治疗作用，可配于外感方中应用。对于体虚易感者，平时可用本品泡茶常饮，能提高免疫力，预防外感。对于过敏性鼻炎，喷嚏、清涕不止者，可用本品泡茶饮。对于风热目赤，肿痛羞明，眼生翳膜者，可与桑叶、菊花、防风等药配伍。李时珍曰："凡治目中诸病，加而用之，甚良。明目退翳之功，似在菊花之上。"

二、平息内风。谷精草入足厥阴肝经，具有平肝息风、柔筋止痛的功效。常用于肝阳上亢引起的头痛耳鸣、偏正头痛、头昏目眩、肌肉震颤、齿龈疼痛，以及中风口眼歪斜、语言謇涩、半身不遂等。头风头痛，耳鸣头昏，目睛不明者，可与天麻配伍泡茶常饮，疗效甚佳。

三、补脾理气。补气健脾而不滞，理气宽肠不伤正，对脾虚气弱、饮食纳呆、腹胀气滞等具有理气通气、健胃消食之功，服药后矢气增多，饮食增加。配伍补中方中具有补中作用，配伍理气方中具有理气之功。

四、补肾益精。谷精草能补肾益精，养肝柔筋，对腰痛腿痛、阳痿早泄、头昏耳鸣、目睛不明、视力下降、失眠健忘、须发早白、二便不调诸证均可应用，常用本品还具有补气力、抗早衰作用。

五、活血止血。谷精草有温和的活血化瘀作用，对血瘀气滞所引起的多种疾病有预防和治疗作用，如动脉硬化引起的心脑血管疾病，颈椎病、腰椎病等退行性病变引起的诸证，眼底出血、鼻出血、皮下出血等，均有治疗作用。

六、利尿通便。谷精草有润肠通便、利尿通淋的作用。习惯性便秘、腹胀肠气不通者可以应用。本品没有泻下作用，不会导致腹泻便溏，本品的通便之功是通过理气润肠而起作用的。本品还具有利尿通淋的作用，对小便不利、淋涩疼痛者可以应用。

蚕沙

味甘、辛，性温，无毒。得蚕与桑之灵气，合二味之功能，具有祛风除湿、和胃化浊、活血定痛、滋养补益的功效。临床主要用于：

一、风湿痹痛。《名医别录》曰治"风痹"。《本草拾遗》曰治"皮肤顽痹"。临床可用于风湿病邪所致的关节疼痛、肌肤麻木、手足麻木及疼痛等症。

二、中风。《千金》《外台》皆载外敷治疗瘫痪，《朱氏集验医方》配草乌、地龙治诸风瘫痪，其作用机制主要是本品具有良好的祛风及活血作用，且可行走经脉，通行孙络而达末端。对仅有面神经麻痹之口眼歪斜亦有佳效，如

《圣济总录》有蚕沙浸酒方治疗中风口面歪僻、口角流涎等症。

三、霍乱吐泻。可用于湿热内壅之霍乱转筋，上吐下泻，腹痛烦躁之急证，有清热利湿、升清降浊的作用，如王孟英的蚕矢汤。

四、消渴。桑叶甘寒而清热，僵蚕活血而祛风，蚕沙得桑蚕之性，清热活血，养阴止渴，用于消渴方中有良效。《本草纲目》有“治消渴”之说，《斗门方》有“治消渴饮水，用晚蚕沙焙干为末，每用冷水下二钱，不过数服”的记载。

五、胃脘痛。用于胃痛、胃胀、胃酸者。《奇效良方》有治男子妇人心气痛不可忍者，用晚蚕沙为末，滚汤泡过，滤清汁服之，不拘时候。

六、遗精白浊。下焦有湿热而遗精白浊者，《医学从众录》记载用蚕沙、黄柏为末内服。

七、腰腿疼痛。本品有补肾养肝之功，又有活血定痛之力，因此肾虚所致的腰腿疼痛及瘀血所致的腰痛均可应用。《本草拾遗》有治“瘀血，腰脚冷痛……及腰脚软”的记载。

八、湿疹瘾疹。湿疹，与地肤子水煎外洗。瘾疹，可与活血祛风之药配伍内服。另，头风白屑作痒者，蚕沙煎汤外洗（《圣惠方》)。

九、强壮抗衰。桑叶又称“神仙叶”，有良好的防衰抗老作用。《本草纲目》引“颂曰：桑叶可常服。神仙服食方：以四月桑茂盛时采叶，又十月霜后三分，二分已落时，一分在者，名神仙叶，即采取，与前叶同阴干捣末丸、散任服，或煎水代茶饮之。”蚕沙乃桑叶所变化，外形如肾脏，色黑入于肾，味甘补心脾，含有多种粗蛋白、氨基酸及维生素，故具有强壮抗衰作用，临床对于虚劳不足者，如气虚、血虚、阴虚、阳虚均可应用。

另外，头风头痛及风寒感冒、偏头痛，妇科血崩、月经久闭、痛经，眼科烂弦风、迎风流泪等症也可应用。

三七

味甘，微苦，性温。归肝、胃、心、肺、大肠经。活血化瘀，消肿定痛，补气养血，润肤抗衰，可用于各种疼痛、瘀肿、出血、虚劳等症。常与人参相媲美，有“北有人参，南有三七”之说。

一、活血化瘀。三七具有良好的活血散瘀功效。《本草求真》曰：“三七气味苦温，能于血分化其血瘀。”《玉楸药解》曰：“和营止血，通脉行瘀，行瘀血而敛新血……一切瘀血皆破……一切新血皆止。”张锡纯曰：“三七善化瘀血……能化腐生新。”临床用于各组织器官，不论由于何种原因引起的血瘀血肿、瘀血疼痛，三七皆有活血散血、祛瘀生新、消肿定痛的作用。药理学认为，三七能抗血小板聚集，抗血栓形成，促进出血吸收，促进造血功能。

二、止血。三七具有较强的止血作用，对人体不同脏器、不同组织，均有明显止血作用，如吐血、咯血、衄血、大小便出血、血痢、癥瘕出血、子宫出血、产后血晕、恶露不止、外伤出血等。对出血兼有瘀滞者更为适宜，止血不留瘀。《本草新编》曰：“三七根，止血之神药也。”

三、止痛。《本草纲目》曰：“散血定痛。”临床对各种疼痛，如冠心病心绞痛，各种头痛，各种神经痛，各种肿瘤痛，妇女痛经，跌打损伤，软组织疼痛，骨折疼痛，风湿疼痛，颈椎、腰椎、四肢关节疼痛等，均有良好的消肿止痛效果。疼痛多因营卫不和、络脉不通、瘀血不行所引起，正如李时珍所谓：“殊不知痛因血瘀则疼作。”三七行营通脉，化瘀散血，故肿消痛止。

四、补血养血，保健抗衰。《本草纲目拾遗》中记载：“人参补气第一，三七补血第一，味同而功亦等，故称人参三七，为中药中之最珍贵者。”三七铜皮而铁骨，肉厚而明润，味甘而大补，性温而不燥。三七补气补血，润肺健脾，养心护肝，壮肾益脑，润肤美颜，增强记忆，强身健体，延缓衰老，改善营卫脉络，疏通瘀斑积滞，实养颜抗衰第一极品。中老年人气血虚弱，精神不振，面色苍白，头晕眼花，失眠多梦，四肢乏力，动则气促，食欲不振，肌肤不泽，老年斑痕，皆可用之。

银杏叶

味苦、涩，性微温。归心、肺、肾经。活血通脉，宣痹止痛，滋阴补阳，养心益脑，收敛平喘。银杏在《日用本草》《本草纲目》中有记载，多用于止咳平喘，止带浊，缩小便。银杏叶记载于《本草品汇精要》《中药志》等，其治疗范围不太广泛。近年来，国内外学者对银杏叶有着广泛而深入的研究和应用。

一、活血化瘀，通畅血脉。银杏叶有明显的抗凝及改善动脉、静脉和毛细血管血流作用，一些研究机构认为：“银杏能够刺激血液循环，对组织增加氧气的供应，这很可能是通过扩张血管和阻止血液过分黏稠及血小板沉积来起作用的。”银杏叶具有调节血脂、抑制血小板聚集、扩张脑血管、清除自由基、降低脂质过氧化反应等作用，保护脑组织免受缺血缺氧的损害。临床可用于治疗脑缺血、脑梗死、脑外伤后遗症、老年性脑功能障碍（如注意力和短期记忆力下降、心不在焉、糊涂、乏力、疲劳、抑郁、焦虑、眩晕和耳鸣等），颈椎病、阿尔茨海默病、帕金森病等疾病的治疗也可应用。

银杏叶可以增加冠状动脉血流灌注，并对心脏有良好的保护作用，可减少心律失常的发生，能显著缩小心脏梗死的范围。因此银杏叶可广泛应用于心脑血管疾病，如冠心病、脑卒中等，对高血压、高血脂也有一定的辅助治疗作用。

二、宣痹止痛。银杏叶不仅能改善心脑血管的血液循环，对人体边缘（如四肢、腰背等部位）的血液循环也有较好的改善作用，能有效疏通血脉，增加血流，提高氧的供给，因此对四肢肌肉疼痛、手足冰凉及腰背疼痛均有较好的治疗作用，可用于风湿、类风湿、间歇性跛行、动静脉阻塞等所引起的疼痛诸症。

三、滋阴补阳。银杏叶性平或偏温，具有滋阴补阳、润肺滋肾补脑作用。《本草再新》有“补气养心，益肾滋阴……生肌长肉”的记载。临床可以治疗阳痿早泄、腰困膝软等病证，有研究证明，银杏叶具有“增加流入阴茎的血流，缓解男性阳痿的症状”作用；对妇女的赤白带下、慢性淋浊等病也可应用。另外，银杏叶具有降低脂质过氧化水平的作用，能减少雀斑，润泽肌肤，保持皮肤光泽与弹性，在养颜美容方面有一定作用。

四、抗衰老。银杏叶能滋阴补阳，补心益肾健脑，有明显的抗衰老作用，其机制一是改善心、脑、肾等重要器官的血流供给；二是银杏叶含有多种微量元素、维生素和氨基酸等；三是银杏叶含超氧化物歧化酶和黄酮类化合物，能直接清除氧自由基。银杏叶又含萜类银杏内酯，可间接通过阻滞嗜酸性粒细胞（PAF）受体，减少氧自由基生成，其效率比维生素 E 还要高。因此中外医学家一直认为银杏叶是一味有效的抗衰老的名药。郭沫若称其为“东方的圣者”。

另外，还可以用于糖尿病、支气管哮喘、癌症等病症的治疗。

总之，银杏叶古方中虽然应用较少，但现代医学对其广泛的研究拓展了中医对银杏叶的临床应用。银杏叶壮阳胜于淫羊藿，活血堪比藏红花，且价格低廉，效果显著。

徐长卿

味辛，性温，归肝、胃经。祛风除湿，疏肝解郁，活血止痛，安神止痒。

一、本品有辛温解表作用，与细辛性味相同，治风寒表证，见发热恶寒、清涕、喷嚏、咳嗽、头痛等。《神农本草经》曰治“疫疾，邪恶气”。李时珍曰：“抱朴子言，上古避瘟疫有徐长卿散，良效，今人不知用此。”因此可用于流感、新冠肺炎的防治。徐长卿有抗过敏作用，对过敏性鼻炎、过敏性紫癜、荨麻疹等过敏性疾病有效。

二、《生草药性备要》曰：“酒浸，除风湿。”本品对风痹、寒痹、湿痹、热痹均可配伍运用，有着良好的除风湿、消肿止痛效果，对风湿热、风湿性关节炎、肌肉痛、类风湿性关节炎、痛风等病症均可应用。

三、本品有着良好的活血止痛效果。《简易草药》曰：“治跌打损伤，筋骨疼痛。”除损伤所致的疼痛外，对各种原因引起的疼痛如肌肉痛、神经痛均有效果，如骨质增生引起的颈痛、腰痛、关节痛、足跟痛等，腰椎间盘突出引起的腰腿痛，急性腰肌扭伤及腰肌劳损疼痛。《福建民间草药》曰：“强腰膝。”民间流传有：“八十公公痛断腰，山坡草丛寻了鸟，有人识得逍遥竹，世世代代不痛腰。”（了鸟草、逍遥竹是徐长卿的别名。）其止痛效果可代细辛，对头痛、牙痛均有较好疗效。

四、胃肠疾病。《中国药用植物志》载：“治一切痧症和肚痛，胃气痛，食积，霍乱。”可广泛用于慢性胃炎、胃及十二指肠溃疡、胰腺炎、慢性肠炎、消化不良、痢疾等多种疾病引起的胃痛、腹胀、腹泻。

五、眩晕。《肘后方》曰治“注车注船”。临床用于各种眩晕，特别是对梅尼埃病、前庭神经炎等病所致的眩晕疗效较好。

六、脏躁病。《神农本草经》有“主鬼物百精”的记载。《名医别录》发挥道：“注易亡走，啼哭，悲伤，恍惚。”与现代医学的神经症、抑郁症相似。因此对神经衰弱和抑郁症所引起的头痛、失眠、健忘、易疲劳、焦虑、精神恍惚、悲伤欲哭、呵欠频作、鬼神附体等，均有较佳疗效。李时珍曰：“徐长卿，人名也，常以此药治邪病，人遂以名之。”

七、止咳定喘。徐长卿与细辛性味相同，可代细辛以止痛，也可代细辛以化痰止咳平喘，可用于外感咳喘、慢性支气管炎。

八、口疮。对口腔溃疡与白塞综合征有较好疗效。

九、妇科病。《贵州民间方药集》曰："通经活血，治红崩、白带。"可用于月经不调、痛经、外阴瘙痒、带下等，以及盆腔炎、附件炎等病。

十、皮肤病。徐长卿有着较好的祛风活血止痒作用，因此对多种皮肤病有着较好疗效，如接触性皮炎、神经性皮炎、顽固性荨麻疹、各种湿疹、牛皮癣、带状疱疹等，既可内服也可外洗。

另外，徐长卿具有"益气"强壮作用，在治疗气虚阳弱的方剂中可配伍使用，如虚劳、阳痿等。《神农本草经》有"久服强悍轻身"的记载。

天麻

味甘、辛，性平。入肝、肾二经。其功效有六：

一、潜阳息风。天麻具有良好的平息内风之作用。《本草纲目》引罗天益曰："眼黑头旋，风虚内作，非天麻不能治，天麻乃定风草，故为治风之神药。"常用于虚风内作所致头眩耳鸣、瘫痪不遂、肢体麻木、语言謇涩等，有较好疗效。

二、活血通脉。天麻具有活血通脉的作用，特别对头脑清窍的血脉瘀阻效果较佳。《日华子本草》曰："通血脉，开窍。"《药品化义》曰："条达血脉。"常用于心脑血管病的治疗。

三、止痛。天麻对各种疼痛疗效较好，如头痛、目痛、腰痛、腿痛、关节疼痛等。《本草汇言》曰："主头风头痛。"《药品化义》曰："能利腰膝，条达血脉，诸风热滞于关节者，此能疏畅。"天麻浸酒外洗，可治肌肉关节疼痛。

四、镇惊止痉。对大人惊痫、小儿惊风、各种拘挛抽风皆可应用。《本草汇言》曰治"癫痫强痉，四肢拘急，言语不顺"。《开宝本草》曰治"小儿风痫，惊气"。

五、明目。天麻可用于目暗、视物不明、眼前发黑、老眼昏花等。天麻明目作用主要与其活血通脉与平息内风的功能有关。

六、强壮抗衰。因为天麻有较好的平息内风作用，所以常常作为祛风药应用。但天麻还有滋补强壮和抗衰老的作用。《神农本草经》曰："久服益气力，长阴肥健，轻身增年。"后世对天麻的滋补作用论述较多，如《日华子本草》曰："助阳气，补五劳七伤。"张隐庵曰："天麻如皇极之居中，得气运之全，故功同五芝，力倍五参，为仙家服食上品，是以久服益气力，长阴，肥健。”李时珍曰：“补益上药，赤箭为第一，世人惑于天麻之说，遂止用之治风，良可惜哉。”

天麻于补气方中有补气之力，于滋阴方中有滋阴之效，于补血方中有养血之功，于活血方中有活血之能。故天麻加于补中益气汤中，增强了提补中气之力，使气陷气虚诸证得以恢复；加于益气聪明汤中，增强了聪耳明目的作用，使目暗耳聋诸症得以治疗；加于补阳还五汤中，增强了补气活血的效果，使半身瘫痪诸症得到纠正。天麻加于四物汤中，补血养血的作用更强，对一切血虚血瘀及血虚生风者均可运用；加于活络效灵丹中，活血止痛的效果更佳，对肩背、腰腿及风湿痹痛均有较好疗效；加于明目地黄丸中，可以加强开智明耳目的作用；加于七宝美髯丹中，可以加强乌发美容之作用。

另外，《神农本草经》曰“杀鬼精物。”甄权曰治“语多恍惚，善惊失志”，因此可用于神经症及精神疾病。

黑蚂蚁

味酸、咸，性平。归肝、肾经。具有扶正固本、益气养血、补肾壮阳、养肝健脾、活血化瘀、舒筋通络的功效。

蚂蚁以其力大、生命力强、营养丰富等神奇特点，受到人们的重视，并把它作为食物。《本草纲目》云：“其卵名蚳，山人掘之，有至斗石者，古人食之……交广溪峒间酋长，多取蚁卵，淘净为酱，云味似肉酱，非尊贵不可得也。”临床主要用于：

一、补肾壮阳。治疗肾气虚、肾阳虚所引起的各种疾病，如腰腿疼痛、阳痿早泄、性欲减退、白发脱发、视物不明、耳鸣头昏诸症。

二、治疗风湿痹证。对关节疼痛、小关节变形、关节僵硬强直诸症有较好的消肿止痛、活血通络等作用。

三、治疗消渴。对多饮多食、小便增多、身体消瘦诸症，将本品加入治消渴方中有明显的治疗效果。

四、活血养肝。本品有较好的活血养肝作用，可用于各种肝炎、肝硬化腹水等。

五、抗癌止痛。可用于各种癌症，有明显的抗癌止痛作用。

六、抗衰老。蚂蚁是一种温和的滋补药，不仅能滋补肝肾精血，也能补养脾肺气血，而且有抗疲劳、抗衰老的作用。

现代药理研究表明，黑蚂蚁含有多种营养成分，蛋白质含量高达65%，所含的20多种游离氨基酸，其中包括8种人体必需氨基酸；富含钙、铁、镁、磷、锰、硒、碘、铜等28种微量元素，尤其以锌含量最为丰富。蚂蚁体内还含有多种维生素，如维生素B_1、B_2、B_6、A、E等，被誉为“动物营养宝库”。

经免疫功能实验证实，蚂蚁是一种有效的免疫调节剂、免疫增强剂、免疫监视剂。蚂蚁还具有抗衰老、抗疲劳、增强性功能、促进性欲、抗炎、镇痛、护肝、解痉、平喘、活血等多种功效。其对肝脏的作用是“有助于清除免疫复合物和乙肝病毒，并可防治脂肪肝的发生”（《蚂蚁治疗乙肝》，山西科学技术出版社，吴志成、李双喜编著）。

肉苁蓉

味甘、咸，性微温，归肾、大肠经。古人传说云：多马处便有之，言是野马精落地所生。无非言其补精之功效甚好。别名地精，地之精华所生，形似肉，其性补而和缓，从容不峻之义，故名肉苁蓉。以新疆阿拉善旗产者为上，质软，含油性成分较多，久存不干。多生于沙漠地带，人们又称其为沙漠人参、活黄金。

肉苁蓉主要功能是补肾阳、益精血、润肠道、美容颜、抗衰老。

一、补肾阳，益精血。肉苁蓉补肾生精的作用是非常明显的，不但能增强肾功能，还能填补肾精髓。古人在这方面的论述颇多，如《神农本草经》曰治“五劳七伤，补中，除茎中寒热痛，养五脏，强阴，益精气，多子”。《大明本草》曰：“治男子绝阳不兴，女子绝阴不产，润五脏，长肌肉，暖腰膝；男子泄精、尿血、遗沥，女子带下、阴痛。”《本草经疏》曰：“滋肾补精血之要药。”甄权曰：“大补壮阳，日御过倍。”肉苁蓉的补肾壮阳作用是胜过熟地黄、巴戟天的。其厚重下降，直入肾脏（包括睾丸、阴茎、子宫、阴道等生殖及性器官）。治腰腿疼痛、阳痿早泄、阴茎疼痛、睾丸疼痛、精液少或活力不足、阴道干涩疼痛、月经少或无经、妇女性冷淡以及男女不孕不育等都有良好作用。

有资料显示，肉苁蓉含有大量的氨基酸、胱氨酸、维生素和矿物质等营养滋补成分，对男性肾、睾丸、阴茎、海绵体等性器官都有极大的补益效果，对阳痿、早泄更是立竿见影，应验如神。《本草拾遗》中记载："肉苁蓉三钱，三煎一制，热饮服之，阳物终身不衰。"

二、润肠道，通大便。肉苁蓉性温质滑，特别是阿拉善盟产的苁蓉，含油脂较多，有补精血、润肠道、通大便作用。《本草经疏》曰："白酒煮烂顿食，治老人便燥闭结。"《玉楸药解》曰："滋肾肝精血，润肠胃结燥……滋木清风，养血润燥，善滑大肠，而下结粪。其性从容不迫，未至滋湿败脾，非诸润药可比。"张景岳的滋川煎有肉苁蓉，即是治阳虚气弱、大便秘结者的名方。

三、美容颜，抗衰老。肉苁蓉有美容养颜、祛除老年斑、延年益寿等作用。《神农本草经》谓："久服轻身。"甄权谓："悦颜色，延年。"肉苁蓉的美颜抗衰作用主要源自补肾阳、填精髓、养五脏、益血气之功能。肾阳为一身阳气之根本，有温煦形体、蒸化水液、促进生殖发育等功能。"天之大宝，只此一丸红日；人之大宝，只此一息真阳。"肾阳虚衰则温煦失职，气化无权，因而男子阳痿不举，女子性冷淡而早衰。常伴有头晕目眩、腰腿酸软、畏寒肢冷、心悸失眠、面色苍白、老年斑、精神萎靡不振等衰老之证。肉苁蓉可使精髓充足，气血旺盛，肌肉丰满，皮肤润泽，自然满面春色，衰老之象去矣。

巴戟天

味甘、辛，性微温。归肾、肝经。补肝肾，强筋骨，祛风湿。

《神农本草经》曰："主大风邪气，阴痿不起，强筋骨，安五脏，补中增志益气。"其滋补作用主要以补肾阳为主，但也能养阴滋血，因此，《本草汇》曰："巴戟天为肾经血分之药。"肾不言血，补血者，补肝血也。通过补肾阳以增强脾胃的运化功能，具有健脾开胃的作用。《本草新编》曰："夫命门火衰，则脾胃寒虚，即不能大进饮食，用附子、肉桂以温命门，未免过于大热，何如用巴戟天之甘温，补其火而又不烁其水之为妙耶？或问：巴戟天近人罕用，止用于丸散之中，不识亦可用于汤剂中耶？曰：巴戟天，正汤剂之妙药，温而不热，健脾开胃，既益元阳，复填阴水，真接续之利器，有近效而又有远功。"

其临床主要用于：

一、肾虚腰痛。肾阴虚或肾阳虚的腰腿疼痛、软弱无力者均可用之，具有温补肝肾、强壮筋骨的作用。

二、风湿痹痛。可用于风湿腰腿疼痛、关节肌肉疼痛。《本草求真》曰：

“能祛风湿，故凡腰膝疼痛，风湿脚气水肿等症，服之更为有益。”对风湿体弱者更佳。

三、阳痿早泄。叶天士曰：“淫羊藿治阴虚阴痿，巴戟天治阳虚阴痿。”对阳虚早泄、遗精白浊等，可配伍其他药物应用，如黑锡丹中即有本品。

四、小便频数。本品有补肾助阳、健脾化气之功，故可用于脾肾阳虚之小便频数或失禁。

五、妇科方面。对妇女月经不调、宫寒不孕、少腹冷痛等证属肝肾阳虚者，可用之。

六、抗衰老。肾为男子先天，肝为女子先天，肝肾不足使人早衰。巴戟天有补肾阳、养肝血、健脾益气等作用，故对头晕耳鸣、眼花失眠、记忆力减退、腰膝酸软无力、颈项疼痛等有较好疗效。《本草求真》曰：“巴戟天，据书称为补肾要剂，能治五劳七伤，强阴益精，以其体润故耳。”

枸杞子

味甘，性平。归肝、肾、肺经。滋肾壮精，护肝明目，养心益智，润肺生津。主治肝肾亏虚，头晕目眩，目昏不明，腰膝酸软，阳痿遗精，虚劳咳嗽，内热消渴。还具有润肤抗衰作用。

一、滋补肝肾，强壮筋骨，治阳痿精少，目暗不明。《神农本草经》曰：“久服坚筋骨。”孟诜曰：“坚筋骨，补精气。”枸杞子油气十足，曝之十日仍柔而不干。善补肝肾精血，“益阳事”，治阳痿遗精，强壮筋骨，疗腰膝酸软，头目昏眩，目暗不明，虚劳消渴。《本草通玄》曰：“枸杞子，补肾益精，水旺则骨强，而消渴、目昏、腰疼膝痛无不愈矣。按：枸杞平而不热，有补水制火之能，与地黄同功。”所以滋阴而不致阴衰，助阳而能使阳旺。五子衍宗丸，就是用枸杞配合菟丝子等配制成丸，治疗男子阳痿早泄，不孕不育，腰膝酸软，须发早白及小便后余沥不禁等。杞菊地黄丸就是用枸杞、菊花配合六味地黄丸治疗肝血不足、肾阴亏虚引起的视物昏花和夜盲等症。

二、枸杞子色赤入心，质滑通脉，润肺益气，生津止咳，补心血不足，行营卫不畅，治虚劳气弱，安神益智，疗头昏耳鸣，心悸健忘。药理学研究认为枸杞子有抗动脉粥样硬化作用。枸杞子还具有润肺止嗽、生津止渴的作用。《本草经疏》曰枸杞子“润肺、生津、益气”。

三、乌须发，润皮肤，抗衰老。肾为先天，人体的生、长、壮、老、死皆肾脏所主。肾主骨生髓，其华在发。肾主水藏精，精血同源，肝主筋，水能涵木；肺主出气，肾主纳气，肺为水之上源，肾为水之下源，肾阴又上润于肺；脾为后天之本，无先天之阳则后天不运；心主火在上，肾主水在下，上下相交，水火相济。如此可见肾脏的重要性，养生抗衰离不开肾脏。先天精血充足，五脏得养，人健寿长。枸杞子大补先天精血，故《神农本草经》言："久服坚筋骨，轻身不老，耐寒暑。"甄权曰："补精气诸不足，易颜色，变白，明目安神，令人长寿。"《圣惠方》记载，治疗面部干黑无泽，面现雀斑，用枸杞子与地黄相合，温酒下，日三服，曰"久服则童颜"。《本草纲目》记载赤脚张之方：用枸杞叶、枸杞花、枸杞子、枸杞根（地骨皮），如法炮制，炼蜜为丸，早晚各服一丸，"服之寿百余，行走如飞，发白反黑，齿落更生，阳事强健，此药性平，常服能除邪热，明目轻身"。《遵生八笺》有保镇丹田二精丸，用枸杞子、黄精二味配伍，补肝肾，益精血。原方谓："常服助力，固精，补镇丹田，活血驻颜。"枸杞子虽无人参之名望、虫草之尊贵，但胜过人参、虫草。无论男女老幼、贫富贵贱，皆可用之，是一味老百姓用得起的补肾良药。

罗汉果

罗汉果始载于《岭南采药录》。性凉，味甘，归肺、大肠经。养阴润肺，清热止咳，利咽喉，生津液，滑肠通便。用于肺火燥咳，消渴心烦，咽痛失音，肠燥便秘等。

一、润肺止咳，清利咽喉。罗汉果有养阴润肺的作用，不仅止咳化痰，对咽喉疼痛、瘖哑口燥等亦有效。可用于上呼吸道感染、急慢性支气管炎、急性喉炎、百日咳、肺结核等病症。如金嗓子喉宝的主要成分之一就是罗汉果。

二、养阴生津，治疗消渴。对燥热伤阴，口鼻干燥、口渴喜饮者效果较好。罗汉果虽然味道甘甜，但它不产生热量，所以可用于治疗糖尿病。

三、润肠通便。罗汉果有较好的滋润肠道作用，对肠燥便秘者有润肠通便作用，但用量过大可致滑肠腹泻。

四、润肤抗衰，延年益寿。罗汉果含有罗汉果苷，甜度是蔗糖的300倍；另含大量的葡萄糖、维生素C、果糖、氨基酸、黄酮等营养物质，又含锰、铁、镍、硒、锡、碘、钼等26种无机元素、蛋白质等。这些物质在进入身体之后，能够很好地预防维生素C缺乏病及癌症，还能起到防治高血压、冠心病、血管硬化、肥胖症的作用。同时，能够起到很好的滋养肌肤作用，令容颜更加年轻，延缓衰老。

罗汉果浸泡之后色泽红润、味道甘甜、气味醇香，是理想的保健养生饮料，因此被誉为“神仙果”。

黄连

味苦，性寒。归脾、胃、心、肝、胆、大肠经。《本草经解》曰：“入足少阴肾经。”清热燥湿，泻火解毒，宁心益脑，健胃厚肠。用于结胸痞满，湿热呕吐，泻痢，黄疸，高热神昏，心烦不寐，血热吐衄，目赤牙痛，口疮消渴，痈肿疔疮等。

一、清火解毒，凉血止血。黄连清上中下三焦火毒，上焦之热以致眼目赤肿、头项肿痛、口舌生疮，中焦之热以致心悸烦躁、痞胀下痢、消渴黄疸；下焦之热以致小便赤涩、大便秘结、带下阴肿，血脉火热以致痈疽疮疖及痔疮肿痛。以上三焦火毒，黄连皆可用之，用于外感瘟疫之毒亦有佳效。黄连乃清火之圣药、解毒之良剂。大凡火盛则血热，血热则妄行，如吐血、衄血、溲血、淋血、内脏出血、皮下渗血，皆可用黄连，其苦寒入心，清涤血热，凉血止血。《本草正义》曰：“黄连大苦大寒，苦燥湿，寒胜热，能泄降一切有余之湿火，而心、脾、肝、肾之热，胆、胃、大小肠之火，无不治之。”

二、宁心益智，养阴坚肾。黄连清心火而宁心神，治失眠多梦、心烦狂躁，仲景黄连阿胶汤是也；心火去则心阴养，心阴养则记忆强；湿热去则脾胃健，脾胃健则肾脏坚。《神农本草经》曰：“明目……久服令人不忘。”

三、调胃厚肠，清热燥湿。黄连最长于治疗肠胃疾患，特别是肠胃湿热所致者，如结胸痞满，恶心呕吐，泄泻下痢，湿热黄疸等。张元素曰：“治郁热在中，烦躁恶心，兀兀欲吐，心下痞满。”《神农本草经百种录》：“凡药能去湿者必增热，能除热者，必不能去湿。惟黄连能以苦燥湿，以寒除热，一举两得，莫神于此。”用黄连治胃肠者，往往以辛温药物配合，盖辛开苦降，健胃厚肠。如治结胸配瓜蒌、半夏，治痞满配干姜、生姜，治呕吐配半夏、生姜，治吐酸下利配吴茱萸、生姜，治湿热口疮配细辛、白芷等。故李时珍曰：“皆是一冷一热，一阴一阳，寒因热用，热因寒用，君臣相佐，阴阳相济，最得制方之妙，所以有成功而无偏胜之害也。”

四、调理肠道，养生抗衰。肠道者，后天之本、健康之门、长寿之源。黄连味苦，苦味可以健胃厚肠，其对肠道的作用尤为明显，故黄连为调理肠道之圣药。李东垣非常重视肠胃对五脏及人体的重要性，其于《脾胃论》中云“内伤脾胃，百病由生”（注意：中医的脾主要指大小肠），提出“火与元气不两立”的理论，并强调“阴火乘土位，清气不生，阳道不行”。因此，在治疗脾胃病的方剂中，常常配以黄连以清肠道之阴火，使五脏安宁、身体康健。肠道清则五脏宁，五脏宁则身体健。如《脾胃论》开篇首方升阳汤中用到黄连，补脾胃的同时要泻阴火；升阳益胃汤中也用到黄连，升阳的同时要泻阴火；即使补中益气汤的加减法中也有加黄连之法。阴火乘土位往往是肠胃病的一个重要病理现象。《日华子本草》曰黄连“治五劳七伤，益气……润心肺、长肉”。这是黄连清除肠道阴火后，五脏功能得以恢复，从而起到益气、润心肺、长肌肉的作用。

后天肠胃统领着整个五脏和全身机能，并影响着人体健康与寿命的长短。陶弘景曰：“俗方多用黄连治痢及渴，道方服食长生。”《本草纲目》记载：“《神仙传》载封君达、黑穴公，并服黄连五十年得仙。”李时珍不解其意，反谓：“黄连大苦大寒之药，用之降火燥湿，中病即当止，岂可久服？”实不知肠胃乃后天之本，健康系于肠道，百病始于肠道。肠道最易产生湿，肠道最容易产生火，湿火为患，则肠道不宁。李东垣将九窍不利也归咎于脾胃为阴火所乘。故不仅是治疗脾胃本身疾病，即使五脏六腑、四肢九窍、大脑神经疾病的治疗，以及养生抗衰，都要考虑到调整肠道和清阴火的问题。“若要常生，肠中常清。”常燥肠中湿，常清肠中热（阴火），清理肠中湿与热，勿使废滓久留，黄连当属首选。《名医别录》所谓：“黄连厚肠胃……涤除肠、胃、脾三家之湿热也。”

为什么肠道的正常与否对人体的健康与寿命有如此重要的作用呢？这是因为肠道之中的菌群对人体的影响极为重要。肠道内有一个由数万亿微生物组成的微小生态系统，如果将肠道内的细菌收集在一起，它们的重量大约有 1.8 千克，这基本上和大脑的重量相等。而肠道细菌大体可分为有益细菌和有害细菌，它们相互作用，影响着肠道的消化和吸收，以及人体的免疫系统和寿命长短。这就像中医所说的肠胃有阴和阳、寒和热、升和降、湿和燥、虚和实等相互依存、相互转化的关系。而黄连可以改善肠道环境，调节肠道菌群，平衡有益细菌和有害细菌之间的关系。古希腊医学家希波克拉底曾提出："所有的疾病都始于肠道。"俄国生物学家梅契尼科夫发现了人类长寿和体内细菌健康平衡之间的最直接联系，并证实了"死亡始于结肠"。

肠道菌群不仅影响人的寿命，还直接影响着大脑神经系统的功能。人体的中枢神经系统和肠道神经系统是通过迷走神经联系起来的，肠道中神经细胞多得难以计数，而肠道的菌群又不断地直接影响着迷走神经的功能。其中的一些肠道细菌可以像神经元一样释放化学信使，通过迷走神经以自己独特的语言和大脑交流。这一过程称为肠 – 脑轴的双向连接。所以，科学家们将这一整体称为第二大脑，又叫肠道大脑。因此，大脑健康系于肠道。古人谓黄连"久服令人不忘""长生""得仙"等健脑抗衰的说法是有一定道理的。近年来，更多的研究表明，焦虑症和抑郁症与肠道菌群的失调相关。而肠道菌群的变化也是神经退行性病变如阿尔茨海默病、帕金森病、肌萎缩侧索硬化症等的主要原因之一。

附：

《历代中风方药研究》序

1943年冬，祖母罹患中风，久卧病榻，终于次年夏仙逝；22年后的1966年初夏，母亲又在同一寓所身受其害，当我星夜赶至家时，她已处于重度昏迷之中，几经抢救无效而谢世。两位亲人，都因中风而殒命。祖母厄于斯，慈母厄于斯，中风猛于虎，谈之而色变。随着年事的增长，其后又陆续观察了一些患者：口眼歪斜，不能言语；半身瘫痪，无法行动；艰于转侧，一躺而身不能自已；困于用膳，全赖亲人喂而食之；难送水火，二便亦需他人帮助……在喘息、咳嗽、吐痰、流泪中稽延时日。中风对患者的打击，实难用笔墨所能形容，而患者最难以忍受的是它所带来的巨大痛苦。当精神崩溃之日，两眼无光地瞅着周围的一切，在彻底剥夺了生活的乐趣、仅靠药物维持生命的时候，一种孤寂、难耐、绝望的“残烛”熬煎着自己的心头，连挣扎的本能也失去了，痛何如哉！生命首先要有意义，然后才能热爱它，当生命的意义消失殆尽，没有了自由，失去了尊严，除了病痛几乎什么都没有的时候，就谈不上珍惜上苍赐予自己的最后的时间。仅靠药物维持毫无意义的生命，任凭病魔的恣意摆布，即使最能忍受病痛的人也难以忍受。不仅如此，而且还要给亲人造成无休无止的负担与劳累，担忧“久病床前无孝子”，心理压力之大，进一步加重了病痛的威胁，迫于无奈，乃至提出“安乐死”的问题，以求早日解脱。既然谁都不可能扭转这种可怕的残酷，为什么还要把异常珍贵的分分秒秒湮没在使人灰心丧气的无穷无尽的哀痛中呢？

此即无能之辈的我，对遭致中风后的肤浅认识。

车到山前必有路，世间绝症有人攻，乃常理也。今者张玉明先生《历代中风方药研究》即其一也。

医本仁人之术，医圣张仲景曰：“上以疗君亲之疾，下以救贫贱之厄，中以保身长全，以养其生。”（《伤寒论·序》）针灸学鼻祖皇甫谧曰：“夫受先人之体，有八尺之躯，而不知医事，此所谓游魂耳！若不精通于医道，虽有忠孝之心，仁慈之性，君父危困，赤子涂地，无以济之。此固圣贤所以精思极论尽其理也。由此言之，焉可忽乎”（《针灸甲乙经·序》）。

张君玉明，甘肃省有名之文化县靖远县人氏。何谓文化？文化者，以人类先进文明之思想教化世人之谓也。如此，可使奸佞者正直，残忍者善良；饕餮者厌食，贪婪者轻财；不肖者贤慧，愚昧者聪明；蛮悍者儒雅，莽撞者文静；懵懂者开窍，无知者通达；浅薄者深厚，浮躁者沉稳。是故靖远多耿介有为、知书达礼、清正廉明、慈惠黎元之士。玉明，仁人也，以济世活人为己任，“博极医源，精勤不倦”，宵衣旰食，学而不厌，肆力于岐黄之术。以优等生成绩毕业于甘肃省中医学校，在临床实践中得名医王子耀先生指点，遵乎辨证施治，循乎理法方药，得其门径。再深造于甘肃省中医院儿科进修班，由实践而理论，由理论而实践，经省内诸先生“传道授业解惑”，继又毕业于北京中医学院，医日进，功日深，渐次登堂而入室。随后又游学于北京中国中医研究院附属西苑医院，得施奠邦、王琦诸大家点拨，天机迅发，通玄识真。忽悟中风一病，已成当今中老年人三大死因之一，且致残率极高，作为一名有良心的医生，食不甘味、寝不安席者多日矣！遂立志于此，发奋于此，“勤求古训，博采众方”，从浩如烟海的古典医籍中，精选三百余则名方，分门别类，依“主治”“组成”“用法”“考”“注”“按”诸项编次，穷源竟委，自成一家，虽不至于方到病除，然时至今日，如斯书可资借鉴者，则寥若晨星耳。斯书一出，诸医若能“思过半矣”，必当使中风患者重者轻，轻者愈，诚可谓造福生民之徽音。

元代著名医学家朱震亨丹溪翁，在其大著《丹溪心法》卷前，有一段关于治未病的精辟论述，文曰：“与其救疗于有疾之后，不若摄养于无疾之先。盖疾成而后药者，徒劳而已。是故已病而不治，所以为医家之法；未病而先治，所以明摄生之理。夫如是，则思患而预防之，何患之有哉！此圣人不治已病治未病之意也。”对于中风，更是如此，与其遭受那样巨大的痛苦，“不若摄养于无疾之先”。医者，意也，“不治已病治未病之意也”。愿张君以此书为契机，遵上工治未病之旨，进一步探求预防中风之良策，拯万民于仁寿，济老弱而获安。我之愿，亦天下人之愿。勉之！

是为序。

愚师、陇上布衣大白吴正中谨撰

（甘肃中医药大学教授）

公元2001年10月1日岁次辛巳中秋节

跋

中华民族自古就有立德、立功、立言之说。作为一名有修养、有良知的医生，必须为人处世不重名，治病救人不计利，“先发大慈恻隐之心，誓愿普救含灵之苦”，就是立德；救死扶伤，挽救老百姓的生命，使危重病者迅速恢复，使慢性病者能够痊愈，就是立功；阐发医学深奥精微的道理，撰写医药方书传世，就是立言。吾以此为座右铭，在一生的医疗实践中不断学习、不断总结。“怀救世之心，秉超悟之哲。”溯源竟委经典，研理务精临证，“述先贤之格言，摅平生之心得”。荟萃效剂验方，传之于世，冀“拯黎元于仁寿，济羸弱以获安”者也。

吾自幼喜爱中医，又得之于家传。不断学研中医理论，注重宇宙观、整体观，一花一世界，一发一全身。临床诊治，巧在辨证论治，望闻问切，审证求因，理法方药，务求细微，庖丁解牛，目无全牛。其中，望舌在辨证中是一个重要的环节，脉象可不全信，舌苔最为直观，舌辨脏腑之虚实，苔察六淫之浅深。

中医并不是一门深不可学的学科，熟读四部经典，多看金元四大家著述，再参明清温病学说。《神农本草经》和《本草纲目》是中药学的基础，要反复研读。若能如此，则不失经纬，可登堂入室矣。

《张玉明临床医案集萃》一书完成于多年前，但因忙于诊务，一放就是20年，直到出版之际，又进行了修订和补充。当初为我写序言的张尚瀛先生早已仙逝，吴正中教授也身患重病。好在我撰写的《历代中风方药研究》一书于2005年由中医古籍出版社出版发行，吴教授当时看到甚为高兴，并欣然提笔为《张玉明临床医案集萃》一书题词。这里我把吴正中教授为《历代中风方药研究》一书撰写的序言附于本书之后，以作纪念。在此对二位前辈表示深深的敬意，祝愿张尚瀛先生在仙境安详，祝愿吴正中教授早日康复。

2022年10月20日于兰州

张玉明